管理栄養士講座

四訂 健康・調理の科学

― おいしさから健康へ ―

大越ひろ・高橋智子　編著　「日本人の食事摂取基準（2020年版）」準拠

建帛社
KENPAKUSHA

企画委員

小林 修平　国立健康・栄養研究所　名誉所員
中村 丁次　神奈川県立保健福祉大学　学長
安本 教傳　京都大学　名誉教授

編著者　　　　　　　　　　　　　　　　　　　執筆担当

大越 ひろ　日本女子大学　名誉教授　　　　　第1章3,
　　　　　　　　　　　　　　　　　　　　　第2章Ⅰ-5・6,
　　　　　　　　　　　　　　　　　　　　　Ⅱ-1・3

高橋 智子　神奈川工科大学健康医療科学部　教授　第1章1・2,
　　　　　　　　　　　　　　　　　　　　　第3章1～6,
　　　　　　　　　　　　　　　　　　　　　第5章Ⅰ-1～3

著　者　　　　　　　　　　　　　　　　　　　執筆担当

濱口 郁枝　甲南女子大学人間科学部　教授　　第2章Ⅰ-1～4, Ⅲ
大澤 絢子　神奈川工科大学健康医療科学部　准教授　第2章Ⅱ-2,
　　　　　　　　　　　　　　　　　　　　　第3章7～10
中川 裕子　実践女子大学生活科学部　准教授　第2章Ⅱ-4～7,
　　　　　　　　　　　　　　　　　　　　　第5章Ⅰ-4
水野 千恵　神戸学院大学栄養学部　教授　　　第4章1～3・8
山岸 あづみ　新潟県立大学人間生活学部　講師　第4章4～7
寺本 あい　関東学院大学栄養学部　准教授　　第5章Ⅱ
安藤 真美　摂南大学農学部　教授　　　　　　第5章Ⅲ, Ⅳ

四訂版まえがき

　本書の初版は，2004（平成16）年に「管理栄養士講座」の一巻として出版されたもので，その後「日本人の食事摂取基準」，「日本食品標準成分表」など食にかかわる指針・法令などが相次いで改訂された。本書もその都度，該当する箇所を書き改めて今日に至っている。おかげさまで，多くの管理栄養士養成課程で本書をご利用いただいている。

　管理栄養士国家試験出題基準（ガイドライン）が2019（平成31）年3月に改定され，調理学分野のガイドライン修正点として，「日本標準食品成分表の理解」が大項目「食品の分類と食品の成分」から「食事設計と栄養・調理」に移動することになった。それに伴い，第4章の「食事設計と健康」に「食品成分表の理解と活用」の項目を立て，献立作成に活用できるように組み入れた。

　一方，2019（令和元）年12月に発表された「日本人の食事摂取基準（2020年版）」は，これまでの生活習慣病の重症化予防に加え，高齢者の低栄養・フレイル防止を視野に入れて策定されたもので，本書においてもこの内容を踏まえ，理解できるように考えた。

　本書は，初版まえがきにも述べたように，「おいしさと健康」に重点を置いているので，独立させて，第2章とした。この章は，初版から口を通して食べる意味を理解するための項目として，味覚や嗅覚を感じるからだの仕組みを，栄養・生理学的役割から理解する内容とした。さらに今回の改訂では，「基礎栄養学」のガイドラインの中項目の「消化器系の構造と機能」に，消化は口腔から始まるという理由から，口腔の機能が追加され，口腔期の重要性が認められた。本書では，初版から咀嚼・嚥下機能と食事について，テクスチャーと関連させて理解を深めるようにしてきたが，超高齢社会に向かっている現代において，高齢者の食介護の視点からテクスチャー面の段階的な食事基準にも言及している点でも，他の調理関連の教科書とは視点を異にしている。

　本書は四訂まで版を重ねてきたが，まだまだ不十分な点が多いと思われる。本書をご利用いただいた方からのご批判・ご教示をいただければ幸いである。

　2020年2月

　　　　　　　　　　　　　　　　　　　　　　　　大越　ひろ
　　　　　　　　　　　　　　　　　　　　　　　　高橋　智子

健康・調理の科学 初版まえがき

　健康志向の高まる中，肥満や高血圧，糖尿病などの生活習慣病を栄養・食生活の面から予防し，国民の健康維持・増進を図ろうとする運動が「健康日本21」を契機に展開されている。本書は，このような時代の社会的要請に調理学も応えていかなければならないという背景を踏まえ，健康づくりの一端を担うべく，ここに『健康・調理の科学―おいしさから健康へ―』と題して出版することにした。

　今回の栄養士法の一部改正に伴う管理栄養士教育養成カリキュラムでは，調理学は「専門基礎分野」の「食べ物と健康」の教育内容に該当する。この領域では，食品が加工・調理を経て人に摂取されるまでの過程について学び，人体に対する栄養面，安全面への影響や評価について理解することを目標に掲げている。「食べ物と健康」の教育内容を含む調理学の書籍は多数出版されているが，本書は新たな試みとして「調理科学」へ「健康科学」の視点からアプローチした。

　本書の特徴は第3章「おいしさと健康」にあると考える。ここでは，人が口を通して食べることの意味を問い直し，栄養摂取にとっておいしく食べることの重要性を味覚が果たす栄養・生理的役割の面から理解し，さらに，油脂と砂糖が過剰摂取を招きやすいのはなぜかを食材としての調理加工特性の面から考える内容とした。また，咀嚼・嚥下機能の低下した高齢者への食事対応については，安全性の視点で食物テクスチャーの重要性を理解できるように努めた。また，「食べ物と健康」の領域に位置づけられた食事設計は，第2章「食事設計と健康」として，嗜好を満たしつつ栄養素の適切な摂取が可能な食事を実現していくための食事計画の基礎知識を学ぶ内容とした。他の章の構成としては，第1章「人間と食べ物のかかわり」で環境問題や食文化を取り上げ，第4章「調理操作の体系化」では，大量調理への応用展開も視野に入れながら，エネルギー源，調理機器，調理操作について学ぶこととした。第5章「おいしさの形成と健康への影響」は，食品の特性と調理による変化を理解し，おいしさを作り出すための調理法を理解する内容とした。

　今日まで調理学は食べ物の嗜好性に焦点をあて，調理過程における食品の成分変化や組織・物性などの変化を通して，おいしさの創造に役だつ理論の構築に主力を置いてきた。近年，あらゆる領域で人間主体の科学が著しく進歩する中，食の分野でもおいしさの認知という人間の側に立った嗜好性の解明が進み，おいしさが人の心身の健康に極めて重要であることが実証されつつある。これからの調理学においては，食べ物のおいしさが，なぜ心と身体

の健康にとって大切であるかという人間の側からの理解と，その視点に立った取り組みが一層求められるのではないだろうか。「新しい食生活指針」のメッセージ—「心とからだにおいしい食事」—を乳幼児から高齢者まで，健常者から病弱者まで広く対象者の食卓に実現し，健康増進や疾病予防に貢献できるよう新たな調理学の基軸を打ち立てていくべき時代に直面していると痛感する。本書をご利用いただいた方々から，率直なご意見ご批判を賜れば幸いである。

　最後に編者の意図をご理解いただき，ご協力いただいた建帛社の筑紫恒男社長をはじめ関係各位に厚くお礼を申し上げる。

2004 年 7 月

和田　淑子

大越　ひろ

管理栄養士講座　刊行にあたって

　管理栄養士養成カリキュラムは2001年に全面改訂作業が行われ，法制化されたことにより，管理栄養士には飛躍的に高度な専門的知識・技術が求められることになりました。管理栄養士が保健・医療・福祉サービスの担い手としての役割を十分に発揮するには，より高度な専門的知識を身につけなければならないことは明らかです。各施設における栄養の指導・教育では主体的な活動が求められており，療養者に対する個別栄養教育などでは医療チームの一員としてその役割を十分に発揮し，確固たる位置を確立することが求められています。

　本講座は管理栄養士として最低限必要な知識の習得にとどまらず，個々の管理栄養士が独自の技能を高めることを目指し，より一層専門的な知識を身につけるという趣旨で企画されたものです。本講座を利用することにより，専門性の高い，実践力に優れた多くの管理栄養士が育つことを祈念しています。

　2003 年 4 月

「管理栄養士講座」企画委員

目　次

第 5 章　おいしさの形成と健康への影響─食材の調理プロセスでの変化と栄養機能─

第1章 人間と食べ物のかかわり

　すべての生き物は食べ物が確保でき，その栄養素を体内に取り込むことで，生命を維持することができる。自然界の生態系の中で，人類が安定的・継続的に安全な食べ物を確保するには，将来に向けてどのように対処していけばよいのか，いいかえれば，何をどのように食べればよいのかを考えることが重要である。また，人間が食べるという行為が，地球環境へどのように影響しているのかを，改めて考えることが食料資源の視点からも重要な課題となっている。

1.　食べ物と生活環境

1）生態系と食物連鎖

　太陽エネルギーを利用して，水と二酸化炭素の無機物から有機物の炭水化物をつくり出す植物，その植物を食べて育つ草食動物，さらに，その動物を餌にする肉食動物が地球上に存在する。このような自然界の生物同士の連続した食生態系を食物連鎖という。食物連鎖を栄養の連鎖としてとらえたのが図1-1である。底辺に位置する植物は，炭水化物を生産して動物に食物として供給するという意味で生産者である。また，動物には草食動物，肉食動物と第2・第3レベルにまたがる雑食動物がいる。いずれも栄養レベルでは消費者である。人間は動・植物を食べる雑食性の高次消費者で，食物連鎖の最上位に位置している。一方で，菌類・細菌などの微生物は，動物の死骸や排泄物を餌にすることで有機物を分解し，無機物に還元して植物の栄養分として供給するので分解者と呼ぶ。自然界の生物集団は，生産者(植物)，消費者(動物)，分解者(微生物)の三者による食物連鎖の中で生存しており，人間もこの生態系の中の一集団である。

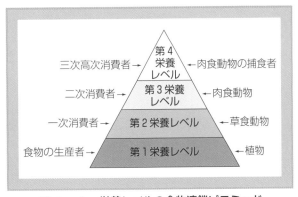

図1-1　栄養レベルの食物連鎖ピラミッド

2）環境保全への課題

　環境への負荷の少ない持続的発展可能な環境づくりを食生活の視点から推進していくことが求められるが，省エネルギーや省資源を掲げた食環境保全への取り組みを以下に取り上げる。

（1）フード・マイレージ

　現代の日本人の食生活は諸外国からの輸入食品によって支えられている。海外からの食料輸入は，輸送のためのエネルギーの大量消費を伴い，廃棄ガスによる環境汚染，排出する二酸化炭素（CO_2）による地球温暖化，資源環境からみる化石燃料の枯渇など，環境負荷への影響が大きい。イギリスの消費者運動家ティム・ラング（Tim Lang）は，食品流通の広域化に伴う環境負荷の増大をマイナス要因として，食料の輸送距離に注目したフード・マイル（食料総輸送距離）の考え方を提唱した。フード・マイレージとは，生産地から食卓までの輸送距離（km）に食品の輸送量（t）を乗じて求めた数値（＝輸入重量（t）×輸送距離（km））であり，単位は（t・km）である。この数値が小さいものを環境負荷が少ないと評価する。図1－2に，2001（平成13）年の各国の輸入食料のフード・マイレージの比較（品目別）を示した。また，日本の輸入食料のフード・マイレージについては，2010（平成22）年，2016（平成28）年を併せて示した。2001（平成13）年における各国輸入食料のフード・マイレージの比較では，日本は諸外国に比べてフード・マイレージが高い。このことから，日本の輸入に伴う環境負荷は大きいことがわかる。しかし，図1－2より日本の輸入食料のフード・マイレージは2010（平成22）年，2016（平成28）年と減少傾向を示していることがわかる。

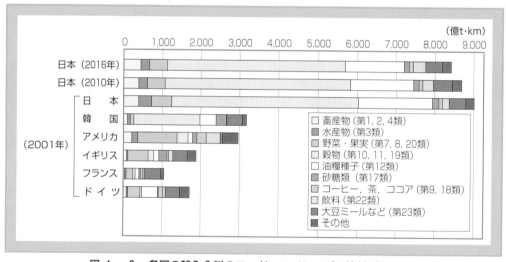

図1－2　各国の輸入食料のフード・マイレージの比較（品目別）

出典）中田哲也：フード・マイレージ―あなたの食が地球を変える，p.111，日本評論社（2018）

（2）地産地消

　地産地消（地域生産・地域消費の略）とは，地域で生産された産物をその地域で消費することである。地産地消は，①鮮度の良いものが入手できる，②地域の生産者の顔が見えて安心感がもてる，③消費者と生産者のコミュニーケーションの機会が生まれることで地域産業の活性化が図れる，④輸送距離が短く環境にもやさしいなど，生産者・消費者・環境に利点があり，ひいては極度に低下した日本の食料自給率向上にも貢献することから，各地で取り組みが行われている。また，地産地消を進めることで，フード・マイレージの減少につながる。

（3）食品ロス（食べ残し・食品廃棄の低減）

　2018（平成30）年度4月17日に農林水産省と環境省は平成27年度（2015年度）の食品廃棄物等及び食品ロス量の推計結果を公表した。食品ロスには，期限切れの食品，食べ残しや余った食品，食べられる部分まで過剰に除去される食品などが含まれている。家庭からの食品ロスでは，野菜類，果実類，調理加工食品が高くなっている（図1 - 3）。

　食品ロス率は，（食品ロス量 / 食品使用量× 100）で示される。食品の廃棄は，資源の浪費，環境負荷の増大につながるため，環境省は見直しを進めている。2015年9月に国際連合で採択された「持続可能な開発のための2030アジェンダ」で定められている「持続可能な開発目標」のターゲットのひとつに，2030年までに世界全体の一人当たりの食料の廃棄量を半減させることが盛り込まれるなど，近年，食品ロスに対して関心が高まってきている。

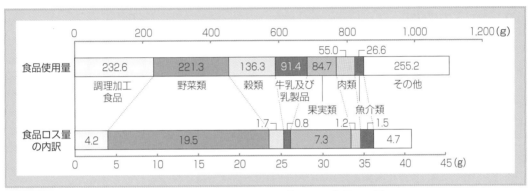

図 1 - 3　食品類別の食品使用量と食品ロス量

注）図は世帯食一人一日当たりの値を示す。世帯食とは，家庭で調理・食事したもので，外食，学校給食などを除いたもの。
　「その他」とは，「でんぷん」，「豆類」，「きのこ類」，「卵類」，「生鮮海藻類」，「砂糖類」，「油脂類」，「調味料類」，「菓子類」および「飲料類」を合計したものをいう。
資料）農林水産省：平成27年度　食品ロス統計調査（世帯調査）（2018.4.17公表）

2.　食べ物と栄養調理

1）調理の役割

　調理は，食品素材にさまざまな物理的・化学的な操作を加えて，そのままでは食べることのできない食品素材を食べ物に変化させる過程といえる。

　食べ物と人体とのつながりにおける調理の役割について，図1 -

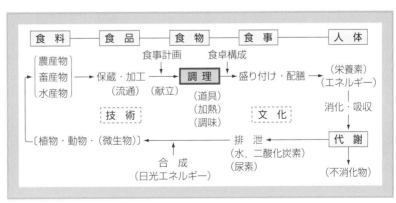

図 1 - 4　食物と人体のつながり

4に示した。食料（農産物・畜産物・水産物）は，そのままあるいは加工され，流通に回る。私たちは食事計画を立て，食品を選び，調理操作を行い，食べ物をつくり，配膳する。この食事計画から配膳までの部分が調理の担うところである。

　調理の目的は，第一に，食用に適さない部分を取り除き，加熱することで，食品素材を食べやすく，安全な食べ物にすることである。第二に，食品の選択方法で，栄養バランスを向上させ，そのままでは消化・吸収しにくい食品素材を，調理操作によってヒトが利用することができる状態（栄養効率を高める）にすることである。第三に，形，色，味，香り，テクスチャー，温度などを整え，嗜好性を高めることである。すなわち，調理過程におけるさまざまな操作によって，食品素材の栄養・嗜好さらには生理条件に適した機能へと改良することが可能となり，食べ物の価値を向上させる。

2）食品の機能

　食品の機能について注目が集まったのは，1994（平成6）年からスタートした文部省（現 文部科学省）の特別研究「食品機能の系統的解析と展開」の成果が発表されたときである。この研究班では，食品のもつ機能について，三つの機能を提唱した。

（1）食品の一次機能（栄養機能）

　ヒトは食べ物を摂取し，体内で分解してエネルギー源とするほか，必要な物質に再編成し，また，新陳代謝を行い，身体を健康に保っている。炭水化物，脂質，たんぱく質はエネルギー源として，また，たんぱく質は体組織の維持や成長に利用され，無機質は骨や血をつくり，ビタミン類も体機能調整を円滑にするために利用されている。

（2）食品の二次機能（感覚機能）

　食品成分や食品の組織がヒトの感覚器官に訴える機能のことで，おいしさを感じさせる機能のことである。味覚で味を，視覚で色や外観を，嗅覚でにおいや香りを知覚する。また，触覚でテクスチャーや温度を感知し，聴覚で，音を感じる。すなわち，感覚器官でおいしさを知覚している。（第2章Ⅱ-1．参照）。

（3）食品の三次機能（生態調節機能）

　食べ物には血圧や血中コレステロールを低下させる働きにより，生活習慣病を予防する機能性成分があることが指摘され始めた。これを身体の生態調節機能と呼ぶ。その他，アレルギーの低減，免疫能の強化，生体防御，疾病の防止・回復，体調リズムの調整，老化抑制なども確認されている。

　これらの食品の三次機能が化学的に明らかにされ，体調節機能を十分発現できるよう加工された食品を一般に機能性食品と呼んでいる。

3）機能性食品

　厚生省（現 厚生労働省）は1989（平成元）年に，機能性食品について「機能性成分の持つ生体防御，体調調節機能を，生体に対して十分に発現できるように設計し，加工された食品である」と定義している。その範囲は「食品として通常用いられる素材や成分からなり，かつ明らかに食品的な形態および方法により摂取されるもので，生理調節機能に関する表示をしたもの」と定めている。

（1）保健機能食品制度

　三次機能を有するいわゆる機能性食品に関しては，食品が薬とは異なり不特定多数の人が毎日食べるものであることから，情報が必ずしも正確に伝わらず，誤った理解による過剰摂取の問題などが考えられた。そのため，厚生労働省は2001（平成13）年に「食品衛生法」「健康増進法」により，保健機能食品制度を発足させ，現在に至っている。

　保健機能食品は，2015（平成27）年に新たに機能性表示食品制度が導入され，図1－5のように分類される。この制度に基づく食品には，特定保健用食品，栄養機能食品，機能性表示食品がある。

　a．特定保健用食品　　健康の維持増進に役立つことが科学的根拠に基づいて認められ「コレステロールの吸収を抑える」など表示が許可されている食品である。表示されている内容については国が審査を行い，食品ごとに消費者庁長官が許可している。また，図1－6に示すように，「健康増進法」に基づき規定されている制度なので，特定保健用食品は特別用途食品に含まれている。ただし，特別用途食品のマークはこの他に条件付きのマークがある。特別用途食品とは，乳児，幼児，妊産婦，病者などの発育，健康の保持・回復などに適するという特別の用途について表示するもので，病者用食品，妊産婦・授乳婦用粉乳，乳児用調製粉乳・乳児用調製液状乳およびえん下困難者用食品・とろみ調整食品がある。

　b．栄養機能食品　　一日に必要な栄養成分（ビタミン，ミネラルなど）が不足しがちな場合，その補給，補完のために利用できる食品である。すでに科学的根拠が確認された栄養成分を一定の基準含む食品であれば，特に届け出をしなくても，国が定めた表現によって機能性を表示することができる。

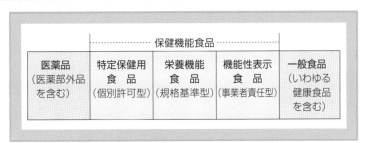

図1－5　保健機能食品制度による名称

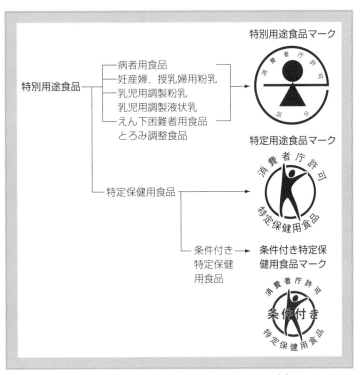

図1－6　特別用途食品（2019年9月現在）

ｃ．機能性表示食品　　事業者の責任において，科学的根拠に基づいた機能性を表示した食品である。販売前に安全性および機能性の根拠になる情報など消費者庁長官へ届け出られたものである。ただし，特定保健用食品とは異なり，消費者庁長官の個別の許可を受けたものではない。

4）食品の品質表示

消費者と生産者の間に立って信頼関係を築くために各種法律が定められている。主なものは「農林物資の規格化等に関する法律」（日本農林規格，JAS法）と「食品衛生法」である。また，2015（平成27）年4月より新たに「食品表示法」が施行された。

（1）品質表示基準

品質表示制度は，消費者が商品を選択する際に，その品質・内容などについて判断するための必要な事項の表示を義務づけたもので，一般消費者向けのすべての飲食料品に品質表示がなされなければならない。品質表示基準で表示される内容（一括表示事項）は，①名称，②原材料名（食品添加物を含む），③内容量，④賞味（消費）期限，⑤保存方法，⑥製造者から成っている。「食品衛生法」は食品の安全性の確保を目的とし，ほぼ同様の表示が義務づけられている。表1－1にJAS法による食品品質表示基準制度を示した。

表1－1　JAS法による食品品質表示基準

分　類		表示基準
生鮮食品	農産物	名称，原産地
	水産物	名称，原産地，解凍，養殖
	畜産物	名称，原産地
玄米および精米		名称，原料玄米，内容量，精米年月日，販売業者等の氏名または名称，住所および電話番号
加工食品		名称，原材料名，内容量，賞味（消費）期限，保存方法，製造者 輸入品にあっては「原産国名」を記載

資料）JAS協会：品質表示基準制度

（2）期限表示

食品の期限表示には消費期限と賞味期限がある。**消費期限**とは，定められた方法により保存した場合において，その食品の品質の劣化に伴う安全性を欠くことの恐れがないと認められた期間のことである。**賞味期限**とは，期待されるすべての品質の保持が可能であると認められる期限である。すなわち，「賞味期限」は，食べ物をおいしく食べることができる期限のことで，この期限を過ぎても食べられないということではない。

（3）栄養成分表示

栄養成分表示の規定は，消費者の日々の栄養・食生活管理による健康の増進に寄与することを目的に，国際的な整合性なども踏まえて策定された。「食品表示法」に基づく「食品表示基準」による栄養成分表示では，栄養成分（たんぱく質，脂質，炭水化物およびナトリウム（食塩相当量に換算したもの））の量，熱量（エネルギー量）を原則として，すべての一般用加工食品および一般用添加物に表示することが義務づけられた。

（4）アレルギー食品に関する規定

特定のアレルギー体質をもつ人の健康危害の発生防止のため，過去の健康危害などの程度，頻度を考慮し，容器包装された加工食品などに特定の原材料を使用した旨の表示を義務づけている。

3. 日本人と食べ物の歴史的かかわり

　人はどのようにして食べ物を得てきたのであろうか。さまざまな食べ物が人間の営みの中で，現在の形にまで到達してきたかについて，みてみたい。

1）農産物

　a．米類　　米は日本に縄文時代後期に伝来したといわれている。弥生時代以降になると米の栽培法も発展し，水田耕作が始まり，うるち米のみならず，もち米や赤米も栽培された。赤米は赤飯のルーツという説もあり，健康志向によりその機能性に注目が集まり，近年古代米として栽培されている。弥生時代までは脱穀した後（玄米），土器によって煮ていた。しかし，古墳時代になると玄米を甑（こしき）（いわゆる蒸し器）によって蒸す方法が採用された。奈良・平安時代までは蒸した硬い飯（強飯）（こわめし）が貴族の間で食べられていたが，庶民はあわ，だいず，あずきなどの雑穀との混合食であった。鎌倉時代になると，蒸した強飯は硬く食べにくいことから，しだいに水分を多くした姫飯（ひめいい）（釜で炊いた軟らかい飯）が好まれるようになった。鎌倉末期から室町時代になると米の生産が増加し，米が常食となり，姫飯が普及した。江戸時代になると，精白度の高い精米が好まれるようになったが，農民の主食はかて飯（めし）（米の節約のため雑穀やいもなどを混ぜ込んだ飯）や雑炊などであった。明治時代以降は，米の生産が盛んになったが，庶民の主食は第二次世界大戦までは米に麦や雑穀を混合した飯が主食であった。戦後は白米食が一般化し，主食の代名詞のようになった。

　b．その他の穀類　　大麦は米に混合することで主食として食べられていた。小麦は粉挽き用石臼の伝来により，奈良時代頃には寺院などでうどんやそうめんなどの原型が作られるようになった。パンは室町時代にポルトガル人によって伝えられたが普及せず，明治時代になってあんパンが

＊＊復元食＊＊

　斎藤ら[1]は，卑弥呼（弥生時代）の食事から現代の食事（主食と副食）までを再現し，噛む回数の比較を行った。図にみられるように，主食について比較すると，卑弥呼の時代（もち玄米の強飯）が最も噛んだ回数が多く，現代（スパゲッティ）の約5倍を必要としていた。平安時代から鎌倉時代までの主食は強飯であり，現代の約3倍噛む回数が多くなっている。徳川家康の主食は麦飯，家定の主食は精白米の飯であり，現代の主食（スパゲッティ）のそれぞれ約2倍と約1.5倍となっている。日本の食事の歴史において，米に代表されるように調理法が変化したことで，噛む回数が減少し噛まなくなったことに対して，斎藤らは噛むことの重要性を指摘している。

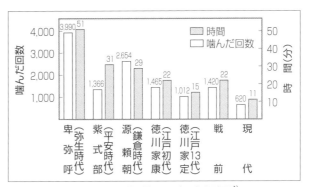

復元食の咀嚼回数ならびに食事時間[1]

作られ，パンが普及した。第二次世界大戦後，学校給食に主食としてパンが導入され，パン食が普及した。現代ではさまざまな小麦の加工食品が出回り，パスタの消費も伸びている。そばは奈良時代には救荒作物として栽培されていたようで，米などと混ぜて粒食として，あるいは粉にしてそばがきとして食べていた。現在のようなそば切りになったのは江戸時代になってからといわれている。

　　c．豆　類　　だいずは弥生時代以降に栽培され，だいずの加工品である豆腐は平安時代の文献に登場する。室町時代以降禅宗の普及に伴い，豆腐をはじめ，凍り豆腐や湯葉なども普及した。現在の豆腐の製法や調理法は江戸時代にほぼ確立した。納豆は奈良時代に伝来し，寺院で作ることが多かったので寺納豆と呼ばれる塩辛納豆と，現在普及している糸引納豆がある。糸引納豆は室町時代以降に広まるが，主に東日本を中心に生産・消費された。近年学校給食などにも登場し，また，健康ブームの影響もあり，全国的に消費されるようになった。あずきは雑穀として米と混合して食べたりしていたが，平安時代にあずき粥として 1 月 15 日（小正月）に食べる習慣が始まった。

　　d．いも類　　さといもは稲作渡来以前から栽培されていたという説もある。さといもは雑煮に入れたり，いも名月ともいわれるように行事とのかかわりが深い。さつまいもは 16 世紀末に宮古島に入ったのが最初とされ，青木昆陽により関東や西日本の救荒作物として普及した。じゃがいもは江戸時代に伝来し，さつまいも同様救荒作物と考えられていたが，明治時代にアメリカから再度北海道に導入され，その後食生活の洋風化に伴い本格的に普及した。

　　e．野菜類　　日本の固有種や奈良・平安時代に中国より伝来したものなどが改良されて今日の野菜の原型となったものが多い。ごぼうは中国から伝来したようで，日本以外ではほとんど利用されない日本独特の野菜といえ，平安末期には宮廷の献立に登場する。江戸時代には栽培指導書なども出され品種改良が進んだ。かぶ，なす，だいこんは奈良時代に中国から伝来したといわれている。

　　かぼちゃやにんじんは，江戸時代にポルトガル人から伝来した日本かぼちゃや中国から伝来した東洋系のにんじんに対して，明治時代になって西洋かぼちゃや西洋系の三寸にんじんなど，いわゆる西洋野菜が導入され，食生活の洋風化に伴い普及した。その他，たまねぎは江戸時代末期に欧米から種が導入され，主に北海道で生産されるようになり，トマトは食用としての栽培は明治時代に始まり，いずれも食生活の洋風化に伴い需要が伸びた。

　　キャベツは鑑賞用として栽培されていたが，食用品種の結球性のキャベツは明治時代に入り栽培されるようになった。はくさいは結球性の品種が明治時代に導入され，本格的な栽培が始まった。

　　葉菜類であるほうれんそうは江戸時代前半に中国から伝来した。チンゲンサイなどの中国野菜は日中国交正常化以降に注目され，食生活の多様化もあり普及した。

　　f．果実類　　縄文時代以前から食用とされ，貝塚などの遺跡からももやうり類の種が出土している。奈良時代にはもも，かき，うめ，びわなどが食べられ，特にかきは宮中で年間を通して干しがきとして食べられていた。ぶどうは 12 世紀末に甲州で生産が開始された。すいかやいちじくは江戸時代前期に中国から伝来し，明治時代になってから西洋いちごや西洋りんごが導入された。

2）水　産　物

　　a．魚介類　　四面を海に囲まれた日本では，古くから多くの魚介類の採取が行われてきた。2,000 か所以上の貝塚（縄文時代）から，貝類のほかにまぐろ，すずき，まだいなど大型魚の骨も見

つかっている。文献によれば，淡水魚ではこい，海産魚ではたいを最上とし，それぞれ祝賀の際に用いていた。この他に，淡水魚としてあゆとさけ，ふな，海水魚ではかつお，さば，いわしなどが利用されていた。これらの魚は現代においてもよく利用されている魚である。

　近年は沿岸漁だけでなく，遠洋漁業，さらには深海魚の利用なども加わり，きんめだいやすけとうだらなど多種類の魚が食卓に上るようになった。それに加え，かき，うなぎ，ぶり類，ほたてなどの養殖が行われるようになった。えび類は日本で養殖が行われていたが，現在では東南アジアやアフリカ，南アメリカなどから養殖されたものを輸入している。

　b．藻　類　　わかめ，あおのり，ひじき，おごのり（寒天の原料）などの記述が奈良時代の文書にみられる。平安時代になるとこんぶが登場し，江戸時代には北海道のこんぶを大坂（現在の大阪）に集め，全国に送るようになった。こんぶは「よろこぶ」に通じるとして，正月の行事や婚礼などの儀礼には欠かせないものとなった。寒天は江戸時代にてんぐさから製造する方法が考え出され，ゲル化剤として利用されてきた。近年，食物繊維として健康面から見直されている。

3）畜　産　物

　a．獣　肉　　ぶたはいのししが家畜化されたもので，日本でも奈良時代の文書に飼育の記載がある。仏教伝来の影響（殺生の禁）により飼育がされなくなったが，明治時代になってから食べられるようになった。うしは農耕などの使役として利用され，ぶたと同様仏教の影響で公に食べられることはなかった。しかし，明治時代になると牛肉食は文明開化の象徴となり，牛鍋（後のすきやき）が流行した。徐々に食肉類の生産量は増加したが，食肉類の消費は第二次世界大戦後に飛躍的に増加した。現代では，国産牛に加えて，低価格の輸入牛が大量に輸入され消費されている。

　b．鳥肉・卵類　　歴史的には鳥といえば野禽類のことで，きじ，はくちょう，つる，がん，かもなどが食べられていたが，江戸時代前半に鶏肉を料理の素材として記載した料理本が出された。鶏の卵を使った料理もこの料理本に登場し，食べられるようになった。鶏肉の消費拡大は明治時代以降である。

　c．乳類・乳製品　　日本で牛乳が飲用されたのは大化の改新の頃で，牛乳が献上され，その後，蘇（そ：練乳）が献上品となった。しかし，獣肉類と同様，仏教の影響で食べられなくなった。江戸時代に再び牛乳が利用されるようになったが，医薬用の域を越えず一部の上流社会に限られていた。牛乳，乳製品の消費が一般化したのは明治維新後であるが，乳製品の普及はなかなか進まなかった。第二次世界大戦後に，学校給食の影響により牛乳や乳製品が普及した。近年は，カルシウム不足の解消のため，牛乳や乳製品を積極的に摂取するための啓蒙活動が行われ，牛乳の消費が伸びた。また，ヨーグルトに含まれる乳酸菌の機能性が注目され，消費が伸びている。

4）加　工　品

　a．調味料　　塩は最も重要な調味料であり，古代から海水より採取していた。平安時代になると塩田で生産されるようになり，江戸時代になって大規模な入浜式塩田が作られた。1905（明治38）年に塩の専売制が施行され，1997（平成9）年に廃止されるまで約90年間続いた。現在では，工業的に生産される塩（イオン交換膜製法など）に加え，輸入の岩塩や天日製塩など，さまざまな

塩も市販されている。

　砂糖は奈良時代に薬としてもたらされ，室町時代には嗜好品という認識もされるようになった。江戸時代に入って国内で砂糖生産も行われるようになったが，わずかである。

　日本で伝統的に使用されていた調味料であるみそ，しょうゆ，酢，みりんなどはいずれも**発酵食品**である。みその原型であるだいずを原料とした未醤は醤のひとつで，奈良時代に朝鮮から伝来した。その後，鎌倉時代に現在のみそのようなものが作られ，室町時代にはみそ汁が大衆化した。しょうゆは語源的には醤から取った透明な液体の意味で，室町時代後期の文献にしょうゆの記述がみられ，江戸時代に生産が盛んとなった。1970年代にアメリカにしょうゆ製造企業が進出し，国際的な調味料に発展した。酢は奈良時代以前から生産され，江戸時代には酒の副産物として酒かすから製造されるようになった。みりんは16世紀頃伝来した焼酎にもち米と麹を入れて江戸時代頃から製造された。

　日本における油脂の利用は平安時代に始まり，えごまの搾油が行われていた。江戸時代に入ると灯火用としてなたね油が大量生産された。明治時代になると食生活の変化に伴い，油脂の需要が増し，大豆油の生産が増加した。現在では油脂の摂取過剰が問題となり，体脂肪になりにくいなどの機能をもつ油脂製品の開発も盛んになった。

　明治時代になると食生活の洋風化に伴い，ウスターソース，トマトケチャップが国産化され，大正時代にはマヨネーズの生産も行われるようになった。

　b．香辛料　　こしょうは奈良時代の文献にその名がみられるが，薬用とされた。しょうが，さんしょう，わさび，からしなどが奈良時代に香辛料として使われていた。とうがらしは江戸時代に入ってから渡来した。明治時代以後に定着した肉料理とともに，香辛料の使用方法も変化した。第二次世界大戦後はパン食の普及による食の洋風化の影響が顕著で，香辛料も多様化し消費も増加している。カレー粉（ターメリックを含む混合香辛料）はカレーライスの流行に伴い，大正時代末期から昭和時代初期にかけて普及した。

　c．嗜好飲料　　日本酒の原型は奈良時代にみられ，16世紀後半には保存性をよくするために火入れ（加熱殺菌法）が一般化し，現在の清酒に近いものが作られていた。その他のアルコール飲料であるビール，ぶどう酒，ウイスキーなどは江戸時代末期に伝来したが，明治時代以降に国内で生産されるようになった。

　茶の伝来は平安時代初期で，一部の行事などに用いられたが，鎌倉時代の初めに抹茶法が伝来すると，茶の湯文化とともに広まり，茶の葉から成分を浸出させて飲む煎茶は緑茶の普及を促進した。紅茶やコーヒーは明治時代になってから伝来し，本格的な飲用は第二次世界大戦後である。

■文　　献

1）斎藤　滋：「咀嚼と健康—メカノサイトロジカル・アプローチを中心にして」，サイコレオロジーと咀嚼，pp.38-39，建帛社，1995
・世界大百科事典，日立デジタル平凡社，1998
・日本調理科学会編：総合調理科学事典，光生館，1997

第2章 おいしさと健康

I おいしさを感じるからだの仕組みと健康への影響

　食品のもつ機能のうち，二次機能は，食品成分や食品の組織がヒトの感覚器官に影響を及ぼすことにより，おいしさを感じさせる働き（感覚機能）である（p.4，第1章2.-2）参照）。おいしく味わうには，食べ物を口の中に入れ，咀嚼し，嚥下するまでの過程で生まれる感覚機能の働き，つまり，味（味覚），におい（嗅覚），食感や温度（触覚），そして噛んだときの音（聴覚）などを感じ取ることが重要である。

1. 口を通して食べる意味

1）口を通して食べる重要性

　食事は，単に空腹を満たすものではなく，食品のもつ機能を生かしおいしさを感じさせることで，食欲の増進や日々の生活の楽しみとなるような，食生活に潤いをもたせることにもつながる。そのためには，食べ物を口に含んだときに，「おいしい」と感じることが大切である。JIS規格「官能評価分析-用語」（JIS Z 8144）では，「おいしさ（2044番）」は，「食品を摂取したとき，快い感覚を引き起こす性質」と定められている。この「おいしさ」を感じる効果は，口から食べたときにのみ発現するものである。

2）おいしさと食行動

　おいしい食べ物を口にすると「やみつき」になるといわれる。「おいしい」と感じたときに出る，脳内で働く神経伝達物質の一種であるβ-エンドルフィン，アナンダマイドなどは，鎮痛効果や気分の高揚・幸福感などが得られるため，モルヒネと同様の作用を示すことから，脳内麻薬とも呼ばれている。したがって，自制が効かなくなり「やみつき」になりやすい。「やみつき」になる食べ物は，スナック菓子，洋菓子，ファストフードなど，甘味度が高く，高脂肪である高エネルギー食品であることが多い。近年では若い世代を中心に，家庭的にも，社会的にも「食」の崩壊が進み，「生きるためのおいしさ」ではなく「快楽のためのおいしさ」を追求した食行動をとっていることが危惧される。

　ところが，このような幸福感を得て，食行動を活発に促進することは，生きがいにもつながる。味覚性快情動からみた「食」と癒やしについて検討した研究[1]では，臨床の場において味覚嗜好性や「おいしさ感覚」を尊重することは，患者の人間性の尊重，すなわちSanctity of Life（生命の尊

厳）につながるものと考えられている。これは口を通して食べることで得られること（経口栄養法）であり，経腸・経静脈栄養法のように口を通さずに栄養を補給しても感じられるものではない。

　だしのうま味を中心とした，体に必要な栄養素を充足した和食のおいしさは，強い「やみつき」を生じさせない。幼児期から伝統的な日本の食文化を取り入れた食習慣を形成していくことが必要である。つまり，「快楽のためのおいしさ」は，本能的なものであり，「生きるためのおいしさ」は，調理のおいしさであり，学習によるおいしさといえる。

3）食べ物をおいしく調理する意味

　健康面を配慮した食べ物でも，「おいしさ」を追求することは重要な課題である。いくら栄養素が含まれていてもおいしくなければ食べる意欲がわかない。食品を開発する際は官能評価を行い（p.46 参照），おいしさに影響を及ぼす諸要因を検討する。

　食品開発を心がける者，調理をする者は，自分の口を通して，常に五感を働かせて食べ物を味わい，さらに薄味に親しみ，食材が本来もっている素材の味を味わう習慣を身につけることが重要である。したがって，食べ物の素材の味を生かし，薄味でおいしく調理することは，食べる側のみならず，作る側の健康にもつながる。

＊＊食べ物を味わい，薄味に慣れ親しむ重要性―女子大学生を対象にした調査研究―＊＊

・2015（平成 27）年に兵庫県内の 1 大学の女子大学生 53 名を対象に，薄味に親しみ，食材をじっくり味わうことを重視した学習前後に調査した（半期間の調理学実習）。

・学習前は，すまし汁の好みの塩分濃度の比率（0.7%，0.8%，0.9%）に差がなかったが，学習後は，濃度を識別し，さらに最も好きな濃度が 0.7%，0.8% であると選択した者が全体の 96.2% と多かった。0.9% の濃い塩分濃度のすまし汁を好む者は 3.8% であり（図(1)），家庭で調理する機会が少なかった。

・学習後に，塩としょうゆでだし汁を調味し，塩分濃度を測定した結果，71.7% の学生が，適した濃度（0.6 ～ 0.8%）に調味することができた（図(2)）。

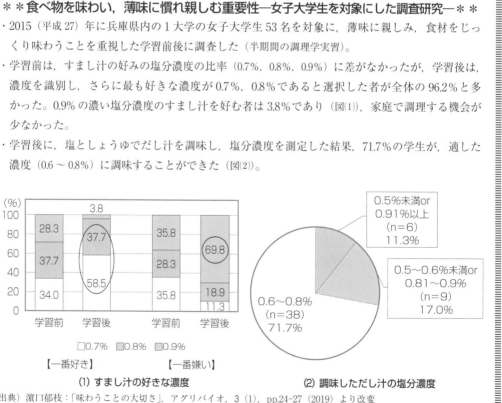

(1) すまし汁の好きな濃度　　(2) 調味しただし汁の塩分濃度

出典）濱口郁枝：「味わうことの大切さ」，アグリバイオ，3 (1)，pp.24-27 (2019) より改変

4）おいしく味わうための咀嚼と嚥下

　わが国の食生活指針（p.106，表4－1参照）では，実践項目として「おいしい食事を，味わいながらゆっくりよく噛んで食べましょう」と示されている。

　「食育基本法」（平成17年法律第63号）に基づいて，内閣府に設置された食育推進会議によって作成された「食育推進基本計画」では，食育の推進に関する基本的な方針や目標について定められている。「第3次食育推進基本計画」では，「ゆっくりよく噛んで食べる国民を増やす」ことが目標として掲げられている。

　食べ物を口の中に入れて食物を細かくなるまでよく噛む（咀嚼）ことによって，口の粘膜が刺激され唾液の分泌量が増え，味物質（化学物質）は唾液中に溶け出す。また，噛むことにより食べ物は唾液と混じり合い食塊が形成され嚥下が円滑に行われる。つまり，口の中に食べ物を入れてから，よく噛んで食物の中から味を引き出し，そして嚥下することができなければ味わうことができない。健康な歯で食べ物をしっかり噛むことは，食べ物のテクスチャーを楽しみ，さらに消化酵素のアミラーゼを含む唾液の分泌を促し，胃腸での食べ物の消化・吸収を促進する。ところが現代人は，食事にかける時間が減ってしまい，軟らかい食べ物を好むようになったことなどから，噛む回数が激減している。幼児期から，ゆっくり噛んで食事をする習慣を身につけることが，食事を楽しみ，おいしく味わうことにつながる。

2.　味を感じる仕組み

1）味　　　覚

　味覚は，口を通して食べるための感覚である。口腔内に取り込まれた食べ物に含まれる化学物質の刺激を受け取る感覚器官は，口腔内に広く分布している味蕾という部分である。味蕾は，文字通り，花の蕾に似ており，舌前方部の茸状乳頭，舌縁後部の葉状乳頭，舌根部の有郭乳頭に存在する（糸状乳頭には味蕾は存在しない）。舌の味蕾の約40％は有郭乳頭，約30％は葉状乳頭，約30％は茸状乳頭に存在する。その他に軟口蓋，咽頭部，喉頭部にも分布する。口腔内の味蕾の総数は，乳児では頬粘膜や口唇粘膜にも認められ，約1万個にも及ぶ。成人になると約7,500個（舌に約5,000個，舌以外に約2,500個）と，加齢とともに少なくなり，75歳以上で顕著な減少がみられる。

　味蕾の中には，細長い紡錘形をした味細胞が50～100個集まっている。味蕾先端部には小さな穴（味孔）があり，細胞膜のひだである微絨毛を突き出している。この部分を通して唾液に溶解した味物質と接触し，味覚を受容する。味細胞は，受容した化学情報を電気信号に変換し，味覚神経にインパルス（活動電位）を発生させる。味蕾は四対の神経につながっており，大脳皮質味覚野まで送られ，初めて味を感じる。舌前方部に位置する味蕾は鼓索神経，舌後方部に位置する味蕾は舌咽神経，咽頭部や喉頭蓋に位置する味蕾は迷走神経の枝の上喉頭神経，軟口蓋に位置する味蕾は大浅錐体神経につながっている。このように神経を通して味の情報が脳へ伝えられ，いろいろな味を感じている（図2－Ⅰ－1）。

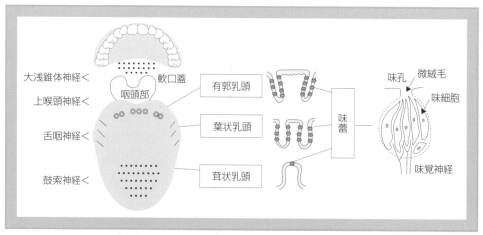

図2-I-1　口腔内における味覚情報伝達器官

資料）山本　隆：脳と味覚—おいしく味わう脳のしくみ—，p.49，共立出版（1996）

味覚神経を介する情報が脳内を通過する経路を味覚伝導路という（図2-I-2）。電気信号に変換された味覚情報は，味覚神経を介して延髄に送られ，唾液分泌などの味覚反応を引き起こす。そして，延髄の孤束核から大脳皮質味覚野に伝達され，甘い，塩からいなど味の識別が行われる。さらに，味覚情報は扁桃体に送られ，味の好き嫌いの判断やその学習が行われる。また，同時に大脳皮質前頭連合野にも情報が送られる。ここでは味覚のみならず，嗅覚，視覚，触覚，体性感覚（温度感覚など），内臓感覚な

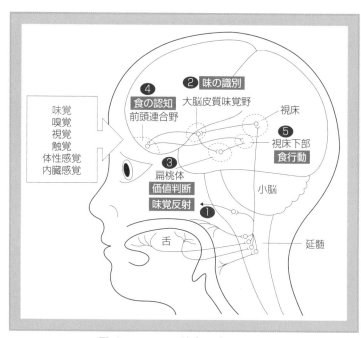

図2-I-2　脳内の味覚伝導路

資料）山本　隆：美味の構造，p.135，講談社（2001）

どの情報が統合されて，食べ物を総合的に判断する。また，この大脳皮質前頭連合野は，扁桃体と情報交換が行われ，過去の記憶と照合し，嗜好性や快・不快などの判断がなされる。そして，快の判断によって，β-エンドルフィンなどの脳内物質が分泌され，視床下部の摂食中枢を活性化し，食欲をかき立て活発な食行動を誘発する。

2）基本味と複合感覚

（1）基本味

五感の中のひとつである味覚は，ヒトが生存していく上で欠くことのできない感覚である。味細胞で受容される味質は，甘味（sweet），塩味（salty），酸味（sour），苦味（bitter），うま味（umami）の五つが基本味（basic tastes）に分類され，合わせて五基本味（あるいは五原味）という。長らく基本味は，甘味，塩味，酸味および苦味の四味質であると考えられてきた。しかしうま味は，四基本味から構成される複合的な味質ではなく，他とは独立した味質であることが生理学的な実験により証明された。現在，日本人が発見したうま味"umami"は，国際的な学術用語として公式に使用されるようになった（うま味の発見については，p.70 参照）。

（2）五基本味の代表的物質

五基本味の呈味成分の濃度や，他の成分との組み合わせなど，おいしさにかかわる要因は複雑である。

　a．塩　味　　塩類がイオン化した味であり，純粋な塩味は塩化ナトリウム（NaCl）である。塩化カリウム（KCl），塩化アンモニウム（NH₄Cl）のように陽イオンが異なる Cl 塩も塩味を感じるが，塩化ナトリウムとは異なる味を呈する。減塩の観点から，最も塩化ナトリウムに近い塩味を示す塩化カリウムへの代替も検討されているが，えぐ味があり，完全な代替品とはならない。

　b．酸　味　　酸が水に溶けたときに解離して生じた水素イオン（H⁺）の味であり，炭素を含まないものが無機酸，炭素を含む酢酸，クエン酸，リンゴ酸，乳酸，コハク酸などの有機酸がある。食品に含まれる酸味物質のほとんどは有機酸である。同じ pH で比較した場合，酸の種類により酸味強度が異なる，例えば酢酸は，クエン酸や塩酸よりも酸味強度が高い，また，酸の種類によって酸味の質が異なる（表2－Ⅰ－1）。

表2－Ⅰ－1　有機酸の酸味の質

種　類	酸味の質	含まれる食べ物
クエン酸	おだやかで爽快な酸味	柑橘類（レモンなど）
酒石酸	やや渋味のある酸味	ぶどう，ワイン
リンゴ酸	爽快でやや渋味のある酸味	りんご，梅
コハク酸	コクのあるうま味を含む酸味	貝
乳　酸	渋味のある穏やかな酸味	ヨーグルト，漬物
酢　酸	刺激臭と強い酸味をもつ	食酢

　c．苦　味　　アルカロイド（食品添加物のキニーネなど），配糖体（センブリ中のスウェルチアマリンなど），アミノ酸（ロイシンなど），メチルキサンチン類（コーヒー・紅茶などに含まれるカフェイン，チョコレート・ココアに含まれるテオブロミンなど），イソフムロン類（ビールの原料ホップの成分）など，多種多様の物質が呈する味である。

　d．うま味　　代表的なうま味物質は，グルタミン酸ナトリウム，イノシン酸ナトリウム，グアニル酸ナトリウムである。グルタミン酸ナトリウムは，たんぱく質を構成する 20 種類のアミノ酸の中のひとつであり，こんぶ，チーズ，トマトなどに多く含まれる。また，母乳には，グルタミン酸ナトリウムが多く含まれており，乳児はうま味を識別し母乳を好んで飲む。核酸系のイノシン酸ナトリウムは，かつお節，煮干し，肉類，魚類に多く含まれる。ヌクレオチド構造をもつ有機化合物の一種であるグアニル酸ナトリウムは，しいたけ，まつたけ，しめじなどのきのこ類，特に干し

きのこ類に多く含まれる。その他，グルタミン酸の誘導体であるテアニンは，緑茶や玉露などに多く含まれている。

　これらのうま味はそれぞれ単独よりも，アミノ酸系と核酸系のうま味物質を組み合わせることで，うま味が飛躍的に強く感じられることが科学的に証明されており，「うま味の相乗効果」という（p.69，図2－Ⅲ－1参照）。こんぶとかつお節の混合だし，野菜と肉類の煮物などはこのような効果を生かした料理である。

　なお，あいまいにとらえられているが，「旨味（delicious taste）」は旨い味，つまりおいしい味のこと，「うま味（umami）」は味質を指す。

　e．甘味　　甘味物質には，糖類（ショ糖，果糖，ブドウ糖など），アミノ酸（アラニン，グリシンなど），合成甘味料（サッカリンなど），天然甘味料（ステビアなど）などがある。砂糖の主成分であるショ糖（スクロース：sucrose）は，温度変化にかかわらず甘味が安定しているため，調理において優れた特性である。

（3）複合感覚

　渋味，辛味は複合感覚である。特に味覚と間違えられることの多い辛味は，痛覚であることに注意したい。

　a．渋味　　タンニン（緑茶，紅茶，ワインなど），シブオール（渋がきなど）などがあり，味覚の苦味とともに舌に吸着するような感覚（触覚）が合わさって起こる複合感覚である。

　b．辛味　　カプサイシン（とうがらし），ジンゲロール（しょうが），アリルイソチオシアネート（わさび）などがある。ジンゲロンは，長時間の加熱によりジンゲロールから分解して作られ，新鮮なしょうがよりも長時間加熱したしょうがに多く含まれる。これは，ピリピリと痛い刺激の痛覚と，体温の上昇を伴う温覚が合わさった複合感覚である。

＊＊味覚修飾物質について＊＊

　一時的に味覚を変える物質を味覚修飾物質という。

①　**ミラクリン**：アフリカのナイジェリア原産の果実「ミラクルフルーツ」に含まれるミラクリン（miraculin）は，そのものは無味であるが，これを味わった後に口に入れた酸を甘く感じさせる性質がある。これは，ミラクリンが甘味受容体に結合すると，酸性条件下で味細胞膜の構造が変化し，甘味受容体と結合できるようになり，強い甘味が誘導されるためであると考えられている。果肉を噛み，約2分口に含んでからレモンを味わうと，甘酸っぱい味になる。

②　**ギムネマ酸**：インドと西アフリカ原産の植物「ギムネマ・シルベスタ」に含まれるギムネマ酸（gymnemic acids）は，舌に作用させた後にショ糖をはじめとする種々の物質の甘味を抑制する。これは，ギムネマ酸が甘味受容体に結合し，糖など甘味物質の結合を阻害するためである。ギムネマ茶（熱湯500ccにティーバッグ1袋を入れ5分間煮出しそのまま冷ます）を口の中で30秒間含んだ後に飲み込み，その後，あめ，チョコレートなどを味わってみると，あめはガラス玉をなめているようであり，チョコレートはカカオマスのように甘味を感じない。

3）味の性質

（1）閾　　値

閾値は，感覚を引きおこす最小の刺激量（濃度）で，検知閾，認知閾，弁別閾に区別される。検知閾は，水と識別できる最少の濃度である。認知閾は，味質（塩味，酸味，苦味，うま味，甘味）を認知できる最少の濃度をいう。弁別閾は，認知閾より高い濃度で，違いが感知できる最小の濃度差をいう。なお通常，閾値と表現する際は，認知閾のことを示す。

同じ味質でも呈味物質により値は異なる。さらに，閾値は測定法によって値が大きく異なるので，数値（閾値の濃度）は方法とセットでみる必要がある。閾値の測定法には，円形の濾紙に味質溶液を浸して，鼓索・舌咽・大錐体神経領域の測定部位に置き，味を答えてもらう濾紙ディスク法，そして，一定の味質溶液を口に含んで測定する全口腔法，さらに，舌を電気的に刺激し味覚を生じさせて測定する，電気味覚検査法がある。

4）味覚障害

食事をおいしく味わうことは，QOL（Quality of Life：生活の質）を向上させるために重要である。しかし，味覚機能に異常をきたし，味覚の感度が低下したり，消失したりすることがあり「味覚障害」といわれる。この症状は，量的味覚異常として，味覚低下（味が薄い），味覚消失（味がしない），解離性味覚障害（特定の味質のみしない）と，質的味覚異常として，自発性異常味覚（何も食べていないのに特定の味がする），異味症（普段と味が異なる），悪味症（何ともいえない嫌な味になる），味覚過敏（特定の味質のみきつく感じる）に分類される[1]。

味覚障害は，原因が特定できない例を特発性，血清亜鉛値の低下（70μg/dL 未満）例を亜鉛欠乏性と診断されている[2]。血中に存在する亜鉛量は全身に分布する亜鉛総量の0.1％以下であり，血清亜鉛値が必ずしも全身の亜鉛栄養状態を反映しているとは限らない[3]。特発性の場合，亜鉛を投与して，症状の改善が確認されることから，特発性と亜鉛欠乏性の二つが，亜鉛不足による味覚障害であると考えられている。これらの症状は食事による亜鉛の摂取不足が原因であると推察される。

図2－Ⅰ－3に示した調査は，1999（平成11）年1月から2010（平成22）年12月までの12年間に，大学病院の耳鼻咽喉科味覚外来を受診した味覚障害患者 1,059 例（男性412 例，女性 647 例）を対象としている。味覚

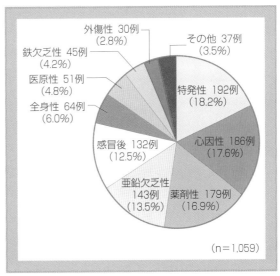

図2－Ⅰ－3　味覚障害患者の原因別分類

出典）坂口明子・任　智美・岡　秀樹他「味覚障害 1,059 例の原因と治療に関する検討」，日本耳鼻咽喉科学会会報，116(2)，pp.77-82（2013）

検査（電気味覚検査，濾紙ディスク検査），唾液検査，採血，抑うつ性の調査を行った結果，味覚障害患者の原因は，特発性味覚障害が最も多く，次いで心因性，薬剤性，亜鉛欠乏性の順に多く認められた。特発性と亜鉛欠乏性を合わせると約3割となる。

　細胞を構成するたんぱく質の合成には亜鉛が不可欠である。味細胞は，ヒトの場合は約1か月で新しい細胞に生まれ変わる。しかし，細胞の新生に必要な亜鉛が不足すると，味細胞が新生されず，やがて味覚障害が引き起こされる。初期の段階なら亜鉛を摂取することで正常に戻すことができるが，欠乏が長期化すると味細胞の再生は難しくなり，ついには味細胞が壊れてしまうことから，味を感じ取ることができなくなる。表2−Ⅰ−2に，味覚障害を確認する目的で行われた全口腔法による味覚機能検査の味質濃度を示した。全口腔法は，口腔全体での障害の程度を定量的に評価する上で有用な方法である。

表2−Ⅰ−2　全口腔法による味覚機能検査

甘味（スクロース）

番号	濃度（%）
甘1	1*
甘1.5	2
甘2	3
甘2.5	6
甘3	10ᵃ
甘4	20

酸味（酒石酸）

番号	濃度（%）
酸1	0.05*
酸1.5	0.10
酸2	0.30
酸2.5	1.00
酸3	1.50ᶜ
酸4	3.00

塩味（塩化ナトリウム）

番号	濃度（%）
塩1	0.20*
塩1.5	0.30
塩2	0.40
塩2.5	0.60
塩3	1.00ᵇ
塩4	5.00

苦味（塩酸キニーネ）

番号	濃度（%）
苦1	0.00*
苦1.5	0.01
苦2	0.02
苦2.5	0.05
苦3	0.10
苦4	0.50

注）　*：認知閾値付近　　　　a：フルーツジュース程度
　　　b：みそ汁程度　　　　　c：ぶどう程度
　　　味覚スプレーを使用した全口腔法による。
　　　各味質番号4を認知できなかった場合は，スケールアウトとする。

出典）山下映美・佐藤　淳・浅香卓哉他：「味覚障害患者における臨床的特徴と治療成績に関する検討」，北海道歯学雑誌，39(2)，pp.122-130（2019）より改変

＊＊舌の味覚地図とは＊＊

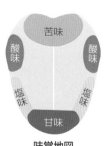

味覚地図

　図のように，舌尖部（舌の先端）は「甘味」，舌縁部（両側）前方が塩味，奥が酸味，舌根部（舌の奥）は苦味が敏感に感じ取る，つまり舌の部位によって基本味に対する味覚感受性に差があると古くからいわれていた。これは，いわゆる「味覚地図」と呼ばれる。

　「味覚地図」は，ドイツの研究者であるKiesowが100年以上前の1984年に7症例の簡便に行った実験結果を論文として発表したことがもとになっている。その後，教科書として「味覚地図」が取り上げられ，世界的に広まったと考えられている。

　しかし，この結果に疑問がもたれ，アメリカや日本で実験が行われた。その結果現在では，閾値付近の濃度で確認された感受性の違いだけで，舌の部位と味の関係を特定してしまう誇張された「味覚地図」の概念は間違いであるとされている。感受性の強弱は部位によって多少の違いはみられるが，濃度を上げればすべての部位ですべての味質は感じられる[4),5)]。

「日本人の食事摂取基準（2020 年版）」では，亜鉛の摂取推奨量は，18 ～ 74 歳の男性で 11mg/日，12 歳以上の女性で 8mg/ 日である。しかし，国民健康・栄養調査（厚生労働省，2017 年度）では，20 歳代の男性で 8.9mg/ 日，女性で 7.3mg/ 日と摂取量は下回っている。亜鉛は，かきに最も多く，魚介類，肉類，種実類，卵や豆腐など，幅広く食品に含まれていることから，ご飯（主食）を中心とし，主菜，副菜をバランスよく組み合わせた食事をとっていれば不足することはない。

しかし，近年は，食事の欧米化や外食・中食産業の発達により手軽な食事を好むようになり，食事のバランスが乱れている。加工食品やインスタント食品には，亜鉛と結合し亜鉛の吸収を妨げたり，体内にある亜鉛の排出を促したりする食品添加物を含むものがあるため，このような食事を常時摂取すると，亜鉛不足となる心配がある（p.73 参照）。

亜鉛の耐容上限量は，18 ～ 29 歳男性で 40mg/ 日，女性で 35mg/ 日である。サプリメントは，通常の食品よりも容易に多量を摂ってしまいやすいので，注意が必要である。

3. 味覚の栄養・生理的役割

1）味覚の生理的な意義

食べ物は，ヒトが生命を維持し健康な生活を営む上で欠かせないものである。その食べ物は，口を通して味覚と結びつくことによって，体に有用なものか，有害であるかを感じ取ることができる。咀嚼中に好ましい味であると判断すれば食欲が増進し，異常を感じると摂取を中断する。

甘味は糖質などのエネルギー源，塩味はナトリウムなどのミネラル源，うま味はたんぱく質源のシグナルとして脳に伝えられ，生きていく上で必要であると判断され，嗜好性が生じる。一方で，酸味は未熟な果実や腐敗物，苦味はアルカロイドなどの毒物のシグナルとして脳に伝えられ，生得的に忌避される[1]。その後，酸味や苦味が含まれている食べ物を家庭などで身近な人が食べている姿を学習することにより，摂食可能な食べ物と認識する。やがて酸味を有する酢の物，魚の内臓やビールなどの苦味を有する食べ物や飲料を好んで摂取するようになる[2]。

2）味覚刺激による消化・吸収機能の促進

味覚刺激と栄養機能との間には密接な関係があり，味覚刺激は食べ物の種々の消化・吸収や代謝機能など，栄養機能を促進させる。これから届く食べ物に対し消化の準備を始めるのである。

消化液の分泌調節は，脳相，胃相，腸相の三つに分けられる。脳相は，食べ物を見たり（視覚），においを嗅いだり（嗅覚），あるいは味わう（味覚）などの刺激によって，唾液，胃酸，膵液，胆汁が分泌される。また，味覚情報により，インスリン分泌が生じることもわかっている。胃相は，胃に入った食塊の物理的・化学的刺激によって，反射的に胃液分液が起こる。腸相は，胃で消化された食べ物が十二指腸に入ることで消化管ホルモンの放出が刺激となり，膵液の分泌を促す。

4. においを感じる仕組みと栄養・生理的役割

1）嗅　　覚

（1）においを感じる仕組み

　嗅覚は，気体の状態の化学物質を受容したときに生じるにおいを感じる感覚である。食べ物を食べる際には，直接鼻で感じるにおい（アロマ）と，食べ物を咀嚼したときに，食べ物の中に含まれる揮発性成分が気化して感じるにおい（フレーバー）の両方を感知する。したがって，食べ物を口に入れる以前にも嗜好性を左右するため，においは，おいしさに影響する重要な要因である。

　なお，「におい」とはよい，悪い，好ましい，不快など，鼻で感じるすべてについての感覚を指し，「香り」は好ましく感じられるものに限って使われる語句である。

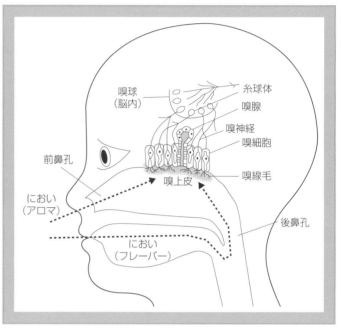

図2−I−4　においの伝達経路

資料）岩崎好陽：においとかおりと環境，p.18，アサヒビール発行，清水弘文堂書房編集発売（2010）

　においを感じる部位は，鼻孔の一番奥の上部にある嗅上皮であり，嗅上皮には，においを感知する機能をもつ嗅細胞がある。ヒトの場合には，約500万個の嗅細胞が存在し，嗅上皮の表面に向かって細長い突起が伸びている。先端はやや膨らんだ形をしており，ここから約10本の嗅線毛が生えている。この嗅線毛がにおいを感知する部位であり，においの受容体が存在している。嗅細胞は細胞体から脳に向かって，長い神経線維を伸ばしている。この神経線維は，脳の一部である嗅球に伸びている。におい分子が嗅上皮に接触すると，嗅細胞を刺激して電気的な信号（インパルス）が発生し，嗅神経を通って嗅球に入り，脳に伝わってにおいの感覚が起こる。扁桃体では過去の記憶と照合され，においの良否が判断される（図2−I−4）。

（2）においの好き嫌いと学習効果

　ヒトは，一度嗅いだことのあるにおいは次に嗅いだとき，それが何であるかすぐに認知する能力をもっている。においの好き嫌いの個人差は大きく，学習・体験の内容や期間，さらに年齢や性別，女性ホルモンなどの要因が関与している。

　例えば，みそ4種（短期熟成米みそ，長期熟成米みそ，麦みそ，豆みそ）については，豆みその使用頻度が高い中京地区出身者には豆みそのみそ汁は好まれ，近畿地方出身者には嫌われる傾向がある[1]。生まれ育った土地で経験したにおいはその食べ物とともに記憶され，その体験の積み重ねが

好きなにおいや食べ物として育まれていく一因になると考えられる。

2）食べ物におけるにおいの役割

（1）においはおいしさに大きく貢献

a．においは食べ物の判断ベースになる　　風邪をひくと，嗅覚器がある鼻の粘膜が炎症を起こし，食べ物のにおいがわからなくなることがある。例えば，目隠しをして鼻をつまみながら，市販のオレンジジュース，グレープジュースなどを飲み，ジュースの種類が区別できるか試してみると，いずれも「甘酸っぱい味」ということはわかるが，その2種を区別することができない。鼻をつまんでも舌の味細胞は「味」を識別できるが，食べ物に含まれる揮発成分（沸点の低い化合物）が鼻腔の奥上部にある嗅上皮に達しないことにより，においを感じることができないため，食べ物が判断できないからである。また，食べ物が腐敗すると悪臭を放ち，その食べ物を食べようとしなくなる。反対に，食欲をそそるようなよい香りは食欲を促進し，消化を促す。すなわち，においは食べ物がどのようなものかを判断するのに不可欠な要因である。

b．においはおいしさに影響する　　牛や豚肉は生肉ではほとんどにおいがないが，加熱するとアミノカルボニル反応（p.37，コラム：アミノカルボニル反応とカラメル化反応　参照）により褐色に変化するとともにさまざまなにおいが生成され，食欲が刺激される。炊飯においても米から飯になる過程で多くのにおいが生成され時間の経過とともにその質も変化する（コラム：ご飯のにおいは変化する　参照）。

しょうゆには約308種類もの多数の香気成分が含まれており，その相互作用や集積効果により，特徴的な芳醇な香りを呈するため，「香りの宝軍」，「香りの調味料」，「香りのオーケストラ」と称される。しょうゆを食品素材とともに加熱するとアミノカルボニル反応が生じ香ばしい香りも生成され，おいしさをつくりだす。うなぎやいわしの蒲焼がその例である。

みそは，しょうゆの香気成分と共通しており，200種類以上の成分から成り，穏やかであたたかく，よいにおいと表現される香りを呈するが，加熱すると「硫黄臭い」，「すっぱい」などと表現される不快なにおいを呈し風味が劣化する。みそ汁は過度の加熱を避ける。

＊＊ご飯のにおいは変化する＊＊

ご飯のにおいとしては，炊き上げ直後に釜の蓋を取った瞬間に感じられる香り（トップノート：香り立ち）が大切とされ，その主体は低沸点揮発性成分であり，その中にはぬか層に起因するものも含まれる。炊き立てのおいしいご飯は新鮮なぬかの香りがする。これは付着しているぬか層の成分によるもので，水洗しても完全に除去できないため，ご飯のにおいの中にもぬかに由来する成分が入る。ぬか層をほぼ完全に除去し，胚乳部のみを炊飯するとおいしいご飯の香りとは異なるものになる。その後，保温時間の経過とともに低沸点揮発性成分が揮散し，中～高沸点揮発性成分を中心とするにおいに変化し，ぬか層に由来する成分も変化する。さらに，長時間の保温や繰り返し加熱により異臭が感じられるようになり，次第に好ましくないにおいに変わる。鍋底の部分にできる「お焦げ」は，炊き上がったご飯に非常に好ましい香りを付与する（アミノカルボニル反応が関与）。

特有のにおいをもつ食材（香辛料など）を使用し，矯臭^{きょうしゅう}（臭みに対するマスキング），賦香^{ふこう}（香りづけ）を行って，食べ物の風味を増大させることも行われる。肉料理では，クローブ，オールスパイス，タイムなどの香辛料が用いられるが，これらの香気成分であるオイゲノール，チモール，カルバクロールは，微量でも感知し認識することができるのが特徴であり，これらの香りの働きによって，肉の臭みを消し，おいしさを引き出す効果がある。

香味野菜のにおいは，マスキングと香りづけの両方の効果を得ることができる。魚介類をしょうがとともに煮る調理は，魚の臭みをマスキングする目的で使用されるが，魚介類を煮た後の盛り付け時にも，しょうがを添える場合が多い。これは，魚料理を食べる際に，しょうがの生の風味を単独で賞味し清々しい香りを味わうことにより，嗅覚を刺激しておいしさの向上に役立っているのである。香味野菜やにおいの強い果実を見たり，においを嗅いだりした際，例えば，料理に添えるレモン皮や木の芽のにおいを嗅ぐと唾液量は増加する。しかし，木の芽を見ただけでは唾液量の変動はないことから，唾液の分泌に対して視覚による影響は少なく，においによる影響が多いことがわかる。

c．においは味覚に影響する　においは味覚の感じ方にも大きな影響を与える。合成甘味料（アスパルテーム）を舌に提示すると当然甘味を感じるが，同時にバニラの香りが漂っているとアスパルテームの甘味に対する評定値が高くなり，甘さは増強される（図2-I-5）。これは，バニラの香気成分であるバニリンのもつ甘い香りを脳が認知していたため，アスパルテームの甘味が強く感じられたのである。

塩味においても同様の傾向がある。塩味を強く連想する食べ物（ベーコン，アンチョビなど）のにおいを呈する香料（無味香料）を薄い $NaCl$ 水溶液に添加すると，$NaCl$ 水溶液の塩味は増強される[2]。においによる塩味増強は，おいしさを損なうことなく減塩を可能にすると考えられる。このようなにおいによる味覚増強作用は，酸味においてもみられる。

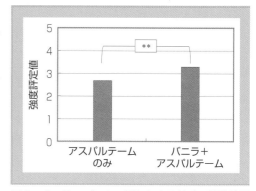

図2-I-5　バニラの香りによる甘味の増強効果

注）＊＊：有意差（危険率1％）が認められたことを示す。
出典）坂井信之：「食品の美味しさと心理学（特集　食べ物の美味しさ—香り）」，食品・食品添加物研究誌，212(11)，pp.911-918（2007）より改変

3）食べ物のにおいとストレス緩和

好ましい香りは，ストレスの緩和や仕事の能率向上などの心理作用，睡眠促進などさまざまな作用がある。柑橘類に共通して多く含まれるリモネンは，その代謝物が脳内にも取り込まれ，ドーパミン（快の感情，意欲などにかかわる神経伝達物質）の放出促進作用がある。また，香りのあるレモン果汁は，香りのないレモン果汁より脳波測定における α 波（心が落ち着いてゆったりした気分の時に現れる）がより多く放出される[3]。また，柑橘類の香りは疲労感を軽減させ，作業能率の向上に効果的に働く。柑橘類の精油成分を食べ物として摂取，またはにおいを嗅ぐことにより，ストレスを軽減させることが期待される。食生活で香りを楽しむことは，くつろいだ安らぎのある食卓にしてくれる。

5. テクスチャーを感じるからだの仕組み

　口を通して食べる意味で，おいしさの認識は，口（口腔）からのどを通過するまでの間に感じる味覚に関しては本章Ⅰ-3.（p.19）で解説した。本節では食べ物のテクスチャーが口腔中でどのように認識されるかについて，順を追って述べる。

　人は食べ物を口に取り込み（摂食），咀嚼を行い，嚥下する。この過程で，食べ物のテクスチャーはどのようにかかわっているのであろうか。

1）食べ物のテクスチャーの口中での認知

　食べ物のテクスチャーは，口の中でどのように感じているのであろうか。

　図2-Ⅰ-6に口腔の形態[1]を示した。さまざまな状態をもつ食べ物は口中に取り込まれた後，歯で砕かれ，あるいは舌と硬口蓋によって押しつぶされる。

　どの程度の硬さをもつ食べ物がどのような手段で咀嚼され，嚥下されるかの判断は経験によるところが大きい。口中に取り込まれたとき，食べ物はある程度の予測に基づき，歯で咀嚼したり，舌と硬口蓋でつぶしたりされるが，この過程で舌を使い唾液と混合して食塊としている。この食塊が飲み込みに適したテクスチャーになると，嚥下が起こり，飲み込まれる。

（1）ゲル状の食べ物

　ゲル状の食べ物の場合は，新井ら[2]によると，図2-Ⅰ-7に示すような機構によりテクスチャーが認知される。口に取り込まれた（捕捉）食べ物は，硬い場合は歯の歯根膜の感覚受容器を介して，軟らかいときは切歯乳頭部で感知する。その上で，硬い食べ物のときは歯によって破砕し，軟らかい食べ物の場合は，舌と硬口蓋で押しつぶし，食塊を形成して嚥下する。

（2）ゾル状の食べ物

　はちみつやスープなどのゾル（液）状の食べ物

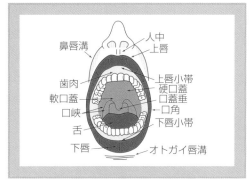

図 2-Ⅰ-6　口腔の形態

出典）山田好秋：「咀嚼・嚥下器官の解剖と生理」，食品総合研究所編：老化抑制と食品，p.323，アイピーシー（2002）

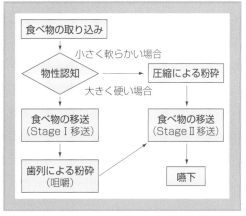

図 2-Ⅰ-7　食べ物の口腔内処理過程

出典）新井映子：「Video-fluorograph を応用した咀嚼中食物の動的解析」，食品総合研究所編：老化抑制と食品，pp.339-349，アイピーシー（2002）

のテクスチャーについては，"粘っこい"とか"さらさらしている"など，粘度としてとらえている。Wood[3]は液体の粘度を口の中で感じるとき，それがニュートン流体であれ，非ニュートン流体であれ，飲み込んだ場合，のどを通過するときの速さは同じ程度ではないかと考えた。この速さ

は液体が移動する速度であり，ずり速度といわれ
るものである。Wood は約 50 sec^{-1} のずり速度で
粘度を知覚すると結論している。その後，
Shama[4] らは図2－Ⅰ－8に示すように，さまざ
まなゾル状の食べ物について粘度を認知するずり
速度を検討し，ゾル状の食べ物が示す粘度により
飲み込むときの速さ（ずり速度）が異なることを
明らかにした。例えば，水では，10^3 sec^{-1}，ヨー
グルトでは 20 sec^{-1} 程度，はちみつでは 10 sec^{-1}
程度のずり速度により，粘りを認識していること
を示した。Takahashi ら[5] によると，食べ物を嚥
下するためには口に取り込まれた後，舌と口腔蓋
で食べ物のテクスチャーを認知し，軟らかく粘度

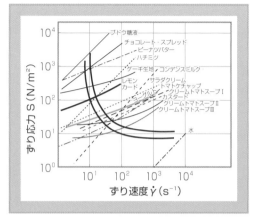

**図2－Ⅰ－8　各種粘稠食品の流動曲線と経口評価
によるずり応力とずり速度の関係**

出典）Shama, F., and Sherman, P. : *J. Texture Studies*, 4,
p.111（1973）

の低い食べ物では小さな力で，硬く粘度の高い食べ物では強い力で，のどの奥へと食べ物を押し出
しているとしている。すなわち，人は軟らかい食べ物でも，硬い食べ物でも，そのテクスチャーに
よって嚥下しやすい速度を確保しているのである。

2）唾液の働きと食塊のテクスチャー

　食べ物は多くの水分を含んでいるが，食べ物を咀嚼
し，唾液と混ぜ合わせることで，嚥下に好ましい食塊を
形成する。しかし，唾液は食塊形成に関与しているだけ
でなく，味覚に対しても大きく貢献している。唾液は三
つの唾液腺から分泌される。顎下腺，口蓋腺，耳下腺で
ある。顎下腺と口蓋腺は加齢によっても分泌量が低下し
ないが，耳下腺は漿液性の唾液のため，加齢に伴い萎縮
が認められるようになる。食べ物を味わうときには耳下
腺から反射的に唾液分泌が行われるので，味覚や食塊形
成に対する影響は大きい。

　ことに，クッキーや食パンなど低水分食品の場合，歯
を使った咀嚼によって唾液の分泌量が多くなるといわれ
ているが，義歯を入れている人の場合は，唾液量の増加
はみられていない。高齢者になると義歯になる人が多い
ので，唾液量が減少するため，食塊形成も難しい。

　このことは肉を用いた研究からも明らかである。高橋
ら[6] は硬さの異なる肉を用いて，嚥下直前の食塊のテク

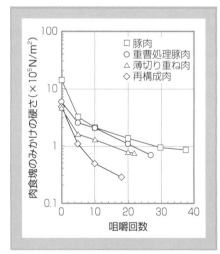

**図2－Ⅰ－9　肉を食べるときの咀嚼回
数と肉食塊のみかけの硬
さの関係**

出典）高橋智子・中川令恵・道脇幸博・川野亜紀・
鈴木美紀・和田佳子・大越ひろ：「食べ易い
食肉のテクスチャー特性と咀嚼運動」，日本
家政学会誌，55(1)，p.3（2004）

スチャーについて検討している。硬さの異なる肉を口中に取り込んだ後，歯による咀嚼を行い，唾
液と混ぜ合わせて食塊を形成し嚥下しているが，図2－Ⅰ－9にみられるように，嚥下時の食塊の

硬さは，どの硬さの肉でも，ある一定の硬さ（7×10^4N/m^2）以下になっている。すなわち，人は咀嚼回数を調整することで，肉を細かく砕き，食塊の硬さを調整する。そこで，硬い肉の場合は義歯を装着している高齢者では噛みにくく，また唾液も減少しているので嚥下が可能な食塊のテクスチャーになりにくいといえる。そこで，軟らかい食肉の工夫が必要となる。

3）テクスチャーが味を変化させる

食べ物のテクスチャーは味覚感度を変化させることが多い。低水分食品であるクッキーは小麦粉を主な材料としているが，小麦粉の種類を変化させると，テクスチャーの異なるクッキーができる。強力粉（グルテン含量が約12%）で作ったクッキーは硬く，小麦でんぷん（グルテン含量0%）では，軟らかいクッキーとなる[7]。ただし，小麦粉以外の材料は全く同じ分量を用いているので，100g中の砂糖量（10g）は等しくなっている。4段階に硬さを変化させたクッキーを調製し，食べたときの硬さや，甘味について質問（官能評価という）したところ，図2－Ⅰ－10に示すように，最も軟らかいクッキーが甘く，最も硬いクッキーが甘くないと評価された。すなわち，甘味などの化学的な味は，咀嚼により食べ物が唾液と混ざり合うことで，唾液に溶け込んだ甘味成分が味蕾細胞に作用する。そのため，軟らかいものほど咀嚼しやすく，唾液と混ざりやすいため，甘味物質が味蕾に触れやすくなり，甘く感じたといえる。このような傾向はクッキーのみではなく，ゼリー状の食べ物でも同様の傾向がみられている。

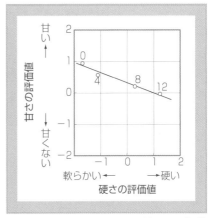

図2－Ⅰ－10　クッキーの甘さの評価値と硬さの評価値との関係（数字はグルテン含量）

出典）赤羽ひろ・和田淑子：「クッキーの性状の及ぼす小麦粉中のグルテンの影響」，日本食品工業学会誌，34(4)，p.74（1987）

ゼリー状のものでは水溶液に比べて味の感じ方（呈味効率）が低くなることが知られている。山口[8]によると，じゃがいもでんぷんゲルの場合，同濃度に調整したショ糖溶液の約7割の甘味しか感じないという結果が得られている。食塩についても76%の塩味の認知に留まっている。また，MSG（グルタミン酸ナトリウム）に至っては約半分の味しか感じられていない場合もある。他の素材を使ったゲルについても同様のことが確認されている。すなわち，最も水溶液が，口中で広がりやすいので，味蕾細胞に触れやすいが，ゼリーなどの形があるものは咀嚼しなければ飲み込むことができないので，唾液と混合されるため味自体も薄まるし，食塊中には小さく破砕された固形物が多数存在するため，結果的には十分に塩味なり，甘味が味蕾で認知されないためといえる。

6. テクスチャーと健康機能—高齢者の食介護の視点から—

食べ物のテクスチャーは，前節で述べたようにおいしさと深くかかわっているが，健康機能という視点からとらえることも必要である。ことに，高齢者の健康と食べ物のテクスチャーの関連性は大きい。本節では，高齢者の食事に要求される食べ物のテクスチャーについて解説する。

1）なぜ，高齢者の食事にテクスチャーの視点が必要なのか

　食べ物のおいしさについては，テクスチャーという言葉が定着してきたが，食べ物の安全性という視点からも食べ物のテクスチャーに近年注目が集まっている。すなわち，高齢者人口の増加とともに咀嚼や嚥下機能（コラム：嚥下のメカニズム　参照）が低下した高齢者が増加している。

　高齢者は，義歯や噛み合わせがうまくいかないために咀嚼機能が低下した人が多く，舌の動きが悪かったり，唾液の分泌が悪いため，食塊（食べ物が咀嚼され飲み込みやすい状態になったもの）を形成しにくくなっていることも多い[1]。このような状態になると，咀嚼機能のみでなく，嚥下機能も低下してくることが多い。高齢者は義歯を装着していることが多いので，硬いテクスチャーをもつ食べ物は噛み切れないことが多くあり，軟らかくする工夫がQOLの点からも必要である。

　高齢者の多くは在宅で生活しているが，介護支援が必要になると，特別養護老人ホーム，介護老人保健施設，療養型医療施設などに入所したり，デイケアやショートステイなどを利用するようになる。「介護保険法」が2000（平成12）年4月から施行され，在宅における介護，なかでも食事介助の比重は大きくなりつつある。ことに要介護3以上になると，身体機能の低下とともに，咀嚼機能のみならず，嚥下機能も低下していることが多いので，水のようにさらっとした液体は誤嚥（誤って気管に入ること）の危険が伴うので，さらに安全面からの工夫が必要である。

（1）高齢者の咀嚼機能

　高齢者は義歯などのため，繊維の多いものや硬いものは噛み切りにくく，咀嚼する速度も若年者に比べて遅くなる傾向にある。ピーナッツを食べた後に，口の中に残っている食べ物の破片（ピーナッツの粒子）について若年者と高齢者を比較した研究によると，頬側に残っているピーナッツの粒子の量は若年者では咀嚼回数が進むにつれ減少していくが，高齢者ではほとんど変化がない。ま

＊＊嚥下のメカニズム＊＊

　図にヒトののどの構造を模式化して示した。ヒトののどの構造は基本的にほかの動物とは異なっている。呼吸しているときには鼻から気管へとスムーズに空気が送り込まれる。しかし，食事中には，軟口蓋が鼻への通り道を塞ぎ，食べ物（食塊：飲み込める状態になったもの）がのど（咽頭）のほうへスムーズに移動できるように導いている。

　続いて（瞬時ではあるが），咽頭の挙上に伴い，後下方に移動した喉頭蓋が気管の入り口を塞ぐと，食塊は後下方に移動する喉頭蓋に導かれるように，食道入口部から食道へと進入していく。すなわち，食塊を飲み込んでいる間は呼吸は停止している。

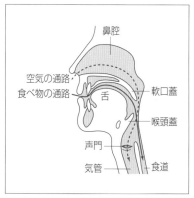

ヒトののどの構造

　食道入口部には輪状咽頭筋があり，食道の入り口は通常閉まった状態であるが，食塊が食道入口部に到着，あるいは少し前からこの筋肉がゆるみ，食塊が食道へと入っていく。食道に入った食塊は，蠕動運動により胃へと送られ，輪状咽頭筋は食塊が食道を通過すれば，収縮して閉じられる。

た，舌の周辺でも細かい粒子の割合が若年者のほうが多くなっているので，高齢者の咀嚼機能が低下しているといわれている[2]。

（2）高齢者の嚥下機能

人は人生の終焉まで口から食事を食べられることがQOLの観点からも望ましいことである。しかし，摂食や嚥下に障害をもつ人にとっては，口から摂る食事には誤嚥の危険性が伴い，食事介助に時間がかかるので，経管栄養に移行することが多い。誤嚥とは，食事（水を含む）が間違えて気管に入ることで，気管に食べ物が入ると，それが要因となって肺炎（誤嚥性肺炎）になるケースがある（コラム：誤嚥性肺炎 参照）。

＊＊誤嚥性肺炎＊＊

水のようにさらっとした液体の場合，喉頭蓋が気管の入り口を塞ぐ前に，あるいは塞ぐ機能が低下している場合もあるが，液体（食べ物）が気管と食道の分かれ道に到着してしまい，気管のほうへ流入してしまうことを，誤嚥という。これは高齢者にしばしばみられる現象ではあるが，若年者でも神経が集中していないときなどにときとして誤嚥することもある。しかし，咳反射が起こり異物を気管から出すことができるので問題は生じないが，高齢者の3割に咳反射がみられないといわれている。食べ物を誤嚥すると，肺などで食べ物に付着していた細菌が繁殖し肺炎を発症することがある。いわゆる誤嚥性肺炎である。また，食事後に歯磨きなどを怠ると，就寝中に食べ物の小片が呼吸とともに肺に入り，肺炎になる場合もある。高齢者の肺炎は食べ物が誘因の場合が多い。

2）高齢者にとって飲み込みにくい食べ物とは

高齢者は咀嚼能力が低下し，唾液の分泌も悪いので，飲み込みにくい食べ物については調理上の工夫が必要である。表2－Ⅰ－3に，高齢者にとって飲み込みにくい食べ物のリストを示した。このリストは，高齢者施設および在宅（独居）の高齢者を対象に調査を行った結果である[3]。調査対象は高齢者群合計358名，平均年齢は76.3歳である。比較のため，壮年群平均年齢51.8歳243名の結果も示してある。

飲み込みにくい食べ物としていずれの群にも3位以内に出現しているものには焼きいも，酢の物，ゆで卵（黄身）がある。酢の物は調味料として用いられている酢の揮発性成分が，嚥下

表2－Ⅰ－3　高齢者の飲み込みにくい食べ物のランキング

順　位	高齢者群		壮年者群
	施設入居者	在宅独居者	
1	酢の物	焼きいも	焼きいも
2	焼きいも	ゆで卵（黄身）	ゆで卵（黄身）
3	ゆで卵（黄身）	酢の物	酢の物
4	雑煮のもち	ウエハース	ウエハース
5	茶	カステラ	カステラ
6	カステラ	食パン	マッシュポテト
7	梅干し	ハンバーグ	食パン
8	もりそば	梅干し	ピーナッツ
9	凍り豆腐	焼きのり	梅干し
10	食パン	雑煮のもち	もりそば

出典）赤羽ひろ・手嶋登志子ほか：「嚥下障害をもつ高齢者のための“飲み込みやすい食べ物”の総合的検討」，エム・オー・エー健康科学センター研究報告集，1，pp.177-191（1993）

する際に咽頭部を刺激してむせるので，飲み込みにくいと回答されたと思われる。焼きいもやゆで卵（黄身）は水分が少なく，ほっくりしたテクスチャーを有し，嚥下する際に唾液が吸いとられるような現象が起きるため飲み込みにくいと回答されたといえる。同様に，4 位以下に出現する食べ物の中に，ウエハースやカステラ，食パンなど比較的水分が少なく，軟らかく，多孔質（スポンジ）状の形態をもつものがある。唾液分泌量が低下してきた高齢者は，このような食べ物を食べるときには経験的に牛乳に浸したり，茶などを同時に飲むなどの工夫をして水分を補って食べている。

　そこで，咀嚼や嚥下機能，いわゆる摂食機能が低下した高齢者に適した食事とはどのようなものかについて，考えていく必要がある。高齢者の食事に対しては栄養面の配慮がなされているが，おいしくしかも食べやすい食事であれば残食も少なく，十分に栄養が充足されるはずである。しかし実際は，高齢者施設や病院などでも PEM（たんぱく質・エネルギー低栄養状態）のケースが多くみられる[4]。高齢者の場合，食欲がなく，1 回の食事量も少なくなることから，栄養摂取の不足から生じる身体的なさまざまな問題に対して，栄養面だけでなく，嗜好面や物性（テクスチャー）面からも食事の内容改善が必要である。

3) 摂食機能が低下した高齢者に対する食べ物のテクスチャー面の工夫

　摂食機能，ことに咀嚼機能が低下した人にとっては，軟らかく噛み切る必要がない形態の食べ物が好ましいと考えられ，高齢者施設ではきざみ食がよく用いられている。一方，嚥下機能が低下した高齢者では，水のようにさらっとした液体は誤嚥の危険が伴うので，少しとろみ（粘度）をつけるなどの工夫を行っている。また，正月には雑煮のもちがのどにつかえるという事故が毎年繰り返されるが，これも嚥下機能の低下によるものといえる。雑煮のもちはなぜのどに詰まるのであろうか。雑煮のもちがもつ物性（テクスチャー）によるものといえる。

　そこで，軟らかく煮たり，細かく刻む，あるいはミキサーにかけるなどの工夫を行っている。ただし，刻んだもの（バラバラになりやすいので）には増粘剤を用いたとろみあんでまとめたり，ミキサー状にしたものは，ゲル化剤を用いてゼリー状にするなどの工夫を行っている。このような工夫は，一部の施設などでは行われていたが，特別養護老人ホーム「潤生園」で開発された「介護食」は嚥下機能が低下した高齢者にとっておいしく，しかもテクスチャー面の配慮[5]がなされているため，画期的なものであった。その後，リハビリテーション病院などで，この「介護食」を発展させた「嚥下食」が開発された。その間に，食品企業は在宅高齢者を対象としたさまざまな介護食や嚥下食を開発した。そこで，2002（平成 14）年に 49 社の企業により介護食品協議会が設立され，介護食の自主規格としてユニバーサルデザインフード（p.30，コラム：ユニバーサルデザインフード 参照）が提案された。一方，病院や施設で独自に開発した介護食や嚥下食の共通基準の必要性が叫ばれ，日本摂食嚥下リハビリテーション学会が摂食機能を考慮した統一基準「嚥下調整食学会分類 2013」[6]を策定した（表 2 - I - 4）。

4) 食べ物のテクスチャーが変化する要因から食べやすさを工夫する

　食べ物のテクスチャーはさまざまな要因で変化するので，高齢者が食べやすくなるような工夫ができる。

表 2 －Ⅰ－ 4　嚥下調整食学会分類 2013（食事）早見表（抜粋）

コード		名　称	形　態	主食の例	必要な咀嚼能力	他の分類との対応
0	j	嚥下訓練食品 0j	・均質で，付着性・凝集性・かたさに配慮したゼリー ・離水が少なく，スライス状にすくうことが可能なもの		（若干の送り込み能力）	・嚥下食ピラミッド L0 ・えん下困難者用食品許可基準Ⅰ
	t	嚥下訓練食品 0t	・均質で，付着性・凝集性・かたさに配慮したとろみ水 （原則的には，中間のとろみあるいは濃いとろみのどちらかが適している）		（若干の送り込み能力）	嚥下食ピラミッド L3の一部（とろみ水）
1	j	嚥下訓練食 1j	・均質で，付着性・凝集性・かたさ，離水に配慮したゼリー・プリン・ムース状のもの	おもゆゼリー，ミキサー粥のゼリー　など	（若干の食塊保持と送り込み能力）	・嚥下食ピラミッド L1・L2 ・えん下困難者用食品許可基準Ⅱ ・UDF 区分 4（ゼリー状）
2	1	嚥下調整食 2-1	・ピューレ・ペースト・ミキサー食など，均質でなめらかで，べたつかず，まとまりやすいもの ・スプーンですくって食べることが可能なもの	粒がなく，付着性の低いペースト状のおもゆや粥	（下顎と舌の運動による食塊形成能力および食塊保持能力）．	・嚥下食ピラミッド L3 ・えん下困難者用食品許可基準Ⅱ・Ⅲ ・UDF*区分 4 ＊UDF：ユニバーサルデザインフード
	2	嚥下調整食 2-2	・ピューレ・ペースト・ミキサー食などで，べたつかず，まとまりやすいもので不均質なものも含むスプーンですくって食べることが可能なもの	やや不均質（粒がある）でもやわらかく，離水もなく付着性も低い粥類	（下顎と舌の運動による食塊形成能力および食塊保持能力）	
3		嚥下調整食 3	・形はあるが，押しつぶしが容易，食塊形成や移送が容易，咽頭でばらけず嚥下しやすいように配慮されたもの ・多量の離水がない	離水に配慮した粥など	舌と口蓋間の押しつぶし能力以上	・嚥下食ピラミッド L4 ・高齢者ソフト食 ・UDF 区分 3
4		嚥下調整食 4	・かたさ・ばらけやすさ・貼りつきやすさなどのないもの ・箸やスプーンで切れるやわらかさ	軟飯・全粥　など	上下の歯槽提間の押しつぶし能力以上	・嚥下食ピラミッド L4 ・高齢者ソフト食 ・UDF 区分 2 および ・UDF 区分 1 の一部

出典）日本摂食・嚥下リハビリテーション学会嚥下調整食特別委員会：嚥下調整分類 2013，日本摂食・嚥下リハビリテーション学会誌，17（3），pp.255-267（2013）

＊＊ユニバーサルデザインフード＊＊

　2002（平成14）年 4 月に設立した日本介護食品協議会では，形態的な特徴と物性（テクスチャー）面から，介護食品の区分を設定している。自主規格ではあるが，「ユニバーサルデザインフード」として，食べやすく，飲み込みやすいように，形態，物性および容器などを食べる人の能力に対応するよう工夫した加工食品を開発している。摂食能力に合わせ，物性や栄養面での配慮・工夫を行い，次の 4 段階に分類してある。「容易にかめる」は，義歯などを装着していて咀嚼機能が低下した人を対象としている。「歯ぐきでつぶせる」は，咀嚼機能も低下し，硬いものや大きいもの，あるいは箸などが持ちにくくなった人を対象としている。「舌でつぶせる」は，ほとんど噛まずに丸飲みしてしまい，食塊を形成することが難しい人を対象としている。「かまなくてよい」は，食塊の形成が難しい人で，しかも，時々むせるような人を対象とした商品である。いずれの商品も，レトルト処理や真空凍結乾燥（フリーズドライ）処理により，根菜類や硬い食材を軟らかく加工している。また，食材を食品工業的に非常に細かく，なめらかにし，ハイドロコロイドを使ってテクスチャーも改良し，摂食機能が低下した人にも食べやすいよう加工されている。

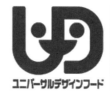

ユニバーサルデザインフードの区分表

区　分		容易にかめる	歯ぐきでつぶせる	舌でつぶせる	かまなくてよい
かむ力の目安		かたいものや大きいものはやや食べづらい	かたいものや大きいものは食べづらい	細かくてやわらかければ食べられる	固形物は小さくても食べづらい
飲み込む力の目安		普通に飲み込める	ものによっては飲み込みづらいことがある	水やお茶が飲み込みづらいことがある	水やお茶が飲み込みづらい
かたさの目安 ※食品のメニュー例で商品名ではありません。	ごはん	ごはん〜 やわらかごはん	やわらかごはん〜 全がゆ	全がゆ	ペーストがゆ
	さかな	焼き魚	煮魚	魚のほぐし煮 （とろみあんかけ）	白身魚のうらごし
	たまご	厚焼き卵	だし巻き卵	スクランブルエッグ	やわらかい茶わん蒸し（具なし）
	調理例（ごはん）				
物性規格	かたさの上限値 N/m²	5×10^5	5×10^4	ゾル：1×10^4 ゲル：2×10^4	ゾル：3×10^3 ゲル：5×10^3
	粘度の下限度 mPa·s	−	−	ゾル：1500	ゾル：1500

※「ゾル」とは，液体，もしくは固形物が液体中に分離しており，流動性を有する状態をいう。
　「ゲル」とは，ゾルが流動性を失いゼリー状に固まった状態をいう。
引用）日本介護食品協議会：「UDF」自主規格

（1）刺激の大きさ

　食べ物のテクスチャーは，歯で嚙むことを想定して開発された測定機器を用いることが多い。この方法は，食べ物を上から圧縮するので，その速度を変化させることが可能である。この方法で測定した場合，圧縮する速度によって，硬さ（テクスチャー特性）が変化する食べ物が多い。クッキーなどのように脆い物性をもつ食べ物は圧縮速度が速い（刺激が大きい）ほど軟らかい（応答が小さい）し，逆に，豆腐などは圧縮速度が速いほど硬くなる[7]。このことは，人が食べ物を咀嚼する場合にも適用することができる。すなわち，速く嚙むほどクッキーは軟らかく感じ，豆腐はゆっくり咀嚼するほうが軟らかいと感じるので，咀嚼速度が若年者よりも遅くなった高齢者[8]には豆腐のような食べ物が適しているといえる。

（2）温　　　度

　食べ物は品温が変化すると，硬さも変化するし，粘度も大きく変化する。例えば，図2－Ⅰ－11にホワイトソースの温度と粘性率の関係を示した。10℃のホワイトソースの粘度は，60℃のものよりも約3倍高い値となっている。ことに，ゾル状の食品でこの傾向は顕著に認められる[9]。近年は病院などでは温かい食べ物が提供されているが，食事中に，品温（食べ物の温度）が低下すると，粘度が出て硬くなるので，食べている過程で低下する品温も考慮して，提供する食べ物のテクスチャーを調整することも必要である。

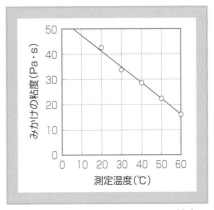

図2－Ⅰ－11　ホワイトソースの粘度の温度による変化（ずり速度1s⁻¹の場合）

出典）赤羽ひろ・大沢はま子・中浜信子：「白ソースの加熱および冷却過程の流動特性」，日本家政学会誌，30，pp.845-850（1979）

■文　　　献

1．口を通して食べる意味
1）瀧田正亮・西川典良・高橋真也・京本博行：「味覚性快情動からみた「食」と癒やし」，大阪府済生会中津病院年報，27（2），pp.204-209，2017

2．味を感じる仕組み
1）任　智美：「味覚障害の診断と治療」，日本耳鼻咽喉科学会会報，122（5），pp.738-743，2019
2）池田　稔編：味覚障害診療の手引き，金原出版，p.14，2006
3）井之口昭：「味覚障害の診断」，口腔・咽頭科，25（1），pp.7-10，2012
4）佐藤かおる・遠藤壮平・冨田　寛：「いわゆる舌の味覚地図の再検討」，日本味と匂学会誌，1（3），pp.316-319，1994
5）小林三智子：「味覚感受性の評価と測定法：～若年女性の味覚感受性を中心として～」，日本調理科学会誌，43（4），pp.221-227，2010

3．味覚の栄養・生理的役割
1）二ノ宮裕三：「味センサーの多機能性と味シグナルの口腔脳腸連関による食調節」，口腔・咽頭科，31（1），pp.7-13，2018
2）柏柳　誠「味覚の生理学」，口腔・咽頭科，18（2），pp.207-215，2006

・山本　隆：楽しく学べる　味覚生理学―味覚と食行動のサイエンス―，建帛社，2017
・古川秀子・上岡玲子：続　おいしさを測る―食品開発と官能評価，幸書房，2012
・近江政雄編：味覚・嗅覚，朝倉書店，2008
・日本官能評価学会編：官能評価士テキスト，建帛社，2009

４．においを感じる仕組みと栄養・生理的役割

1) 真部真里子：「食経験が嗜好に及ぼす影響―味噌の嗜好調査から―」，日本家政学会誌，58(2)，pp.81-89，2007
2) 下田満哉：「味と香りの関連：食品開発の新しい視点」，日本味と匂学会誌，18(2)，pp.99-104，2011
3) 横越英彦：「食品とリラックス」，化学と教育，59(8)，pp.394-397，2011

５．テクスチャーを感じるからだの仕組み

1) 山田好秋：「咀嚼・嚥下器官の解剖と生理」，独立行政法人食品総合研究所編：老化抑制と食品，p.323，アイピーシー，2002
2) 新井映子：「Video-fluorograph を応用した咀嚼中食物の動的解析」，独立行政法人食品総合研究所編：老化抑制と食品，pp.339-349，アイピーシー，2002
3) F.W.Wood：*S.C.I.Monograph*，No.27，p.40，1968
4) F. Shama and P. Sherman：*J. Texture Studies*，4，p.111，1973
5) T.Takahashi, T.Nitou, N.Tayama, A.Kawano and H.ogoshi：Effects of Physical Properties and Oral Perception on Transit Speed and Passing Time of Semiliquid Foods from the Mid-pharynx to the Hypopharynx, *J. Texture Studies*, 33, p.585, 2003
6) 高橋智子・中川令恵・道脇幸博・川野亜紀・鈴木美紀・和田佳子・大越ひろ：「食べ易い食肉のテクスチャー特性と咀嚼運動」，日本家政学会誌，55(1)，p.3，2004
7) 赤羽ひろ・和田淑子：「クッキーの性状の及ぼす小麦粉中のグルテンの影響」，日本食品工業学会誌，34(4)，p.74，1987
8) 山口静子：「テクスチャーと味覚の相互作用」，松本幸雄・山野善正編，食品の物性（第6集），p.143，食品資材研究会，1980

６．テクスチャーと健康機能―高齢者の食介護の視点から―

1) 塩浦政男：「嚥下のメカニズム」，手嶋登志子編：介護食ハンドブック，pp.6-10，医歯薬出版，1999
2) 野村修一：高齢者の摂食・咀嚼機能，臨床栄養，93，pp.376-379，1998
3) 赤羽ひろ・手嶋登志子他：嚥下障害をもつ高齢者のための "飲み込みやすい食べ物" の総合的検討，エム・オー・エー健康科学センター研究報告集，1，pp.177-191，1993
4) 杉山みち子：高齢者の PEM 改善のための栄養管理サービス，臨床栄養，94，pp.406-411，1999
5) 大越ひろ：「介護食の形態とテクスチャー」，手嶋登志子編：介護食ハンドブック，p.39，医歯薬出版，1999
6) 日本摂食・嚥下リハビリテーション学会嚥下調整食特別委員会：嚥下調整分類2013，日本摂食・嚥下リハビリテーション学会誌，17(3)，pp.255-267，2013
7) 神山かおる・西成勝好：「豆腐の物性測定に影響する諸因子の検討，日本食品工業学会誌，39，pp.715-721，1992
8) 山本　誠：「全部床義歯装着者の咀嚼能率，咀嚼筋活動および下顎運動による咀嚼機能評価」，大阪大学歯学雑誌，38，pp.303-331，1993
9) 赤羽ひろ・大沢はま子・中浜信子：「白ソースの加熱および冷却過程の流動特性」，日本家政学会誌，30，pp.845-850，1979

Ⅱ 食べ物とおいしさ

1. おいしさに関与する要因

　食べ物のおいしさに関与する要因はさまざまであるが，従来から食べ物そのものの状態を分析して，おいしさの要因を考えてきた。しかし，食べる側からみたさまざまな要因を考える必要が指摘され，食べる側からみたおいしさも示されるようになってきた。

1）食べ物の状態からみたおいしさ

　図2-Ⅱ-1に示されるように，食べ物の「おいしさ」は食べ物の状態からみた場合，化学的要因と物理的要因から構成される。化学的な要因にはにおい（香り）と味が含まれる。いずれも，食べ物の化学的な成分がそれぞれの香りや呈味の基となっているためであり，味覚や嗅覚でとらえることのできる要因である。一方，物理的な要因には外観，音，温度，テクスチャー（食感）があげられる。これらの要因は，視覚，聴覚や触覚でとらえることのできる要因である。

（1）におい（香り）

　におい（香り）を発する物質は分子量が小さく，揮発性成分なので，空気中に拡散して，人が鼻腔を通して嗅覚で感知する。

（2）味

　味を構成している甘味，酸味，塩味，苦味，うま味は基本味といわれ，それぞれ独立した味である。これらの味が口中に入ると，舌表面にある味蕾で味覚として感知される。

（3）外観・色

　「料理は目で食べる」といわれているが，暗いところで食べたり，目隠しされて食べても，おいしさは減少する。また，テレビで放映される料理番組の美しく盛りつけられた料理は見ただけで，おいしそうに感じるし，唾液が出る場合もある。肉の色は照明によって変化するので，肉屋の店頭照明は昼光色を使っている場合が多い。青白い蛍光灯の下ではおいしそうな色に見えないのである。また，正月のめでたい雰囲気を表現するために，にんじんを梅型に切ったり，松葉を飾りに使ったりする。おいしさを演出するための方法であろう。食べ物の外観や色は視覚として感知される。

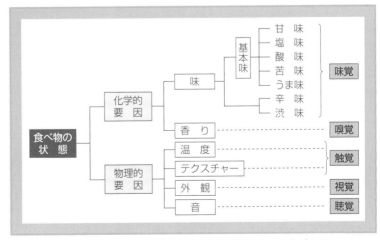

図2-Ⅱ-1　食べ物の状態からみたおいしさ

（4）音

　人は記憶にある音から食べ物とそのおいしさを連想することが多い。例えば，せんべいのパリパリと乾いた音はおいしそうなせんべいが想像できる。また，セロリをかじる音やクラッカーを食べる音もおいしそうな音と感じることができる。しかし，そばをすする音を聞いて，そばを食べたくなるのは日本人だけである。欧米人にとってパスタ類を食べるとき音を出すことは好ましくないといえるので，おいしいと感じないが，これは後述する環境的要因によるものである。食べ物の音は聴覚として感知される。

（5）温　　　度

　炊きたての温かいご飯は何よりのごちそうと考えている日本人は多い。その食べ物に適した温度があるといえる。サラダは冷たいほうがおいしいし，みそ汁は温かいほうがおいしい。食べ物の温度に関するおいしさの目安は体温±25～30℃といわれている。すなわち，冷たいほうがおいしい食べ物は10℃前後であり，温かいほうがおいしい食べ物は70℃前後である。病院などで行っている適時適温給食もこの温度帯を採用している。温度がおいしさの要因として認識された結果といえる。温度は触覚として感知される。

（6）テクスチャー

　食べ物のテクスチャーとは，かたさ，粘り，なめらかさ，もろさなどの食感に関する性質を表す用語とされている。また，食べ物のテクスチャーは食べるときの「おいしさ」を決定する要因のひとつであり，色，味，香りなどと五感で感じられるものである。

　アメリカ人のSzczesniakによって行われた研究[1]は，アメリカ人に対して74種類の食品名をあげ，連想法により食感要素の分析を行ったものである。表2-Ⅱ-1に示すように，全体ではテクスチャーに関する用語が最も大きな割合を占めていたので，食べ物のテクスチャーに対する関心が高まった。日本においても松本ら[2]が食べ物の「おいしさ」の要因について，調理の専門家を対象とした調査研究を行っている。さまざまな食べ物について連想される言葉をあげてもらい，その用語について化学的な要因（香り，味など）と

表2-Ⅱ-1　食品の感覚評価を構成する要素

特　性	男性（%）	女性（%）
テクスチャー	27.2	38.2
フレーバー	28.8	26.5
色合い	17.5	13.1
外　観	21.4	16.6
芳　香*	2.1	1.8
その他	3.0	3.8

注）＊：鼻からの香り

物理的な要因（外観，色，音，温度，テクスチャーなど）について分析した。また別の調査研究では，図2-Ⅱ-2に示すように，食べ物によって関与する要因が異なっていた。白飯を例にとると，テクスチャーなどの物理的な要因が約62%を占め，味覚などの化学的要因の約3倍を占めていた。逆に，オレンジジュースでは，むしろ化学的要因が66%を占め，物理的要因よりも高い値を示し，食べ物によって「おいしさ」を決定する要因が異なっていた[3]。テクスチャーも食べ物の品温と同様，触覚として感知される。

2）食べる人の状態からみたおいしさ

　食べる人の状態からおいしさに影響する要因について次に考えてみたい。図2-Ⅱ-3に示した

ように，心理的要因，生理的要因，環境的要因に分類して考えることができる。

（1）心理的要因

おいしさの感覚に影響を与える心理的要因として，感情の状態があげられる。例えば，極度の緊張や怒り，不安を感じた場合には，交感神経の働きが活性化され，胃の活動，胃酸や唾液の分泌が抑制される。すなわちストレスがあると，食欲が減退することがある。また，逆もあり得る。間食など仕事の合間にとる食べ物の働きは，緊張をゆるめるという意味で必要なものといえる。

（2）生理的要因

人の生理的な機能もおいしさに影響を与えている。

病院の食事がおいしくないといわれているが，ひとつの要因として健康状態があげられよう。また，薬による味覚の変化は知られているところである。

食欲は大脳視床下部に位置し

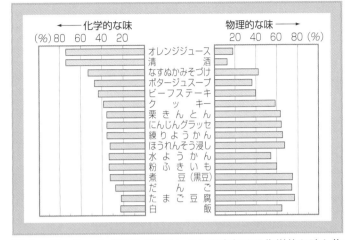

図 2-Ⅱ-2　食べ物の「おいしさ」に寄与する化学的な味と物理的な味との比較

出典）松本幸雄：食品の物性とは何か，p.20，弘学出版（1991）

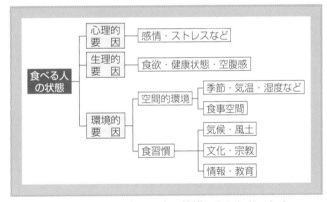

図 2-Ⅱ-3　食べる人の状態からみたおいしさ

ている，摂食中枢（摂食を促進する）と満腹中枢（摂食を抑制する）から成る食欲中枢に支配されている。空腹時には，血糖値も低下しているので，苦手な甘いチョコレートもおいしく感じる場合がある。

夏場は高温のため発汗量が多く，生理的に必要な塩分量が増すが，冬場はその必要がない。そこで料亭などでは，意図的に吸物の塩分量を変化させている。

味蕾細胞が年齢とともに減少するという研究があるが，個人差が大きいといえる。加齢とともに，唾液量や質も変化するので，味蕾細胞の減少だけが味覚に影響を与えるとはいえないが，唾液量の減少など他の要因も加味されるので，食べ物のおいしさは加齢に伴い変化する。

（3）環境的要因

一口に環境的要因といっても，空間の環境ともいえるが，外部の環境や食事をする場の雰囲気・食卓の構成などと，食習慣や食文化と深くかかわっている要因の二つに分けられる。

ａ．空間的環境

　ⅰ）季節・気温など　　寒い季節には温かい飲み物がおいしいと感じ，暑い夏には冷たい飲み物がおいしく感じられる。気温や湿度のような外部環境によって人の生理機能が影響されるので，生理的要因ともいえるが，環境が変化しなければこのような影響が生じない。

　ⅱ）食事空間　　味が評判の店でも，店内が清潔な雰囲気でないとおいしいとは感じなくなることが多い。入院時には，ベッドサイドで食事をとる場合が多いが，回復期にサテライト方式を採用した病院では食堂で食事をとることができる。このような配慮は，おいしさの環境的要因を考慮したものといえる。

ｂ．食習慣・食文化　　食習慣はその人が生まれ育った環境，すなわち，気候や風土，文化や宗教によるところが大きい。

　ⅰ）気候・風土　　その地域の気候・風土により，得られる食材には制限がある。山の幸，海の幸などその地域に限定した食材を使った料理などが郷土食として発展し，気候・風土に育まれたおいしさが存在した。しかし，このような食習慣は現在もその地域に食文化として根付いているので，おいしさの要因といえる。

　ⅱ）文化・宗教　　民族にはそれぞれ異なった文化があり，その文化に培われた食文化がある。多くは宗教的なタブーからきたものが多い。代表的なものに，ヒンズー教とうし，イスラム教とぶたなどである。ヒンズー教ではうしは聖なるものとして食べないし，イスラム教の戒律ではぶたは食べてはいけない食物（タブー）になっているので，彼らにとってうしやぶたは「おいしい」食べ物とはいえないはずである。

　ⅲ）情報・教育　　情報にはさまざまなものがあるが，異文化との交流により得られる情報，さらには学習（教育）によりおいしさが変化した事例が納豆である。関西出身の人には納豆を苦手とする人が多い。しかし，いったん東京などで納豆文化に触れると，もちろん一部の人ではあるが，納豆がおいしい食べ物に変化する。また，高齢者にとって，塩分の過剰摂取が高血圧症に影響するという情報は，高齢者に学習（教育）され，塩分量の多い食べ物をとる場合に不安に感じるようになっていく。

2.　おいしさを構成している食べ物の成分

　食べ物のおいしさは，味や香りなどの化学的要因に属する成分と，色やテクスチャー，食べ物の状態・組織など物理的要因に属する成分から構成される。また，食べ物の成分には，食品固有の成分と，調理・加工の過程で生じる成分がある。

1）香気成分

　食べ物の香気は，食品固有の香気と調理・加工から生じる香気に分類され，通常，数十以上の香気成分が混ざり合った状態にある。このうち，食品の香りを特徴づける食品固有の香気成分をキーコンパウンドといい，バナナの酢酸イソアミル，レモンのシトラールなどが例としてあげられる。調理・加工で生じる香気成分では，アミノカルボニル反応（コラム：アミノカルボニル反応とカラメ

ル化反応 参照）により生じる，しょうゆやみその香気成分，パンやケーキなどのベーカリー製品の香気成分などが例としてあげられる。

＊＊アミノカルボニル反応とカラメル化反応＊＊

①　**アミノカルボニル反応**：アミノカルボニル反応は発見者の名をとってメイラード反応（Maillard reaction）とも呼ばれている。アミノカルボニル反応は加工・調理の際に，食品中のアミノ化合物（アミノ酸，ペプチド，たんぱく質，アミン類など）とカルボニル化合物（還元糖など）が反応して最終的に着色化合物のメラノイジンを形成し，褐変する反応である。

②　**カラメル化反応**：ベーカリー製品の褐変には，アミノカルボニル反応だけでなくカラメル化反応による褐変も寄与している。カラメル化反応は，糖が分解して生じるカルボニル化合物が重合して，色素が生成する反応である。この反応はアミノカルボニル反応と類似した機構で反応が進むと考えられているが，アミノ化合物が関与しないので，生成した色素に窒素は含まれていない。

2）呈味成分

食べ物の呈味成分には，食品固有の呈味成分や調理・加工の過程で生じる成分のほか，添加される調味料に起因する成分などがある。呈味成分については，p.15で詳しく解説している。

甘味は，調味ではショ糖（砂糖）が用いられることが多いが，果糖（果実）のように食品固有の甘みもある。また，調理・加工によって生じる甘味には，メルカプタン類（たまねぎを加熱すると生じる甘味）や麦芽糖（さつまいもを焼くと生じる甘味）などがある。酸味は，レモンのクエン酸などに代表される味であるが，食酢の酸味は発酵によって生じている。また，ヨーグルトの酸味は乳酸菌が産生した乳酸によるものである。塩味は，文字通り塩化ナトリウム（食塩）によって呈される味である。苦味は，コーヒーなどに含まれるカフェインが代表例としてあげられるが，柑橘類にも苦味成分（ナリンジン）が含まれている。うま味は，グルタミン酸（こんぶ）や5′-イノシン酸（かつお節）が代表的である。その他に，しいたけのうま味成分としてグアニル酸，貝類のうま味成分としてコハク酸がある。辛味は，とうがらしのカプサイシン，しょうがのジンゲロンやショウガオールなどが代表的である。からしやわさびは，乾燥粉末を微温湯で練ったり，生根茎をすりおろしたりすると辛味が発現するが，これは，からしやわさびに含まれるシニグリン（配糖体）にミロシナーゼ（酵素）が作用し，アリルイソチオシアネート（辛味成分）が生成するためである。渋味の本体は主にタンニン系の物質で，かきではシブオール，茶では茶カテキンと茶タンニンがある。いずれもポリフェノール類で，その抗酸化力が活性酸素に対して有効である。

3）色

食べ物の色は食品素材固有の色（色素）と調理・加工の過程で生じる色に分類される。食品の色素は概して不安定で，加熱やpHの変化により変色することも多い。調理・加工の過程で生成する色は，食品成分間の反応によるところが大きい。

（1）植物性色素

　植物性色素には，クロロフィル（青緑色～黄緑色），カロテノイド（赤色～黄色），フラボノイド（無・黄色），アントシアニン（赤色・青色・紫色）がある。また，植物性食品の酵素による褐変にはポリフェノール類が関与している。各成分について，詳しくは p.187 ～ 190 で解説している。

　クロロフィルは，葉緑体中にたんぱく質やリポたんぱく質と結合して存在する緑色の脂溶性色素で，緑黄色野菜や果実，緑藻中に存在する。酸や長時間加熱によって黄褐色に変色する。

　カロテノイドは，動植物界に広く分布する赤色～黄色の脂溶性色素である。緑色植物でも，葉緑体中にたんぱく質と結合して存在している。青葉の鮮度が低下すると黄色くなるのは，葉緑体中に存在するクロロフィルが分解し，共存するカロテノイドの色が現れるためである。また，カロテノイドは光に不安定で退色しやすいが，熱には比較的安定である。えびやかにに含まれるアスタキサンチンは，生のときはたんぱく質と結合して青藍色を呈しているが，60℃ 以上に加熱するとたんぱく質が熱変性して遊離し，赤色の遊離型アスタキサンチンとなる。遊離型アスタキサンチンは，さらに酸化されてアスタシン（赤色）となる。

　フラボノイドは，植物界に広く分布する無色～淡黄色の水溶性色素である。遊離の状態または配糖体となって植物細胞中に存在しており，酸性では無色または白色，アルカリ性では黄色を呈する。

　アントシアニンは，野菜や果実に含まれる鮮赤色や紫色などの水溶性色素で，ナスニン（なす），シアニン（赤かぶ），シソニン（しそ）などがある。pH によって色が変化し，酸性領域では赤色，アルカリ性領域では青色を呈する。

　ポリフェノール類は，植物性食品に広く分布しており，組織内では無色であるが，酸化酵素により酸化されるとメラニン系の褐色物質となる。これが，野菜や果実にみられる酵素的褐変である。

（2）動物性色素

　ヘム色素は，クロロフィルと同様にポルフィリンを母骨格とした色素であり，クロロフィルの Mg イオンの代わりに Fe イオンを含んでいる。動物性食品に広く含まれており，ヘム色素とたんぱく質のグロビンが結合して，赤血球中に存在するヘモグロビン（血色素）や赤身肉の色であるミオグロビン（肉色素）などのヘムたんぱく質となっている。ヘモグロビンやミオグロビンは，色素中に存在する Fe イオンが 2 価（Fe^{2+}）であるか，3 価（Fe^{3+}）であるかによって色素の色が変化し，2 価の場合には，ヘモグロビン，ミオグロビンと呼ばれるが，酸化されて鉄イオンが 3 価に変わると褐色のメトヘモグロビン，メトミオグロビンとなる。

　また，甲殻類や軟体動物の血色素は，ヘム色素と同様のポルフィリン系色素であるが，Fe イオンの代わりに銅を含んでおり，ヘモシアニンと呼ばれる青色の色素である。

（3）調理加工中に生成する色 （非酵素的褐変）

　食べ物の多くは加熱調理されるが，調理・加工の過程で着色することがある。これは，食品に含有される特定成分の分解反応や，複数の成分間の反応で生じる色素に由来することが多く，一般に褐変と呼ばれる褐色化を伴う反応がよくみられる。

　褐変現象の多くはアミノカルボニル反応やカラメル化反応（p.37，コラム：アミノカルボニル反応とカラメル化反応 参照）によって発現することが多い。アミノカルボニル反応による褐変には，品質劣化や，栄養価の低下などにより食品の価値を低下させるマイナスの働きと，パンやケーキなど

のベーカリー製品に焼き色や香りを付加したり，みそやしょうゆなどに特有の香気を付加し食品の価値を高めるプラスの働きがある。

4）テクスチャー

（1）テクスチャープロファイル

食べ物のテクスチャーとは，硬い・軟らかいなど人間の感覚によって評価されるものであるが，客観化するための手段として，Szczesniak と Sherman はテクスチャープロファイルを提案した。

Szczesniak のテクスチャープロファイルは表2－Ⅱ－2に示すように，テクスチャーを機械的特性，幾何学的特性，その他の特性の三つに分類し，さらに，それぞれの特性について一次特性，二次特性および一般用語を示している。機械的特性の一次特性として硬さ，凝集性，粘性，弾性，付着性をあげ，幾何学的特性の一次特性として，粒子径や粒子の会合状態など，食べ物の組織や構造に関与するものをあげている。その他の特性として，水分含量と脂肪含量を一次特性として示している。ここで示しているテクスチャーは，食べ物の状態からみたものといえる。

一方，Sherman[1] は調理を含めた一連の食べる動作を考え，それぞれの段階に対して食べ物のテクスチャーをとらえたテクスチャープロファイルを提案している。食べる前の印象，口に入れたときの第一印象，咀嚼，そして咀嚼後の印象まで，各過程における特性について分類している。

二つの異なったテクスチャープロファイルのいずれにも，硬さや付着性，凝集性などのテクスチャー特性が示されている。これらのテクスチャーを評価するためには，客観的に機器を用いた測定により得られた数値（レオロジー特性）が用いられる。（p.43，本章Ⅱ－3．参照）。

（2）食べ物の状態とテクスチャー

食べ物は状態（組織や構造）によりテクスチャーが異なる。食べ物の状態とテクスチャーの客観的評価であるレオロジー的性質の関係は以下の通りである。

a．液（ゾル）状　液（ゾル）状の食べ物でも，サラダ油や牛乳と，ホワイトソースやヨーグルトではテクスチャーが異なる。サラダ油や牛乳はニュートンの粘性法則（p.40，41，コラム：レオロジー特性1，レオロジー特性2 参照）に従うニュートン流体であり，ホワイトソースやヨーグルトは非ニュートン流体である。ホワイトソースは液体内部に小麦でんぷんから成るゆるい網目構

表2－Ⅱ－2　シェスニアックのテクスチャープロファイル

分　類	一次特性	二次特性	一般用語
機械的特性	硬さ 凝集性 粘　性 弾　性 付着性	 もろさ 咀嚼性 ガム性	軟らかい→硬い もろい→サクサクした→硬い 軟らかい→噛みごたえのある 粉っぽい→糊状の→粘っこい 水っぽい→粘っこい 弾力性のある さらさらした→べとべとした
幾何学的特性	粒子径と形 粒子径と方向性		きめ細かい，粒状の 繊維状の，多孔性の，結晶状の
その他の特性	水分含量 脂肪含量	 油　状 グリース状	乾いた→湿った 脂っこい 脂ぎった

出典）Szczesniak, A. S.：Classification of textural characteristics, *J. Food Sci.*, 28, pp.385-395（1963）

＊＊レオロジー特性 1 ＊＊

① **ニュートンの粘性法則**：液状の食べ物を攪拌するときに，手に感じる力をずり応力 S という。このときの攪拌する速度をずり速度 $\dot{\gamma}$ という。$S = \eta\dot{\gamma}$ の関係が成り立つとき，比例定数 η を粘性率あるいは粘度（viscosity）といい，この関係式をニュートンの粘性法則という。図(1)に示すように，粘性率 η がずり速度に対して一定な流体をニュートン流体といい，その粘性挙動をニュートン流動という。また，変化する流体を総称して非ニュートン流体といい，その粘性挙動を非ニュートン流動という。多くの液状の食べ物はずり速度が増加すると粘性率が低下する擬塑性流動である。

② **降伏応力とべき法則**：ずり速度 $\dot{\gamma}$ とずり応力 S の関係から図(2)のようにも示される。図(2)には降伏応力が示されている。降伏応力とは，液状の食べ物が流れるために必要な力であり，ソースを肉や魚にかけたときに一定の厚さを保ち，肉などの表面をおおって流れさらない性質でもある。また，このグラフを両対数グラフで示すと，どの曲線も直線になる。

　そこで，直線の回帰式は次に示す式となり，べき法則が成立する。

$$S = K\dot{\gamma}^n$$

　ここで，K を粘稠性係数（ねんちょう）といい，ずり速度 1 における見かけの粘性率に相当する。n は流動性指数で，ニュートン流体では 1 となり，擬塑性流動では $0 < n < 1$ となる。

③ **異常粘性**：非ニュートン流体はときに，曳糸性，チキソトロピー性，ダイラタンシーなどの特異的な性質，すなわち，異常粘性を示す。

　卵白やとろろいもなど，粘性を示す液体を強く攪拌して放すと，弾性体のように戻る。また，ガラス棒を浸して引き上げると糸を引く様子がみられ，糸を引く性質を曳糸性と呼ぶ。ただし，曳糸性は下から上へ引き上げられるような糸を曳く現象であり，ニュートン流体にみられるような滴りによる糸を曳く様子とは異なる。

　ケチャップなどの粘稠な液体は攪拌すると軟らかくなり，静置しておくと硬さが回復するような性質をチキソトロピーという。

　片栗粉などの生でんぷんにひたひたの水を加えるとさらさらしているようにみえるが，急激にかき混ぜると非常に硬くなり，水が粉に吸水されたようにみえる。図(3)に示すように，ひたひたの水を加えた場合には空隙率が少ない最密充填状態であるが，急に攪拌すると最粗充填状態となり空隙率が増加し，水が吸い込まれたようになる。このような現象をダイラタンシーという。

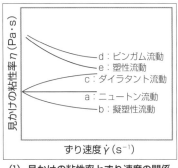

(1) 見かけの粘性率とずり速度の関係

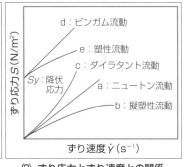

(2) ずり応力とずり速度との関係

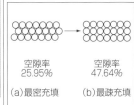

(3) ダイラタンシーの原理

＊＊レオロジー特性2＊＊

① **応力と変形の関係**：図(1)に示すように，変形と応力（単位面積当たりの力）P の関係が比例関係（比例限界まで）にあるとき，試料の高さ l に対する変形 Δl の割合であるひずみ ε（$=\Delta l ／ l$）と応力の関係は次に示す，フックの法則が成立する。

$$P = E\varepsilon \quad (\mathrm{N/m^2})$$

　この式の比例定数 E はヤング率，すなわち弾性率である。

　比例関係が成立する領域を微少変形領域という。それに対して，弾性限界を超えると，力を取り除いてももとに戻らなくなり，やがて降伏点を経て破断に至るまでの領域を大変形領域という。

② **微少変形領域のレオロジー特性**：微少変形領域のレオロジー的性質には，静的粘弾性と動的粘弾性がある。静的粘弾性は，一定の応力あるいは変形を加えたときの食べ物に生じるひずみあるいは応力の時間的な変化から得られる特性である。一般に，4～6程度の要素をもつ粘弾性模型を得る。一方，動的粘弾性は，周期的な変形あるいは応力を試料に与えて，応答する応力あるいは変形の周期的な変化を測定し，貯蔵弾性率と損失弾性率を求める。また，損失正接 $\tan \delta$（＝損失弾性率／貯蔵弾性率）は，0に近い値ほど極めてゲル的挙動を示し，1を超えて∞に近いほど粘性的挙動を示す。

③ **破断特性**：大変形領域のレオロジー的特性の代表的なものが破断特性である。この特性は咀嚼や調理加工などで行われる切るとかつぶすなどの現象と対応する特性である。

　図(2)に各種ゲルの破断曲線を示した。破断点までの応力を破断応力といい，噛んだときの硬さと対応し，破断点までのひずみを破断ひずみといい，変形しやすさを示す。また，斜線で示した部分の面積から噛みごたえと対応する破断エネルギーが得られる。

④ **テクスチャー特性**：Szczesniak は実際の咀嚼動作を模した測定機器（テクスチュロメータ）を開発し，彼女が提示したテクスチャープロファイルの特性に対応するテクスチャー特性が得られるようになった。テクスチャー特性として，硬さ，付着性，凝集性などが得られ，これらの値は官能評価から得られた主観測定値と対応がよい（図(3)参照）。

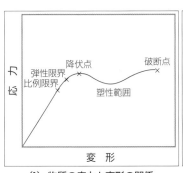

(1) 物質の応力と変形の関係

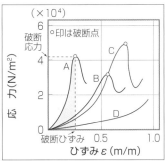

(2) 各種ゲルの破断曲線

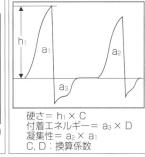

(3) テクスチャー記録曲線

A：1g/100mL 寒天ゲル
B：12g/100mL 卵白ゲル
C：18g/100mL 大豆たんぱく質加熱ゲル
D：大豆たんぱく質未加熱ゲル
○印は破断点であるが，A，B，Cのゲルは破断点が明確な脆性的な破断を示し，Dは破断点が明確にみられない延性的な破断を示す。

造を形成しており，**チキソトロピー性**（かき回すとゆるくなり，放置するとやや硬くなる性質）を示す。

　　b．粘稠なゾル状　　粘稠なゾル状の食べ物であるマヨネーズ（油脂を多く含むエマルション状態のもの）は，チューブから押しだすと成形でき，パン生地（ドウ）は一定の枠の中に詰めることができる。そのため，一見形態保持能力があるようにみえるが，一度作られた形を再成形することが可能な食品である。また，マヨネーズはエマルションの油滴の大きさ（粒子径）の分布状態により硬さ（レオロジー的性質）が変化する。小麦粉生地（ドウ）は混ねつや放置により，弾力性や伸展性が増加する。粘弾性や流動特性，テクスチャー特性がレオロジー的特性である。

　　c．均質ゲル状　　均質なゲル状の食べ物として，寒天ゲル，ゼラチンゲル，豆腐，かまぼこなどがあげられる。ゲル状の食べ物は，食べるときに微少変形領域のレオロジー的性質である弾性率を感知し（p.23，本章Ⅰ-5．参照），咀嚼を行う。咀嚼に対応する特性が破断特性である。また，軟らかいゲルの場合は微少変形領域のレオロジー特性として，静的や動的粘弾性が対応している。

　　d．不均質ゲル状　　ハンバーグ，ソーセージ，米飯などほとんどの食品が不均質ゲルに含まれる。ハンバーグのような不均質なゲル状食品のテクスチャーは，硬さのみでなく，肉粒感が影響するといわれている。均質ゲル状と同様，咀嚼によってテクスチャーを感知するので，破断特性やテクスチャー特性などのレオロジー特性が対応している。

　　e．細胞組織状　　野菜・果実・肉・魚などは，細胞がそのままの状態で存在している食品である。魚のテクスチャーには糸状の筋線維が影響を与えており，魚肉中の筋線維の量や筋基質のたんぱく質の量により魚肉の組織が異なるため，硬さや歯ごたえが異なってくる[2]。また，野菜のテクスチャーを決定する要因は，セルロースを主成分とする細胞壁の状態と細胞間隙物質であるペクチンの挙動である。加熱や塩の影響で細胞壁や細胞間隙の組織が変化するため，歯ざわりや硬さなどが変化する[3]。噛み切ることが必要なものが多いので，レオロジー特性としては破断特性やテクスチャー特性が対応している。

　　f．多孔質状　　パン，スポンジケーキ，はんぺんなどのスポンジ状の食べ物は，気泡を支持している組織が軟らかい。一方，クッキーやせんべいなどはスポンジ状と類似の組織であるものの，気泡を支持している組織がスポンジ状と比較して硬い。軟らかいスポンジ状では微少変形領域のレオロジー的性質の影響が大きく，気泡の大きさの影響もある。また，咀嚼する際には唾液の影響もみられる。レオロジー特性としては破断特性やテクスチャー特性が対応している。

　　g．ガラス状　　あめ，ドロップ，氷砂糖や冷凍食品が属するが，衝撃的な破壊に対して粉々に砕けるような物性を示す食品である。これらの食品は口の中で溶け，温度が高くなると融解し，歯への付着性を示すものもある。レオロジー特性としては破断特性が対応する。

5）組　　　織

　食べ物の組織には，パンやケーキにみられるような肉眼で観察される海綿状の構造から，肉や魚の組織のように光学顕微鏡や電子顕微鏡で観察されるミクロな構造までさまざまなものがある。また，食べ物の組織は調理加工で変化し，食べ物固有のテクスチャーを生み出している。

（1）植物の組織

　植物の組織は細胞が集まって構成されている。細胞と細胞の間には細胞間隙があり，細胞間隙に

は植物の成長とともに細胞壁から溶出した水溶性のペクチンが存在している。ペクチンはリグニンとともに細胞と細胞を接着する働きをしている。組織の硬さに影響を与えるものは植物細胞の細胞壁であり，セルロースを主成分とする細胞壁は一種の骨格のような役割をしている。

野菜を煮熟した場合には，細胞壁を構成しているペクチン質の挙動が重要なポイントとなる。また，ペクチン質は未熟な状態ではプロトペクチンとして不溶性の状態で細胞壁に存在するが，熟成とともに水溶性のペクチンに変化し，細胞間隙に溶け出している。

（2）動物の組織

肉や魚などの動物の組織は筋肉と呼ばれている部分であり，食肉として利用される筋肉は横紋筋が主である骨格筋から成っている。骨格筋は筋線維の集まりで，筋線維とその間にある少量の結合組織，血管，神経および脂肪組織から成っている。食肉の性質は筋肉の状態によって決定され，肉の硬さや軟らかさは筋線維の「きめ」によるといわれている。また，霜降り肉は結合組織に脂肪が蓄積した肉のことである。

3. おいしさの評価方法

おいしさを評価する方法には，客観的評価法と主観的評価法がある。

1）客観的評価法

おいしさの客観的評価には，化学的要因の測定と，物理的要因の測定がある。化学的要因の測定法には，呈味成分の測定，香気成分の測定などがあげられる。物理的要因の測定方法には，色の測定，形状（組織も含む）の観察，テクスチャーの測定などがあげられる。

（1）呈味成分の測定

食べ物の呈味成分は水溶液として，味蕾に知覚されるので，水で抽出あるいは水分の多い食べ物はそのまま測定する。

簡便法として屈折糖度計を用いると，ショ糖濃度に換算された数値が得られる。塩味は，塩分濃度計を用いると簡便に塩化ナトリウム濃度として得られる。酸味は溶液のpH（水素イオン濃度）により発現されるので，pHメーターやpH試験紙を用いて簡便に測定できる。

しかし，呈味成分は還元糖の定量，アミノ態窒素の定量，塩素の定量，総酸の定量，タンニンやカフェインの定量により，より詳しい情報が得られる。

（2）香気成分の測定

食品中の香気成分は，ガスクロマトグラフィーなどで分離同定される。

（3）水分の測定

食べ物中の水分は，外観，テクスチャー，味などのおいしさと深くかかわっている。水分は，一般分析法（乾燥法）により求めることができる。しかし，簡便法として，赤外線水分計を用いて水分量を求める方法もある。

（4）色の測定

食べ物の色はおいしさを決める重要な要素である。客観的に色を表すために，標準色票により標

準色と対比させて記号で表す方法（マンセル表色系）と，光学的に測色して数値として表す方法（測色色差計）がある。

＊＊色の三属性＊＊

色は色相，明度，彩度の三属性で表すことができる。色相（hue：H）は，赤・黄・緑・青・紫のような色の見え方，感じ方の性質をいう。明度(value：V)は，物表面の色の明るさ，すなわち相対的な色の明暗に関する性質である。彩度(chroma：C)は，物表面の色合いの強さを，同じ明度の無彩色からの隔たりとして，どのように見えるか，またどのように感じるかの性質をいう。

ａ．マンセル表色系　マンセルが考案した色票による表色系で，JIS ではマンセルの色票を修正したものを標準色票として用いている。

ｂ．測色色差計　食べ物の色は測色色差計を用いて，ハンターの表色法で表色することが多い。図 2 － Ⅱ － 4 にハンターの表色系を用いた色立体と数値表現法を示した。

ハンターの表色では，明度は L，色相および彩度は，色相 $= b \diagup a$，彩度 $= \sqrt{a^2 + b^2}$ として表される。また，2 点（A 点と B 点）の色の差については，(1)式より，色差を求めて評価する。

$$色差 \, \Delta E = \Delta L^2 + \Delta a^2 + \Delta b^2 \quad \cdots\cdots(1)$$

ただし，$\Delta L \, (= L_A - L_B)$，$\Delta a \, (= a_A - a_B)$，$\Delta b \, (= b_A - b_B)$ である。

色差は NBS 単位がよく用いられ，表 2 － Ⅱ － 3 に示したように感覚的な差として表される。

$$白色度 \, W = 100 - \sqrt{(100 - L)^2 + (a^2 + b^2)} \quad \cdots\cdots(2)$$

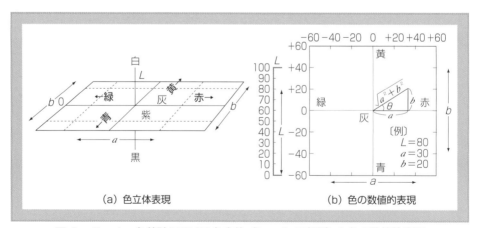

図 2 － Ⅱ － 4　色差計における色立体（L, a, b の表現）と色の数値的表現

資料）日本電色資料

（5）テクスチャーの測定

　テクスチャーは主観的に評価されることが多いが，主観的な評価を客観化するために機器を用いた測定が行われている。機器を用いて，硬さや粘りなどのテクスチャーを数値化して，客観的な評価としている。このような客観的な評価値はレオロジー的性質を測定することで得られる。

表 2 −Ⅱ− 3　感覚的な差とNBS単位の関係

感覚的な差	NBS 単位 *（ΔE ＝色差）
trace（かすかに）	0 　〜 0.5
slight（わずかに）	0.5 〜 1.5
noticeable（感知せられるほどに）	1.5 〜 3.0
appreciable（めだつほどに）	3.0 〜 6.0
much（大いに）	6.0 〜12.0
very much（多大に）	12.0 以上

注）NBS は最良の観測条件で鑑別できる色の差の約5倍である。

　a．レオロジー的性質の測定　　食品のレオロジー的性質の測定方法は，基礎的方法，経験的方法，模擬的方法の三つに分類される。

　ⅰ）基礎的方法　　基礎的なレオロジー的性質を測定する方法で，流動特性・静的および動的粘弾性・破断特性などが求められる。流動特性は B 型粘度計などで測定する。静的および動的粘弾性は，クリープ試験器あるいは動的粘弾性測定装置などで測定する。破断特性は，圧縮型あるいは引張型の破断測定装置で測定する。

　ⅱ）経験的方法　　はっきりと力学的に定義できないが，経験的に食品のテクスチャーと関係づけられるような特性が得られる。パンの測定にはコンプレッシメーター，肉の測定にはミートシアメーター，ベーカリー製品の測定にはショートメーターなど，食品に対応する実用的な測定方法といえる。

　ⅲ）模擬的方法　　手でこねたり，のばしたり，咀嚼運動を模したような測定方法である。小麦粉の特性を測定するために用いられるアミログラフ，ファリノグラフなどや，咀嚼運動を模したテクスチュロメーター（レオロメーター）で得られる特性値は主観測定値（官能評価）とよく対応している。

（6）組織の観察

　食べ物の組織は，パンやケーキにみられるような肉眼で観察される海綿状の構造から，電子顕微鏡で観察されるミクロな構造まで含まれる。

　a．光学顕微鏡　　光学顕微鏡は，可視光線をあてて組織の観察を行うもので，使用目的により，位相差顕微鏡，偏光顕微鏡，融点測定顕微鏡などがある。

　ⅰ）粒度分布　　流動性のある食品では，マヨネーズのようにエマルション状態のものでは，

＊＊ハンターの *Lab* と CIELAB ＊＊

　1942 年にハンターが開発した均等色空間理論から，ハンターのカラースケールが開発された。このカラースケールがハンターの *Lab* である。これを発展させて，1976 年に CIE（国際照明委員会）が新しいスケールを提案し，現在は CIELAB 表色系色度図（カラースケール）が主に用いられている。この方式の表記は $L^*a^*b^*$ である。食品業界では，慣例的にハンターが用いられている場合が多い。

油の分散状態が食品のテクスチャーを決定している。マヨネーズは油の平均粒径が大きいほど軟らかく，細かくなると硬くなる。マヨネーズの粒子径は，光学顕微鏡により分布状態を計測する方法とコールターカウンターなどで電気的に粒度分布を測定する方法がある。

　ⅱ）結晶構造　　光学顕微鏡を用いて組織を観察する場合，偏光顕微鏡で結晶体の検定やでんぷんの構造（偏光十字）の変化などをとらえることができる。

　ⅲ）染色法　　食品内にたんぱく質や油脂でんぷんなどがどのように分布しているかを観察するには，染色による観察方法が有効である。油脂の観察にはズダンⅣ染色，たんぱく質にはアクロレイン・シッフ反応，多糖類は PAS（過ヨード酸・シッフ）反応がよく用いられる。

　b．電子顕微鏡　　ゲル状食品や野菜の組織観察，ペクチンの分散状態などの食品の微細構造は電子顕微鏡により観察されている。電子顕微鏡には透過型電子顕微鏡（TEM）と走査型電子顕微鏡（SEM）が用いられるが，電子線を用いるので，食品に導電性を与えるために金属の蒸着が行われている。また，レプリカ法やクライオ SEM など，食品の性質や観察の目的により種々の方法が考案され，微細構造の観察が行われている。

　c．画像解析処理　　スポンジ状食品の気泡の分散状態や大きさの分布などを測定するために，画像解析処理の方法が用いられるようになった。

　画像解析の手法として，簡便にはビデオ画面や写真撮影により画像としてとらえ，解析する。

2）主観的評価法

　主観的評価として代表的なものが官能評価法である。官能評価法は心理学，生理学，統計学的な手法を総合して科学的，かつ精密に実施すれば，客観的測定方法である理化学的検査よりもはるかに優れた結果が得られることがある。その他に，おいしさのイメージをとらえる方法としてアンケートや聞き書きによる嗜好調査も行われている。

（1）官能評価法

　おいしさの評価には，人の感覚や感性に頼る官能評価（sensory evaluation）が不可欠である。官能評価は人の五感を通して食べ物の特性を評価する方法であり，人の感覚をセンサーとした官能評価とは，人の感覚を測定器のセンサーとして製品（ここでは食べ物）の品質を評価することをいう。ことに，科学技術が発達した現在では食品の品質を測定するために多くの物理・化学的機器が開発されているが，人の嗜好や感情まで測定することは不可能であり，客観的測定と併用して主観的評価である官能評価法が用いられている。JIS 規格では「官能検査法」と定義されているが，おいしさの評価に対しては嗜好を優先するので，官能評価という用語がふさわしいといえる。

　a．官能評価の条件　　官能評価には，人間の感覚を通して製品の特性を評価する分析型官能評価と，製品に対する消費者の嗜好を評価する嗜好型官能評価がある。

　ⅰ）パネル　　特定の目的のために選別された集団をパネルといい，個々人のことはパネリストという。製造工程のわずかな変化による製品の差を判定する場合に要求されるのは，分析型官能評価であり，パネルには専門的知識や，判断するための訓練を行う。訓練された訓練パネルの場合，パネル人数は 5 〜 20 人程度でよい。一方，嗜好型官能評価の場合，一般パネル，あるいは消費者パネルによる評価が行われる。この場合，嗜好を問うわけであるから人数は多いことが

要求されるので，最低30人は必要である。

ⅱ）環　境　　分析型官能評価は，官能評価室のように専門の設備がある部屋で行うが，ない場合には明るい部屋で照明や換気に配慮する必要がある。しかし，嗜好型官能評価の場合は，必ずしも官能評価室で行わずとも，食堂や普段食事をする場など，リラックスできる環境で行うこともある。また，評価に先立ち，目的や方法などあらかじめ説明し，これから行う官能評価について理解を得ておく必要がある。

ⅲ）試　料　　提示する試料は再現性のある調製方法による必要がある。すなわち，パネリスト全員に同条件の試料が提供できなければならない。また，食べ物の特性により，提供する温度，容器，量，提示方法などを配慮する。また，試料と試料の間に前の試料の影響が残らないように，口を水ですすいだり，油っぽい試料の場合は食パンやクラッカーなどを間で食べるとよい。供試順序は順序効果や位置効果を避けるためランダムに配置する必要があるので，一般にはラテン方格が用いられる。

ⅳ）その他　　官能評価を行う時間帯は空腹時と満腹時を除き，午前10時〜11時または，午後2時〜3時の間が生理的に適当である。評価用紙の設計は，目的や評価する食べ物の特徴によって質問項目を選定するが，パネルの疲労などを考慮すると5項目程度である。

ｂ．官能評価の手法　　主な手法と解析法を表2－Ⅱ－4に示した。食べ物の特性や目的によって手法を選択する必要がある。

解析方法はいずれも統計的な手法が用いられており，統計的に危険率，あるいは有意水準で判定する。危険率とは100回の試行のうち，5回以下の割合で誤りが生じる可能性を表す方法で，危険率5％あるいは5％の有意水準という。

（2）嗜好調査

嗜好調査には，アンケートによるものとインタビュー形式の聞き書き調査がある。

アンケート方式は多くの人の嗜好を調査したい場合に用い，調査用紙の作成，集計，統

表 2 － Ⅱ － 4　官能評価の目的からみた主な手法例

手　法	目　的	解析法	
2 点 識 別 試 験 法	差の識別	二項検定（p=1/2）	片側検定*
2 点 嗜 好 試 験 法	好ましさの比較		両側検定*
3 点 試 験 法	差の識別	二項検定（p=1/3）	片側検定*
1 ・ 2 点 試 験 法	差の識別	二項検定（p=1/2）	片側検定*
一 対 比 較 法	特性の大小の順位づけ	Scheffe の方法	
		Thurstone-Mosteller の方法	
		Bradley-Terry の方法	
順　位　法	特性の大小の順位づけ	Spearman，または Kendall の順位相関係数	
		Friedman の検定　ISO8587：2006	
		Kramer の検定	
評　点　法	特性の強さや好みの特性の数量化	分散分析・t 検定など	
カテゴリー尺度法	特性の強さや好みの特性の数量化	分散分析・t 検定など	
S　D　法	特性の内容分析	主成分分析・因子分析	

注）　＊：片側検定・両側検定とは，誤りを計算するとき，分布のどちらを使うかを指示している。片側だけを使う場合を片側検定といい，正解がある場合（分析型など）に適応される。分布の両側を用いる検定は正解がない場合（嗜好などの判定）に適用する。

計的解析を経て，結果が得られる。

　一方，インタビュー方式は，個々の人に対して聞き書きをするので，調査人数は限定されるし，調査用紙はアンケート方式と同様なものを用いることも可能であるが，インタビューの過程で聞く内容が変化することもあるので，記述形式を含むほうがよい。また，病院などで患者などに対する嗜好調査はベッドサイドで行うことも多いので，インタビュー形式は有効である。

4.　ハイドロコロイドが食べ物を食べやすくする

　ハイドロコロイドは抽出前の食品素材の起源や構造によって，植物性，海藻抽出物，微生物産生などの多糖類，動植物性たんぱく質などに分類される（表2-Ⅱ-5）。また，調理・加工の面からは増粘性，ゲル化性，乳化性，分散性，安定性などのテクスチャーを改良する（テクスチャーモディファイヤー）機能を有している。例えば，ソースやスープなどの液状（ゾル状）食品に粘稠性を付与し，のどごしの向上やゼリー状の料理の主材料として粘弾性を改善し，バラバラになりやすいものをまとめるなどの機能がある。以下に，調理・加工に用いられるハイドロコロイドとその特性，新しい活用方法などを解説する。

表2-Ⅱ-5　ハイドロコロイドの分類と主要な機能

分　類	種　類	主要な機能
海藻抽出物	寒天 カラギーナン アルギン酸塩	ゲル化性 安定性，結着性，ゲル化性 被膜性
植物種子粘質物	グアーガム ローカストビーンガム	増粘性 増粘性，分散性
植物樹液粘質物	アラビアガム トラガントガム	乳化安定性，被膜性 乳化安定性
植物果実粘質物	ペクチン	安定性，ゲル化性，耐酸性
植物根茎粘質物	グルコマンナン	保水性，相乗作用
微生物産生粘質物	キサンタンガム ジェランガム カードラン プルラン	安定性，増粘性，乳化安定性 ゲル化性，耐熱性，耐酸性 ゲル化性，耐熱性 被膜性
動物たんぱく質	ゼラチン アルブミン カゼイン	ゲル化性 起泡性 起泡性
植物たんぱく質	大豆たんぱく質 小麦たんぱく質	乳化安定性 乳化安定性
セルロース誘導体	カルボキシメチルセルロース	安定性
でんぷんおよび誘導体	でんぷん	増粘性，被膜性，ゲル化性

1）でんぷん

　でんぷんは種類も多く，個々のでんぷんでかなり調理特性が異なる。いずれも粘稠性に富み，ゾル状およびゲル状の調理食品に用いられている。個々の調理機能や特性は第5章Ⅰ-1.-2)(p.144)

を参照してほしいが，ここでは，テクスチャーモディファイヤーとしての利用について述べる。

（1）粘　稠　性

とうもろこしでんぷん（市販品はコーンスターチ）は西洋調理のとろみづけとして用いられることが多く，じゃがいもでんぷん（片栗粉）は，日本料理や中国料理のとろみづけとして用いられることが多い。このように，比較的低濃度のでんぷんを添加し，粘稠性をもたせた液体は，のどごしがなめらかな好ましいテクスチャーとなる。一方，調理液をでんぷんでまとめると，バラバラになりやすい材料がまとまり，味も材料によくからまるなどの特徴がある。

（2）ゲル化性

高濃度のでんぷんは，加熱糊化されゾル状となり，でんぷんの種類により異なるが冷却されてゲル（熱不可逆ゲル）を形成する。ゲルは弾力があり粘稠性のある特有のテクスチャーである。高濃度のでんぷん溶液を冷却して作るゲル状の菓子には，とうもろこしでんぷんで作るブランマンジェ，くずでんぷんではくずざくら，小麦でんぷんではくずもち，もち米でんぷんでは求肥などがある。

（3）化（加）工でんぷん

天然でんぷんでは調理・加工機能が十分に果たせない場合，化（加）工でんぷんを用いることが多い。

a．化（加）工でんぷんの種類と性質[1]　　天然でんぷんに，化学的・物理的処理を行い，でんぷんの機能を拡大したものが化（加）工でんぷんである。化（加）工でんぷんの種類として，でんぷん分解物，湿熱処理でんぷん，α（糊化済み）でんぷん，ヒドロキシプロピル化でんぷん，リン酸エステル化でんぷんやカルボキシメチル化でんぷんなどがある。

b．化（加）工でんぷんの利用法　　でんぷん分解物は分解度により DE（dextrose equivalent）10 以下をデキストリン，DE10 ～ 20 をマルトデキストリン，DE20 ～ 40 を粉あめのように分類される。粉あめは，腎臓病などの治療食として臨床の現場で活用され，甘味度が砂糖の約 1/5 のため砂糖の代替物として，低たんぱく質で高エネルギーを必要とする病態の食事に利用されている。

α（糊化済み）でんぷんは冷水にも容易に溶けるので，液体に添加し粘稠性をもたせる，増粘剤としての用途が近年多くなっている。この増粘剤は嚥下障害をもつ人の食事の補助剤（嚥下補助食品）として利用されている。湿熱処理でんぷんは，限定した水分中で熱処理したでんぷんで，このでんぷん粒子は，加熱とともに膨潤するが，ある粒径で膨潤が止まり，加熱を続けてもその粒径を維持する性質がある。しかも消化性が低いことからレジスタントスターチとも呼ばれ，難消化性なので糖尿病食などに用いられている。油脂代替化（加）工でんぷんは，低エネルギー化のための食品開発に有効なでんぷんである。ことに乳化された状態の油脂の代替として用いると，油脂様のテクスチャーを示すので，マーガリン，ドレッシング，マヨネーズなどに添加されている。

2）ペクチン

ペクチン（pectin）は果実類や野菜類など，広く植物組織の中に含まれる，ガラクチュロン酸を主体とする複合多糖類である。ペクチンについては第 5 章Ⅲ － 2．－ 4）（p.191）で述べているので，ここでは，ペクチンのテクスチャーモディファイヤー的機能に限定して解説する。

（1）高メトキシルペクチン

　高メトキシル（HM）ペクチンは，ペクチン濃度 0.5 〜 1.5%，pH 2.5 〜 3.5（有機酸濃度 0.5 〜 1.0%），砂糖濃度 60 〜 65% の条件が満たされるとゲル化する。このゲルは熱に対して不可逆的なゲルである。ペクチンゼリーはやや弾力があるが砂糖濃度が高いので，むしろやや軟らかめのゼリー状食品としてジャム，マーマレードなどに用いられる。

（2）低メトキシルペクチン

　低メトキシル（LM）ペクチンは Ca^{2+} などの2価の金属イオンでゲルを形成する性質があるので，カルシウムに富んだ低エネルギーのゼリーができる。pH 2.5 〜 4.5 の範囲でゲル化するが，0.7 〜 1.5% のペクチン濃度において，ペクチン量の 1.5 〜 3.0% のカルシウムが必要である。低メトキシル（LM）ペクチンを含む液に牛乳などのカルシウムを含む液体を加えて攪拌すると，流動性を消失し，のどごしのよいムース状のゲルが形成される。

3）寒　　　天

　寒天（agar-agar）は紅藻類のてんぐさ，おごのりなどを原料とし，主成分は単糖類のガラクトースである。約 70% を占めるアガロース（agarose）とアガロペクチン（agaropectin）から成り，アガロースのゲル形成能が大きい。寒天は食物繊維を多く含み消化しにくく栄養的にはエネルギー源としての価値はないが，低エネルギー食として腸の蠕動運動を助け，整腸作用がある。市販されている寒天には，天然製造の角（棒）寒天，糸寒天，工業的に製造されている粉末寒天があるが，原藻が異なる。調理に用いられる寒天の濃度は 0.5 〜 2%（粉末寒天）であるが，種類によりゲルの硬さが異なる。例えば，等しい硬さのゲルを得るためには角寒天は粉末寒天の約2倍量が必要である。

（1）寒天の調理機能

　a．膨潤・溶解・凝固　　寒天は水に浸漬し，吸水・膨潤の後，加熱溶解させる。寒天を溶解するときの加水量は角寒天および粉末寒天も 50 倍以上（濃度として 2% 以下）必要である。膨潤時間（80% 吸水）は角寒天で1時間（20℃），粉末寒天で 5 〜 10 分を必要とするが，品質により異なる。

　寒天は吸水・膨潤したのち 90℃ 以上で十分に加熱しないと完全に溶けないので，沸騰状態で 15 分以上加熱する。また，寒天濃度が低いほど溶けやすく，2% 以上になると溶けにくくなる。例えば，果汁かんや，水ようかんなどでは果汁やあんを加えるので所定量の水では寒天の濃度が 2% 以上になるため加熱溶解しにくい。そこで，寒天濃度を 2% 以下にして，十分に溶かしてから所定の濃度になるように煮詰める。

　寒天ゾルは冷却すると流動性を失い凝固し，ゲルを形成する（図 2 − II − 5）。凝固温度は寒天の種類によって多少異なるが，寒天の

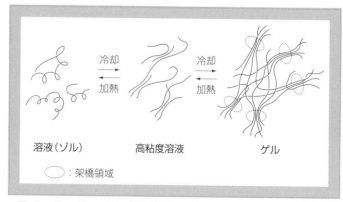

図 2 − II − 5　ゾル（溶液）からゲル（半固体状態）への変換

濃度による影響は大きい。表
2－Ⅱ－6に，寒天の濃度に
よる凝固温度，融解温度，ゼ
リー強度を示した。寒天濃度
が増すに従い凝固温度が高く
なり，ゼリー強度も高くな
る。融解温度はいずれの濃度
でも68℃以上なので室温に

表 2－Ⅱ－6　寒天濃度と凝固温度，融解温度，ゼリー強度

寒天濃度 (g/100mL)	凝固開始温度 (℃)	凝固温度 (℃)	融解温度 (℃)	ゼリー強度 (×10⁴N/m²)
0.5	35～31	28	68	1.8
1.0	40～37	33	80	2.2
1.5	42～39	34	82	4.4
2.0	43～40	35	84	6.7

出典）中浜信子：「寒天ゲルのレオロジー」，日本家政学会誌，17(4)，pp.197-202（1966）
　　　中浜信子：「寒天ゲルの凝固温度と透明度」，日本家政学会誌，17(4)，pp.203-206(1966)

放置しても融解せず，凝固温度も室温以上なので大量調理のテーブルゼリーとしてよく用いられる。

ｂ．ゼリーとしての性状　　寒天ゼリーは，寒天濃度が低いほど透明度がよいが，低濃度ほど離漿しやすい。また，弾力のある歯切れのよい口当たりが特徴であるが，0.3％程度の極めて薄い濃度のゼリーにすると離漿しやすいが，のどごしのよいゼリーとなる。

　砂糖はゼリーに添加するとやや硬さが増加し，透明度が上昇し，離漿も抑えられる。果汁を添加する場合には果汁を加えてから加熱すると，果汁中の有機酸の影響で，寒天分子が加水分解して低分子化し，ゲル化しにくくなる。したがって，果汁を加えるときには寒天液を60℃くらいにしてから加えるとよい。また，果汁中の果肉もゲルの硬さを低下させる要因である。牛乳を加えると，寒天ゲルは牛乳中のたんぱく質や脂肪の影響で，加える量が多くなるほど軟らかいゲルとなる。寒天液にあんや卵白の泡など，比重の異なるものを加えると，二層に分かれることが多い。そこで，あんや卵白の泡を加えるときは凝固温度近辺になるまで液を冷やしてから合わせるとよい。

ｃ．テクスチャーを改良するための用途　　小さく刻まれた材料をゲル化剤でまとめる調理法を，寄せもの料理という。繊維の多い素材やパサパサしたものを寒天でまとめるとバラバラになりにくく，誤嚥を起こしにくい。寒天ゲルは離漿しやすい欠点があるが，逆に離漿によりゲル表面ににじみでた水分のため，のどごしのよいテクスチャーを有するゲル状のものになる。

4）カラギーナン

　カラギーナン（carrageenan）は海藻（紅藻）抽出物であるが，原藻の種類によりκ（カッパ），ι（イオタ），λ（ラムダ）の3種類に分類される[2]。κとιタイプのカラギーナンはいずれもゲル化機能をもっているが，ιタイプはゲル化能が弱く，λタイプはゲル化しない。カラギーナンは寒天

＊＊ゾル―ゲル変換の熱的性質＊＊

　ゲルは高分子が架橋を作り，網目を形成し，水を多量に網目構造の中に取り込んだ状態である。ゲルはゾルからゲルへ状態が変換されるが，ゲルを構成する高分子により，その変換機構が異なる。寒天やゼラチンのゲルは冷却するとゾルからゲルへ転移し，加熱するとゾルへ再び状態が戻る。このような性質をもつゲルを熱可逆的ゲルという。一方，ペクチンやでんぷんのゲルのように冷却するとゾルからゲルへ転移するが，再び温度を上げても融解しないゲルを熱不可逆性ゲルという。

と同様，熱可逆性のゲルを形成する。

　κ－カラギーナンでは，K^+やCa^{2+}によって容易にゲル化する。しかし，K^+の量が増すと離水量が増加する。また，たんぱく質やCa^{2+}の影響を受けるので，牛乳との反応性が高い。

　ι－カラギーナンはκ－カラギーナンと同様K^+やCa^{2+}でゲル強度が増すが，特にCa^{2+}で粘弾性のあるゲルを形成する。

　市販されているデザート用のカラギーナンは単独ではなく，ローカストビンガムなどが混合され，カラギーナン製剤として機能性が向上している。ゲル化機能の点から，κ－カラギーナンの調理機能について述べる。

（1）カラギーナンの調理機能

　a．膨潤・溶解・凝固　　カラギーナンは寒天同様，水に浸漬し，吸水・膨潤の後，加熱溶解させる。しかし，だまになりやすいので，少量ずつ水に振り入れたり，砂糖などと混合してから水に溶解する。カラギーナンは寒天とほぼ等しい量でゲル化する（0.5～1.5％）。膨潤には5～10分必要とし，約70℃の加熱で容易に溶解する。カラギーナン溶液のゲル化（凝固）温度は40～45℃で，濃度が増すに従いゼリー強度も高くなる。また，融解温度は60～65℃くらいである。室温に放置しても融解せず，凝固温度も室温以上なので，大量調理のテーブルゼリーとして適している。

　b．ゲルの性状[3]　　カラギーナンゼリーは寒天ゼリーと異なり，透明度がよいが離漿はしやすい。寒天ゼリーよりも弾力性に富んでいるので，ゼラチンと中間的なテクスチャーである。

　果汁を用いる場合，酸に対してはやや不安定のため pH 3.8 以上で用いるほうがよい。また，酸を加える場合には調理の最後のほうで加えるとよい。牛乳を加えるとκ－カラギーナンはゲル化し，反応性が高く，粘弾性が強まる。また，カラギーナン製剤は，カラギーナンに複数の増粘多糖類を混合し，カラギーナンのゲル化剤としての欠点を補ったものである。加える増粘多糖類の種類や量によって，さまざまなゲル化特性になり得る。ことに，カラギーナンの離漿しやすさと酸や金属イ

＊＊介護食用寒天＊＊

　寒天は溶解温度が高い点が利用上の長所でもあり，欠点でもある。寒天の欠点である溶解性を改良し，80℃程度で容易に溶解する寒天が開発されている。この寒天を用いれば，電子レンジ加熱（90℃程度）や熱水を加えるだけで溶解するため利用しやすい。また，今までの寒天は0.8％程度の濃度ではもろくバラバラになりやすいゼリーのため，高齢者向きのゲル化剤としては適さないといわれてきた。しかし，介護食用に改良された介護食用ソフト寒天はやや付着性があり，軟らかいテクスチャーのゼリーを作ることができる。

　図に寒天と介護食用ソフト寒天およびゼラチンの濃度と硬さの関係を示した。参考としてゲル状になった場合の硬さの目安となる食べ物についても併せて示した。

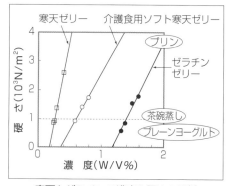

寒天とゼラチンの濃度と硬さの関係

オンに対する反応性は改良されている。

5）ゼラチン

　ゼラチン（gelatin）は，動物の結合組織に含まれるコラーゲンを加水分解して精製した誘導たんぱく質である。トリプトファンとシスチンに欠けるがリジンを多く含むアミノ酸組成を有し，消化・吸収がよいので病人食・乳幼児食・高齢者の食事としても望ましい。市販されているゼラチンには，粒状，粉状，板状のものがある。調理に用いられるゼラチンの濃度は1.5～4％である。また，製造法により酸処理ゼラチンとアルカリ処理ゼラチンがあるが，溶解度などが異なる[4]。

（1）ゼラチンの調理機能

　a. 膨潤・溶解・凝固　　ゼラチンは水に浸漬し，吸水・膨潤の後，溶解させる。粉ゼラチンは浸るくらいの水に漬け，約5分膨潤させたのち，溶解させる。板ゼラチンは約10倍の水を必要とし，膨潤時間は20～30分必要とする。

　ゼラチンは十分に吸水・膨潤していれば，処理法により異なるが60℃以上で容易に溶けるので湯煎法を用いるとよい。また，牛乳ゲルなどでは牛乳を温めて（60℃位）その中に膨潤したゼラチンを入れて溶かす方法もある。しかし，ゼラチンを寒天のように所定量よりも余分な水を入れて煮詰めることは，風味を損なうだけでなく凝固しにくくなるため避ける。

　ゼラチンゾルは，冷却により凝固しゲル化するが，凝固温度は3～14℃（濃度2～5％）とかなり低いので，特に夏期は冷蔵庫中か氷水中で冷却する必要がある。融解温度は20～28℃と室温に近いので，気温が高いときにはゲルの温度を上昇させないように，供卓直前に冷蔵庫などから出すようにする。一方，体温以下の融解温度は，口に入れただけで融解しなめらかな食感を呈するゲルの特徴となる。ゲルを型抜きする場合，ゼラチンゲルはゼラチンの付着性がゼラチンゲルを型から出すときの障害となるので，40℃くらいの湯につけてまわりを溶かしてから出すとよい。

　b. ゲルの性状　　ゼラチンゼリーは，透明度がよく，離漿はほとんど認められない。しかし，ゲルを型から出した後，放置する温度によっては融解により形を保てなくなる場合がある。

　付着性があるが，口に入れると体温程度の温度で容易に溶ける性質のため，なめらかな口当たりである。また，濃度が高くなると硬くなるし，添加物が硬さに影響を与えるので，適正な量を知る必要がある。また，冷蔵放置の時間が長くなると表2－Ⅱ－7のように硬くなる。

　ゼラチンゲルは砂糖を添加すると硬さが増す。ゼラチン液に果汁を加えるときは，果汁中の有機酸によるpHの低下（等電点付近）により，ゲルの硬さが低下するので注意を要する。また，一部の果実（パインアップル・キウイフルーツなど）のたんぱく質分解酵素の影響によりゲル化が妨げられるので，この場合は果汁を加熱して酵素を失活させるか，缶詰の果実を使用する。牛乳を加えるとCaイオンにより，加える量が多くなるほど硬くなる。ゼラチン液に卵白の泡やホイップクリームなどの比重の異

表 2 －Ⅱ－ 7　ゼラチンゼリー（濃度5％）冷却温度・冷却時間とゼリー強度

冷却時間＼冷却温度	0～1	10
1 時間	108	69
3 時間	120	80
5 時間	135	98
20 時間	150	－

注）表中の数字はゼリー強度（g/cm³）
出典）竹林やゑ子・幅　玲子：「ゼラチンゼリーに関する実験的考察」，日本家政学会誌，12(2)，pp.108-110（1961）

なるものを加えると，二層に分かれることが多い。そこで，卵白の泡などを加えるときは凝固温度近辺になるまで液を冷やしてから合わせるとよい。

c．テクスチャーを改良するための用途　　寒天などと同様，ゼラチンを用いて繊維の多い素材やパサパサしたものを寄せものにすると，のどごしのよいテクスチャーを有するゲル状のものになる。ゼラチンで寄せたものは，高齢者の食事あるいは病人食において飲み込みが困難な症状の人でも飲み込みやすい形態となる。しかし，食事介護に時間がかかる場合には，ゼリーの融解温度が高いため，供卓する際には低温で保持するなどの工夫が必要である。

　8％前後の高濃度のゼラチンゲルが「グミ（キャンディー）」として出回り，ゴムを噛むような歯ごたえと硬さと弾力性のある独特のテクスチャーを備えている。食品のテクスチャーが軟らかくなる傾向の中で，子どもの咀嚼力の低下が危惧されているところから，噛みごたえのあるテクスチャーがグミの消費を伸ばした理由ともいわれている。

6）その他のハイドロコロイド

（1）キサンタンガム

　キサンタンガムは増粘剤として使用され1％濃度で約1mPa・secの粘度を示し，チキソトロピー性（p.40，コラム：レオロジー特性1　参照）を有するので粘つき感が少なくのどごしがよいため，乳化安定剤として用いられている。また，テクスチャーを改良するための用途の代表的なものに，嚥下に障害をもつ人のために開発された市販の嚥下補助食品がある。キサンタンガムを用いると粘りが少なくのどごしがよいため，利用が拡大している。

（2）グアーガム

　グアーガムはマメ科の種子から抽出した多糖類である。冷水においても水和性がよく低濃度でも高い粘性溶液をつくる。しかも冷凍耐性があるので，増粘剤として加工食品に広く用いられている。また，テクスチャーを改良するための用途の代表的なものに，嚥下に障害をもつ人のために開発された市販の嚥下補助食品がある。しかし，グアーガムを用いた製品は粘りがあるため，口中に残留感を感じることが欠点である。

（3）カードラン

　カードラン（curdlan）は微生物産生粘質物（多糖類）のゲル化剤であり，加熱条件により異なる性質のゲルを形成する。カードランの水溶液を80℃以上に加熱すると，熱不可逆性のゲル（ハイセットゲル）が形成される。一方，約60℃までカードランの水溶液を加熱し，ゲル化剤が溶解しゾル状になったときに冷却（40℃以下）すると，熱可逆性のゲル（ローセットゲル）を形成する[5]。

　カードランが形成するゲルの熱不可逆的な性質を利用して，うどんやもちの煮くずれ抑制のため添加されている。また，高温になっても溶けず，温かい寄せものとして供卓できる。

（4）グルコマンナン

　グルコマンナンはグルコースとマンノースが2：3の割合で結合した難溶性の多糖類である。

　こんにゃくは，グルコマンナンを主成分とする多糖類を水に膨潤して加熱し半糊化された状態にしてから凝固剤を加える。水酸化カルシウム（消石灰）などを凝固剤として加え，グルコマンナンをカルシウム凝固させ，こんにゃくができる。こんにゃくは熱不可逆性ゲルである。こんにゃくゲ

ルは弾力性に富み，温度が高くなると粘弾性が増加する傾向がみられる。

（5）ジェランガム

　ジェランガム[6]は微生物産生多糖類であり，開発した社名によりケルコゲルとも呼ばれている。ジェランガムのゼリーは0.4％濃度以下でもゲルを形成するが，Ca^{2+}やNa^+イオンが存在するとゲル化しやすい。果汁中や牛乳中のイオンの濃度で十分にゲル化し，また，熱不可逆性および耐酸性であるため，果汁入りのゲルも加熱殺菌することができるので新たな利用方法の開発が期待されるゲル化剤である。

（6）アルギン酸

　アルギン酸は海藻抽出多糖類である。D－マンヌロン酸とL－グルロン酸が種々の割合で混合した多糖類で，遊離のカルボキシル基をもつため，ペクチン酸と類似している。水に溶けて粘稠な溶液を作り，増粘剤としての機能をもつ。カルシウムイオン（Ca^{2+}）など2価以上の金属の存在でゲルを形成する。アイスクリームの保型剤，インスタントデザートミックスなどのテクスチャー改良剤，また，たんぱく質の沈殿防止として用いられている。

＊＊とろみ調整食品＊＊

　嚥下機能が低下したり，嚥下障害（dysphasia）の患者のために，開発された食品である。嚥下に障害をもった人は，水のようにさらっとした液体はむせるし，誤嚥（p.27, コラム：誤嚥性肺炎 参照）することもある。

　とろみ調整食品は「嚥下補助食品」とか「増粘食品」などと通称されているが，水などのようにさらっとした液体がむせやすい場合に，ベッドサイドなどでも手軽に飲料などに振り入れてとろみをつけることができる。ここ数年，市販とろみ調整食品の需要は，高齢者施設や病院で急速に伸び，化（加）工でんぷんおよびグアーガムが粘度（とろみ）を発現する主な原料であったが，最近ではキサンタンガムを原料とするものが主流となっている。また，溶けやすくするために開発された液体タイプも発売されている。

---

5. 油脂の嗜好機能と健康

1）油脂の嗜好機能

（1）食品中の脂質

　日常の食べ物に含まれる脂質の大部分はトリグリセリド（トリアシルグリセロール）である。

　トリグリセリドの融点，消化・吸収機能などは構成脂肪酸の種類により影響される。脂肪酸の融点は二重結合が増すと低下し，炭素数が増すと上昇する。植物性油脂は不飽和脂肪酸を多く含み，融点が低く室温で液状である。肉類の脂質は飽和脂肪酸を多く含み融点が高く，ほとんど固型である。魚類は炭素数20個以上の脂肪酸を多く含み，なかでもエイコサペンタエン酸（EPA），ドコサヘキサエン酸（DHA）などの高度不飽和脂肪酸を多く含む点に特徴があり，室温で液状である。

（2）脂質と食べ物の風味との関係

　トリグリセリドそのものは，味細胞に直接作用する物質だとは現在考えられていない。基本味と共存したときに，その味を抑制したり，増強する呈味補助物質としての働きをもつ[1]のではないかと考えられている。トリグリセリドが口腔内の乳頭から分泌されるリパーゼにより分解され，生成された遊離の脂肪酸が味の受容にかかわって，その刺激が味神経に伝達されるというもので，脂肪酸が関与する。その刺激は弱いが，苦味を抑制し，うま味のあと味を持続させるなど，味覚に影響を与えていると考えられている。ストロベリーヨーグルトで脂肪含量と砂糖含量を変えて風味の感知への影響をみると[2]，脂肪は甘味を著しく強く感知させ，酸味を抑制している。一方，脂肪の酸化はアルデヒドなどの揮発性低分子物質の生成を促すが，これは嗅覚を通して嗜好性に影響すると予想される。

　脂肪は風味のリリース（flavor release）時間にも影響し，その時間を遅くする[3]。食べ物に脂肪が存在しない場合には，風味が急速に消失する。先のストロベリーヨーグルトでも，脂肪が存在しているほうが甘味の感覚を長く保持できる。

　油は比熱が小さいため，加熱によって簡単に100℃以上の高温となる。揚げ物調理では油の温度を130～180℃で使用することが多い。炒め物に用いるフライパンをガス強火で空焼きするとフライパン底部は1分で400～500℃に達することから，底面積の広いフライパンへ少量の油をしけば油の温度はたちまち高温になる。高温加熱は不飽和脂肪酸を多く含む植物性油脂の酸化を促し，アルデヒドなどの低分子物質の生成を促す。同時に，高温は食品からの水分の脱水も促し，油との接触部分では脂肪の加水分解も生じ遊離の脂肪酸が生成される。同時に，食材中の成分（アミノ酸，糖）が熱分解し，成分間の反応（アミノカルボニル反応など）も進み，多くの味物質，香り物質，色物質が生じる。ごま油・オリーブ油以外の植物性油脂は新鮮時は無味・無臭であるが，揚げ物や炒め物に使用することで風味が生まれる。揚げ物，炒め物，油で焼く，油脂が添加された焼き菓子，揚げ菓子などの風味には脂質が関与している。

　例えば，揚げ物を新油で揚げるよりも使用済み油で揚げると嗜好性が増すことがポテト[3]やミンチカツ[4]などで報告されている。多少使用した油で揚げたほうがおいしい評価を受けるのは，揚げ操作に伴う風味物質の生成，揚げ種と揚げ油の間で脂質の質の交代が起こることが一因と考えられる[4]。劣化油の健康への影響を懸念するあまり，1～2回使用した油が家庭から廃棄され[4]，廃食油の品質が新油と変わらない現状も指摘されている。揚げ油の使用回数を増すことで，揚げ種もおいしく，かつ環境負荷低減化に寄与できる可能性がある。

（3）油脂と食べ物のテクスチャーの関係

a．揚げ物をからっとした食感に形成する

　揚げ物は，100℃以上の高温の油中で食品を加熱するため，揚げ種の食品中の水分は蒸発し，代わりに揚げ油が吸着される。「揚げる」ことは，食品に水と油の交代の場を提供する操作である（図2－Ⅱ－6）。揚げるに伴い，から揚げや天ぷらなどでは食品および衣の水分が減少し，からっとした食感になり，嗜好性が増す。脱水が不十分なままだと，揚げ物はかえって油っぽい評価を受け，嗜好性が低下する。揚げ物によって脱水の程度は異なり，ポテトチップスは水分4～5％になるまで脱水させるが，フライドポテトの水分は36％である。天ぷらの衣では，10～15％前後水分が残っているものがおいしいと評価される[5]。

b．焼き菓子のショートネス性発現に欠かせない

ショートネス性とは，焼き菓子のサクサクとした，もろいテクスチャーのことである。小麦粉生地への油脂の添加量が多いほど，ショートネス性に富んだ製品が得られる。ショートネス性発現に最も寄与する油脂の物理化学的性質は固体脂指数であり，固体脂指数の小さい油脂は均一な厚さをもってフィルム状に生地中に伸展できるため，製品はショートネスに富む。油脂が，主材料の小麦でんぷんの膨潤糊化および小麦たんぱく質のグルテン網状構造の形成抑制に作用しやすいためである。

c．脂肪の変化はこく・濃厚感につながる

脂肪は水に溶けないため，水と油を混ぜると二つの液体は互いに溶け合わないが，撹拌すると一方の液体が他方の液体中に微粒子として分散する。この現象を乳化といい，その結果生まれた分散系をエマルションという。食品中では，油が小粒子として水の中に分散するか，水が小粒子となって油の中に分散する。前者を水中油滴（O/W, oil in water）型エマルション，後者を油中水滴（W/O, water in oil）型エマルションという。水中油滴型の食品には，マヨネーズ，牛乳，生クリームがあり，油中水滴型の食品には，バター，マーガリンなどがある。また，油と水が安定なエマルションとして存在するには乳化剤の存在が必要であり，食品には乳化剤の働きをする成分が含まれている。代表的なものに卵黄のレシチン，乳たんぱく質のカゼインがある。どちらの型のエマルションになるのかは，水と油の量的な関係，撹拌の方法，食品に含まれる乳化剤の性質により決まる。

脂肪は食べ物にこく，濃厚感を付与する。脂肪含量の異なる牛乳やその牛乳を用いたプリンは食感の違いが認識される[2]。一般に，牛乳は脂肪含量が増すとこくがあると評価され，無脂肪乳はあっさりと淡泊である。しかし，こうした食感は脂肪含量の違いのみでなく，脂肪がどの型のエマルションで存在するのかによっても微妙に異なる。油中水滴型エマルションは油っぽく感じられ，水中油滴型エマルションは濃厚さの中に淡泊感がある。

d．口当たりのなめらかさ，軟らかさ，口溶け感をつくり出す

室温で固型の脂肪も，咀嚼したときに体温で融けると，食べ物に口当たりのよさ，軟らかさ，口溶け感をもたらす。脂肪の融点が低く室温で液状の場合は，食べ物が冷えても口当たりがなめらかで軟らかく食せる。植物性油脂を使用したマヨネーズ，フレンチドレッシングおよび魚などの口当たりのよさの一因は脂肪に負う。魚を生食する際には，冷蔵庫内で冷やした後に食するが，脂肪含量が高いことが口当たりのよさに大きくかかわる。

脂肪の融点が体温を上回る場合は，口内でも固型であるが，食べ物を熱すれば脂肪は液状になり軟らかく食せる。牛脂の融点は40～50℃のため牛肉は熱いうちに食べることがすすめられ，その場合，脂肪が多く，かつその脂肪が均一に分散した霜降り肉はより軟らかい評価を受ける。鶏脂の融点は30～32℃，豚脂の融点は33～46℃であり，牛肉に比して冷製料理に向く。肉団子，ミー

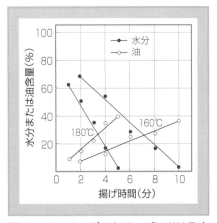

図２－Ⅱ－6　ポテトチップにおける水と油の交代

出典）浜田滋子：「調理における油脂の吸収に関する研究」，調理科学，3(1)，pp.31-37（1970）

トボール，ハンバーグなどは，豚肉，鶏肉を混ぜるほうが冷めても軟らかく食べられる。

　チョコレートは夏季室温でも硬いが，口中に入れると速やかに融けるのは原料のカカオ脂の融点が体温付近であり，融点幅が狭いことによる。カカオ脂は32℃くらいまでは固体であるが，その後33℃までのわずかの間に融けて液体になる[6]。チョコレートの高い脂肪含量は，テクスチャーの劇的な変化を楽しめる上で効果的に働く。砂糖も40～50%添加されており，砂糖も口溶けをよくする上で働いている。

2）脂質の摂取と栄養

　脂肪が少なすぎる食事は高炭水化物食となるため，食後の血糖値，血中中性脂肪値を増し，血中HDL－コレステロールを低下させる。脂肪が多すぎる食事は，食事のかさを少なくするため，食べ過ぎを招きやすく，肥満につながる。さらに，高脂肪食は飽和脂肪酸摂取に起因することが多く，冠動脈疾患，糖尿病のリスクを高くする（p.131参照）。戦後，日本人の摂取栄養素の中で最も増加したのが脂質であり，目標量を超えている層が多い。

　脂肪は，動植物油脂で摂る（見える油　visible oil：植物油，マヨネーズ，マーガリン，バターなど）比率は約2割にとどまり，残り8割は食品に付随して（見えない油invisible oil：肉類，魚介類，乳類，卵類，菓子類，豆類など）摂っている（図2－Ⅱ－7）。飽和脂肪酸給源の食品摂取の増加が著しい。脂質を含む食べ物はおいしい上に，脂質への嗜好性は生物学的に仕組まれている[1]ともいわれ，やみつきになる傾向がある。また，油脂を使用した調理は比較的容易に手早くできて，一時に多量の調理が可能であり，多用されやすい。脂質の質にも配慮しながら，摂取量の増加を抑制する。その際，油脂類や食材中の質を個々でみるのではなく，食事全体として考える。

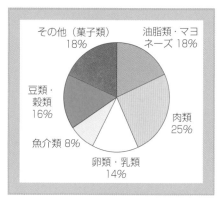

図2－Ⅱ－7　脂質をどのような食べ物から摂取しているか

資料）厚生労働省：平成29年国民健康・栄養調査結果（2018）

6. 砂糖の嗜好機能と健康

1）食べ物をおいしくする上での砂糖の役割

（1）甘味の付与

　砂糖は，甘味のあるショ糖含量が高いため甘味料として使用される。ショ糖の甘味度は温度や溶解後の経過時間で変化せず一定であることが特徴であり（図2－Ⅱ－8），甘味料として使いやすい。菓子，飲み物類中のショ糖濃度は他の味物質に比して高く，5～60%と適正幅が広い。

（2）菓子類に独特のテクスチャーを発現させる

　砂糖は日本料理，中国料理では料理にも使用されるが，フランス料理ではほとんど菓子類にのみ

使用される。菓子，飲み物への砂糖使用量は多いため，砂糖の添加は甘味を付与するだけでなく，菓子類の物性形成にも働く。

　砂糖は物理化学的性質に起因する多くの機能をもち，菓子製造時にはこれらの機能が単独で，あるいは複合して働き，各種菓子類のテクスチャーに寄与し，嗜好性を高める。

a．砂糖は加熱を続けると濃縮し，色，香り，甘味，粘度などが変化して，加熱冷却後の物性が変化する　　砂糖水溶液を加熱し続けると煮詰まり，煮詰め液の冷却時の物性は煮詰め温度によって変化する。この特性が砂糖加工製品の造形やテクスチャーを生み出す（表2－Ⅱ－8）。砂糖とともにほかの材料も混在している場合はさらに多様な変化が起こる。砂糖添加量が多い焼き菓子が硬くてもろいクリスプ性を呈するのは，菓子生地焼成時に起こる砂糖の物性変化に基づく。

　ショ糖の加熱は物性のみならず色，味の変化も生じる。ショ糖は130～140℃くらいから加水分解をはじめ，ブドウ糖と果糖の等量混合物を生成（転化糖）し，甘味が強くなる。さらに加熱を続けると徐々に着色しはじめ，カラメルになり，ついに炭化する。カラメルは微苦味のある甘味と甘い香りを呈する。転化糖はカラメル化しやすい上に，アミノ酸と反応して褐色物質（アミノカルボニル反応）を生成する。上白糖には転化糖が若干含まれており，ショ糖含量が高いグラニュー糖より甘味を強く感じ，加熱調理の際に着色しやすい。アミノカルボニル反応はショ糖自身は起こさない。転化糖は菓子素材の牛乳，卵，小麦粉，米粉などに含まれるアミノ酸と反応し褐色物質（メラノイジン）を生成する。アミノカルボニル反応は香気成分も生成する。こうしたカラメル化反応やアミノカルボニル反応が，砂糖使用のビスケット，クッキー，ケーキ，キャンディーなどの焼き菓子やパンの風味・色などの嗜好性を高める上で機能する。

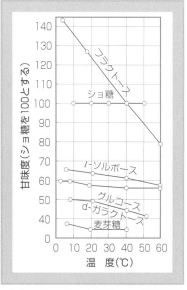

図 2－Ⅱ－8　温度による糖類の甘味度の変化

出典）伊藤　汎：「甘味料の栄養と代謝」，吉積智司・伊藤　汎・国分哲郎：甘味の系譜とその科学，p.162，光琳書院（1986）

表 2－Ⅱ－8　ショ糖溶液の煮詰め温度による変化

煮詰め温度（℃）	冷却時の状態	この状態での菓子類への利用例
110　　～113	細い糸状	シロップ
115.5～118.5	羽毛状から軟らかい玉状	フォンダンクリーム
121　　～124	玉状	ファッジ
126.5～129.5	やや硬い玉状	キャラメル
129.5～132	硬い玉状	トフィー
135　　～138	ややもろい状態	ヌガー
138　　～154	もろく割れやすい状態	ドロップ
168　　～178	溶融して黄褐色から黒褐色	カラメル

出典）玉木興二・鈴木幹男：「菓子」，浜口栄次郎・桜井芳人監修：シュガーハンドブック，p.702，朝倉書店（1964）

b．砂糖は溶解度が高く，水に溶けて生地を軟らかくする　一般に，菓子生地では添加水量が少ないが，砂糖の親水性によりまず砂糖が溶解することで，生地は軟化する。生地を焼成すると温度上昇に伴い砂糖が溶け，生地はより軟化する（貯蔵弾性率の低下，p.41，コラム：レオロジー特性2 参照）（図2−Ⅱ−9）。その結果，クッキー，ビスケットでは横広がりに膨化した形状に焼き上がり，もろい食感の発現に寄与する。砂糖は焼菓子の膨化に大きく関与している。

c．砂糖はでんぷんの糊化・老化を抑制する　砂糖添加は菓子生地のでんぷん糊化温度を上昇させ，糊化を遅らせる。ビスケット，クッキーのサクサク感，ボーロの口溶け感などは，でんぷんの糊化が極めて低く抑えられているためであるが（表2−Ⅱ−9），これは生地調製時の添加水量が少ない上に，糊化抑制に働く油脂および砂糖の添加に起因する。一方，糊化でんぷんは放置すると老化して再び硬くなる。しかし，羽二重餅や求肥のように砂糖が添加されていると，長期保存時にも硬くならず，いつまでも軟らかく保てる。砂糖がでんぷんの老化を抑制するためである。

d．砂糖はたんぱく質の変性を抑制する　砂糖がたんぱく質の変性を遅らせる働きは，カスタードクリーム，ケーキ，プリン，卵焼きなどをなめらかで軟らかい口当たりにする上で作用する。たんぱく質の変性には一般に水が必要であるが，砂糖の存在は水を競り合うことになり変性が抑制される。

　小麦粉を主材料とする菓子類ではグルテン形成が促進されると硬い製品になるため，菓子生地調製時に小麦粉混入後の生地のミキシングを適度に抑えてグルテンネットワーク形成を抑制する。その上に，砂糖や油脂の添加がグルテン形成を抑制する。小麦粉，油脂，水のみで調製した菓子の内部組織では，グルテンの糸状組織が観察されるのに対し（図2−Ⅱ−10(a)），砂糖を添加するとグルテンは塊状になり糸状の

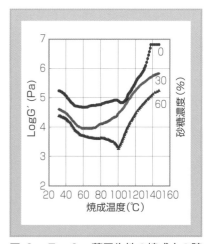

図 2−Ⅱ−9　菓子生地の焼成中の貯蔵弾性率の変化

注）縦軸は貯蔵弾性率の対数（Pa）
出典）倉賀野妙子：「小麦粉製品のテクスチャー」，山野善正編集：おいしさの科学事典，p.256，朝倉書店（2003）

表 2−Ⅱ−9　食べ物の糊化度(%)

白　飯	98
食パン	84
パウンドケーキ	57
あられ	88
おかき	91
ボーロ	11
クッキー	10

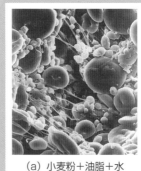

(a) 小麦粉＋油脂＋水　　(b) 小麦粉＋油脂＋水＋砂糖

図 2−Ⅱ−10　低水分系菓子の電子顕微鏡による内部組織の観察

形成はみられない（図2－Ⅱ－10（b））。砂糖が形成された
グルテンの質も軟弱化することを示している。図2－Ⅱ－
11は，グルテンが砂糖濃度の異なる水溶液でどの程度溶
解するのかを測定したものである。

e．ゲルを形成する　ジャム，マーマレードなどは果
実に砂糖を加えて煮詰めて作るが，このテクスチャーは果
実のペクチンが有機酸と砂糖の共存下でゲルを形成した結
果，発現したものである。

（3）長期保存の際の風味の悪化や腐敗を防ぐ

砂糖が食べ物中の水分に溶けることは品質を保持する役
割も果たす。すなわち，ようかん，ゼリー菓子，ジャム，
果実の砂糖漬け，梅酒，加糖練乳などの保存時の微生物に
よる腐敗を防ぐ。微生物の発育には水分（食品中の自由水）
が必要であるが，砂糖添加は自由水を結合水に変えるため
高濃度の砂糖添加では微生物が繁殖しにくい。自由水が減

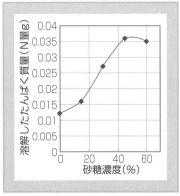

**図2－Ⅱ－11　小麦グルテンの溶解性
に及ぼす砂糖の影響**

出典）和田淑子・倉賀野妙子：「低水分小麦
　　粉生地の膨化と食感形成における砂
　　糖の機能」，日本調理科学会誌，34
　　（4），pp.366-371（2001）

ると浸透圧が上がり微生物が繁殖できないことになる。バター，ショートニングなど油脂を多く
使った焼き菓子は保存により脂質が酸化して風味が悪化するが，砂糖添加は菓子保存時の脂質の酸
化を遅らせる。脂質の酸化を引き起こす酸素は結合水に溶けにくくなる上に，焼き菓子を焼成する
過程でできた褐色物質メラノイジンの抗酸化力などにより，酸化抑制に寄与する。

2）砂糖を含む甘い食べ物と健康とのかかわり

（1）砂糖摂取に対する食事指針

砂糖の消費量が多くなるにつれ，砂糖摂取による健康上の問題（むし歯，骨を溶かす，心筋梗塞，
糖尿病などとの関係）が指摘されるようになった。むし歯の発生に砂糖が関与していることは否定
できないが，ほかの問題については砂糖が直接関与するという科学的根拠は明らかにされていな
い。しかしながら，砂糖を含むものを食べ過ぎてしまう結果，さまざまな栄養上の問題を招きやす
いことは否めない。各国の食事指針[1]では，砂糖類は「控えめに摂取する」をすすめるところが
多く，総エネルギーの10％を超えないようにと定量的に示している国もある。

（2）健康上の問題点

a．肥　満　甘味菓子・甘味飲料は砂糖添加量が多いため，摂りすぎはエネルギー摂取量の増
大を招きやすい。一方，砂糖に含まれる炭水化物のエネルギー換算係数（3.87 kcal/g）は，ほかの
食品の炭水化物エネルギー換算係数とほぼ同程度であり，決して砂糖の炭水化物だけが高いエネル
ギー値ではない。肥満は砂糖の摂取が直接的要因ではなく，甘いお菓子をつい食べ過ぎて摂取エネ
ルギーを増やすことが一因である。摂取エネルギーが同じでもショ糖含量の高い食事は内臓脂肪を
蓄積しやすく，内臓脂肪型肥満になるとの報告[2]があり，過剰摂取は控えたい。

b．糖尿病の病態への影響　もともと肥満で軽度の耐糖能障害をもつ若年男性が，数％のブド
ウ糖を含む清涼飲料水を飲み過ぎて，極度の高血糖からインスリン分泌不全とインスリン抵抗性が

急激に顕在化して，糖尿病性ケトアシドーシスを発症した[3]ことが知られている。ブドウ糖に次いでショ糖も吸収が早いため，摂りすぎには配慮が必要である。

（3）甘味とストレス

ショ糖を摂ると，内因性オピオイドペプチド（β-エンドルフィンなど）分泌量が増すことが報告されている[4]。内因性オピオイドペプチドは体内でつくられる神経伝達物質で，働きはモルヒネに似ている。オピオイドペプチドは痛みの感覚の神経による伝達を抑制するとともに，満足感，喜び，心地よさなどの感情の発現にかかわっているといわれる[5]。

動物に身体的ストレスあるいは精神的ストレスを与えた場合，甘いショ糖溶液を与えておくとストレスが緩和されるという以下の実験がある[6]。動物にショ糖溶液を与えて熱い鉄板の上に足をのせると，与えない場合よりももがまんする時間が長くなることから，甘味の摂取は痛みを和らげる働きはあるといえる。動物の赤ちゃんを家族から引き離すと心細さから鳴くが，ショ糖溶液をなめさせたほうが，鳴き声が著しく少ない結果も得られている。これらの結果をそのままヒトにあてはめられないまでも，甘いものの摂取が身体的ストレスおよび精神的ストレス刺激に対し慰めてくれる働きをもつのかもしれないと考えられている。懐石料理にしても，洋風のフルコースにしても，食事の最後には甘い菓子が供されるが，食事の満足感が大きいことは経験上でもよく知られている。

（4）甘いものとの付き合い方

甘いものを敬遠するのではなく，摂取量と時間を適切にして取り入れたい。糖尿病の治療において食事管理の重要性は認識できていても，それが日々の行動に結びつかない患者に，甘味のおやつの時間を設定することで行動変容につながった例もある。人間にはさまざまなストレスはつきものである。限度を超す過度のストレスは心身の健康を損なうが，適度なストレス経験を積み重ねることで環境への適応力や行動能力を発達させ，その幅を広げる。ストレスをうまくマネジメントする上で，食べるという行為を上手に活用したい。

7.　食塩の嗜好機能と健康

1）食べ物をおいしくする上での食塩の役割

（1）塩味の付与

食べ物に塩味をつけるのは主として食塩（塩化ナトリウム）である。塩化カリウム，塩化マグネシウムなども塩味を有するが，これらは塩味のほかに苦味，酸味なども混ざり，食塩ほど好まれない。純粋に塩からい味を呈するのは塩化ナトリウムだけである。塩味は食べ物のおいしさを決定づける要因のひとつであり，おいしいと感じる食塩濃度は，体の浸透圧と等しい濃度（0.9%）とされ[1]，汁物の食塩濃度はそれに近い（表 2 - II -

表 2 - II -10　食べ物の食塩濃度

食べ物	食塩濃度（%）
汁　物	0.7 - 1.0
煮　物	1.0 - 2.0
浅漬け	2 - 3
佃　煮	4 - 8
パン類	1.0 - 1.6

10）。固形の食べ物の食塩濃度は濃いが，咀嚼中に唾液や他の食べ物と混ざることで薄まるため濃くても受け入れられる。

（2）食塩はうま味を増強させる

食塩は適切な濃度で用いるとグルタミン酸，イノシン酸，グアニル酸などのうま味を増強する（図2－Ⅱ－12）。多くの食べ物の味は，うま味物質や各種アミノ酸と塩の組み合わせ（種類と比率）で決まる。例えば，かにの味は表2－Ⅱ－11に示す各種成分がかにの味に寄与しており，表中の比率で混ぜると作り出せる。アミノ酸はうま味のほかにさまざまな味をもち，食塩はほとんどすべてのアミノ酸の味を増強し，食塩がないと味が弱々しくなりかにの味からほど遠くなる[2]。調味の際，適度な濃度の食塩を加えると，食べ物がもつうま味や多くのアミノ酸の味を引き出せることになり，おいしくなる。

（3）食塩はテクスチャー形成に働く

食塩は，野菜類の歯ざわりを変化させたり（p.191），小麦粉製品，魚肉・食肉製品の食感形成に効果的に働く。

a．小麦粉生地のこしを強く伸びもよくする

製パンにおける食塩の主な役割は小麦粉生地の物性に影響を与え，生地のガス保持力を向上させることである。その結果，膨張が促されるとともに，製品の「すだち」もよくなる。食塩添加による生地性状の違いを機器で測定すると，ミキソグラフ（生地ミキシング中の生地抵抗を測る）では食塩は生地の硬粘度を増加させ，エキステンソグラフ（こねた後の生地を切れるまで伸ばした時の抵抗力と伸びの程度を測る）では抗張力（こしの強さ），伸展性（伸びのよさ）ともに増加させる（図2－Ⅱ－13）。このことは，食

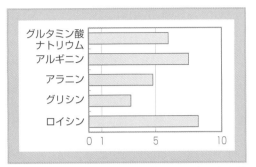

図2－Ⅱ－12　塩がアミノ酸やうま味の味を増強する効果を示す例

注）［食塩が共存している時の応答値］／［食塩なしの応答値］　数字が1より大きいほど，食塩が入っている方が味を強く感じていることを示す（イヌ）

出典）栗原堅三：「世界に広がるうま味の魅力」，日本味と匂学会誌，19(2)，p.181（2012）を改変

表2－Ⅱ－11　かにの味を作り出すための必須成分

必須成分	本来の味	組成（mg/100 mL）
グリシン	甘　味	600
アラニン	甘　味	200
アルギニン	独特の苦味	600
グルタミン酸ナトリウム	うま味	30
イノシン酸ナトリウム	うま味	20
食　塩	塩　味	500
第二リン酸カリウム	塩　味	400

資料）栗原堅三：味と香りの話，p.10，岩波新書（1998）

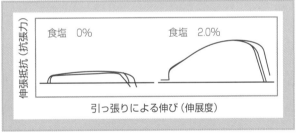

図2－Ⅱ－13　食塩添加量によるパン生地のエキステンソグラム

注）エキステンソグラフは一定時間寝かした生地を切れるまで伸ばし，伸張に対する抵抗を記録する機器で，図中にある三つの線は時間を置いて3回測定を繰り返したことを示す。

出典）松本　博：製パンの科学，p.92，大蔵印刷（2004）

塩が生地全体を引き締めて弾力のある状態にする一方で，伸びもよくすることを示す。生地の発酵過程で発生したガス（二酸化炭素）が，生地をこねた際に入り込んだ気泡に集まり大きく膨張しようとする。その際，気泡周囲の生地が膜状に十分に伸びるとともにガスの圧力にも耐えてガスを保

持できる力を備えていることが望ましい。食塩添加生地は両者の力に優れているためガス保持力が高い。さらに製パン過程のガス抜き操作で，気泡が分散し気泡数が大幅に増える。その生地を発酵させると，そこでもガスが膨張するため，ガス抜き操作は「すだち」の状態をよくする上で欠かせない。食塩を添加すると「すだち」が細かいパンに仕上がる。食塩を加えないと発酵中にだれて，ベタベタした生地となり成形もしにくい。食塩はイーストの増殖発酵を抑えるため食塩無添加生地ではむしろガス発生力はよいのに，ガス保持力はかなり劣った状態になるため，膨らみが促され難い。食塩がなかったらパンはできない[3]とまでいわれるほど，パン作りには欠かせない副材料である。

　こうした生地の物性に対する食塩の効果は，生地をこねる際に小麦たんぱく質から形成されるグルテンの網目構造がち密になるためではないかと考えられているが，作用機構は不明である。

　ビスケット，クッキーなどの焼き菓子では食塩添加生地は伸びやすく，成形・型抜き操作がしやすくなる。パンとは違って生地が低水分系であるため，焼成時の膨化は抑えられ，硬い食感となる[4]。

　食塩水で混ねつしたうどんの生地は，パン生地同様「だれ」がなく，抗張力，伸展性を増大させ，水で混ねつした生地に比べて，弾力があり締まったものとなる。うどんの硬さは食塩使用の有無により異なり，食塩を使用すると軟らかく弾力があるが，食塩を使用しないと芯があり硬いものになる。食塩は，90％がゆでる際に湯中に溶出し，めん類は，あまり塩味を感じさせないが，食塩を使用したものは，使用していないものより風味がありおいしく感じられる[5]。

　b．魚肉・食肉製品の弾力感　　かまぼこ・つみれ・ちくわなど魚肉練り製品がもつ弾力のある歯切れのよい食感は食塩の働きで発現する。魚肉に食塩を加えてすり潰すと魚肉に多い筋原線維たんぱく質が溶け出すため粘稠な糊状になる。溶けてほぐれた筋原線維たんぱく質は網目状にからみあい，その中に水を閉じこめた構造になる。これを放置しても徐々に凝固し弾力のある状態になるが[6]，加熱するとたんぱく質が変性するため，網目構造は水を封じ込めたまま安定化し弾力性が増す。食塩を加えないと加熱時に水が出てしまい独特の食感は得られ難い。

　食肉にも筋原線維たんぱく質が含まれており，ひき肉料理で食塩が効果的に働く。肉に食塩を加えてよくこねて粘りを出し，加熱すると弾力性に富むハンバーグや肉団子が得られる。その際，肉の水分や添加した液体調味料を分離しないで肉塊内に保持する力（保水性）も魚肉の場合と同様に食塩の働きである。ソーセージなどを作る場合も肉塊や肉粒子を互いに結着させ弾力性のある凝固物にし，水分・脂質などを保持する力が必要であり，食塩を加える操作で発現する[7]。

（4）食塩の防腐作用により生まれる発酵食品がおいしさの幅を広げる

　食塩は水分活性を低下させ微生物の繁殖を抑えるため，食品の保存に利用される。その過程で発酵が進み，多くのうま味成分やアミノ酸が増えてくるため，もとの食品とは異なった濃厚な味をもつものに生まれ変わる。しょうゆ，みそ，魚醤（魚醤油・塩辛），穀醤，漬物などがその例である。

2）食塩摂取と生活習慣病の予防

（1）調味料としての食塩は栄養素ナトリウムの供給源として必要か

　食塩はナトリウム（Na）の主な摂取源となっている。Naの多くは細胞外液に存在して，生命を維持する上で必須の栄養素である。Naの必要量は成人で推定平均必要量600 mg/日，食塩相当量

として 1.5 g/日である[8]。

$$食塩相当量（g）= Na（g）× 2.54$$

発汗量が 1〜3 L/日で発汗による喪失量は 2〜8 g になるが，そうした環境に順応すると汗の食塩濃度は薄くなり体内から Na が失われないようにからだは対応する。高温下での労作業や運動が長時間続く場合には食塩を少量補給する。

このように，食塩としての栄養必要量が極めて少ないため，「食塩として 1.5 g 以上摂取することが望ましい」と示す意義はないため推奨量は設定されていない。食塩は天然素材の食品にも含まれており，なかでも海産物に多い（表 2 - Ⅱ - 12）ため，食塩無添加食でも食塩含量は 3 g/日前後となる[9]。食塩無添加食はもちろんのこと低塩食 5 g/日の嗜好性はよくない[9]。調味料としての食塩の役割は栄養素 Na の給源としてよりは食事の嗜好性をよくするための働きが大きい。

表 2 - Ⅱ - 12　食品素材に含まれる食塩相当量（g/100 g）

食品	食塩相当量	食品	食塩相当量
まあじ	0.3	あまえび	0.8
まさば	0.3	こんぶだし	0.2
あさり	2.2	牛・豚もも肉	0.1
か き	1.2	生わかめ	1.5
はまぐり	2.0	鶏 卵	0.4

資料）文部科学省：日本食品標準成分表 2020 年版（八訂）（2020）

（2）食塩摂取量の現状

食塩摂取量は平均して 10.1 g/日/人（男性 10.9 g/日/人，女性 9.3 g/日/人）であり（令和元年国民健康・栄養調査結果），この 10 年間では減少傾向であるが，栄養上の必要量を大幅に上回っている。

（3）食塩摂取と生活習慣病の関係

a．高血圧　　食事から摂取した Na はほとんど無制限といえるほど吸収される。必要量以上の Na を摂ると，その余剰分は他の成分に合成されたりなどせず尿から排泄される。摂取量が多いと排泄量も多く，摂取量が少ないと排泄量も少なくなり，血液中の Na 濃度を一定に保つように，主に腎臓の働きで調節されている。腎臓が体内に Na が貯まるのを防いでいる。ところが，Na の排泄がうまくいかなく摂取量が排泄量をわずかでも上回る状態が長く続くと体内に Na が貯留し，その結果として血圧が上昇する。血圧の上昇は腎臓からの Na の排泄を促すための代償作用でもある[10]。世界各地の数多くの疫学研究では Na の排泄量と血圧の間に正の相関があり[8]，食塩摂取量の少ない地域では加齢による血圧の上昇はないが，日本では食塩摂取量が多く，年齢が高くなるに伴い高血圧患者の割合が高くなる。60 代では 6 割前後であり，日本では 4,000 万人にも達しており，国民病と称されている。

高血圧がよくないのは，脳卒中や心筋梗塞の引き金になることである。高血圧は血管に内部から高い圧力がかかる状態のため血管は絶えず刺激され傷みやすく，そこにコレステロールなどがしみこむなどして動脈硬化を促す。高血圧が長く続いたり，血圧が高いほど血管は傷ついていき動脈硬化がひそかに進む。脳血管が動脈硬化を起こせば脳卒中（脳出血，脳梗塞）を，心臓の冠動脈が起こせば心筋梗塞を招く。日本人の死因の 1/3 を占めるのが脳卒中と心筋梗塞であり，高血圧そのものは自覚症状がないためサイレントキラー（静かなる殺人者）と称される。たとえ命を得ても脳卒中は「寝たきり」と「認知症」の最大原因ともなっており，QOL（生活の質）は低下してしまう。

b．脳卒中　　高血圧の有無とは関係なく，食塩摂取量は独立して脳卒中の罹患率・死亡率と正

の相関があり[8]，たとえ高血圧でなくても減塩は脳卒中を予防する上で重要である。

c．胃がん　塩蔵食品は胃がんのリスクを高める[8]。塩蔵食品は保存上食塩濃度が高く，その高濃度の食塩が胃粘膜を壊し炎症を起こしたりピロリ菌の持続的感染を招くこと，および塩蔵食品の保存過程で発がん物質が多く産生されることなどによると考えられている[11]。日本人は胃がんが多く，がん全体における罹患率は男性は第1位，女性では第3位にあり，その予防として減塩は重要である。

d．骨粗鬆症　食塩の過剰摂取は骨量の低下を招く。食塩を摂りすぎると尿へのNa排泄量が増すのに伴ってカルシウム（Ca）の尿排泄も増すため，体内からカルシウム流出をもたらす結果である[12]。食塩の過剰摂取は骨粗鬆症のリスクを高める。

（4）減塩に向けて―その基本―

生活習慣病の予防の面からは減塩が望ましいが，無理な減塩は食事の嗜好性を下げるため，食欲の低下を招き，食事量が減少し，ほかの栄養素摂取不足を招きやすい。減塩であっても食事の嗜好性を下げない工夫が必要である。

a．減塩の目標値　血圧を上昇させない食塩摂取量は3～5gであることから，高血圧の予防と治療のための指針（日本高血圧学会ガイドライン，アメリカ高血圧合同委員会，WHO/国際高血圧学会ガイドライン）では食塩摂取量として6g/日未満をすすめている[8]。血圧への食塩摂取による対応には個人差があり，食塩を摂りすぎても高血圧になりにくい体質の人がいる。そのような人では腎臓のNa排泄機能が十分に働いており，体内に入った余剰のNaはすべて排泄される。ただ，各人の食塩に対する感受性の有無は現在では測定が難しいこと，また食塩は単独で脳卒中，胃がん，骨粗鬆症のリスクを伴っていることから，血圧が正常であってもこうした生活習慣病予防のために減塩がすすめられる。「日本人の食事摂取基準（2020年版）」で設定されている目標量は成人男性で7.5g/日未満，女性で6.5g/日未満である。この値は生活習慣病予防のために当面達成したい摂取量であり，理想的な値ではない。現在の摂取量を考慮した値であり，女性は男性より実際の摂取量が少ないため目標量は少ない。既に目標量未満の人はできるだけ減塩に努める。

b．薄味でも塩味を感じる味覚能力をもつ　薄味でもおいしく食べるには自身の食塩の味覚閾値が低いことが基本である。高血圧患者は健常者に比べて食塩の閾値が有意に高いため[13]，無意識に過剰な食塩を摂取してしまっている面がある。閾値を高くする要因は喫煙のほかに亜鉛，ビタミンA，たんぱく質不足がある。ダイエットなどで絶食したりなど栄養バランスをくずした食生活が背景にある。食塩に対する味覚感度を上げ，濃度差を識別できる力（p.72，本章Ⅲ－2．参照）を備えておけば薄味でおいしく食せる。薄味の味つけは離乳食期からはじめ習慣化させたい。

c．カリウム源の食品類を十分に摂り食塩の排泄を促す　カリウム（K）は食事から摂ったNaを効率よく排泄させる働きがあるため降圧作用がある。高カリウム食は正常血圧者だけでなく高血圧患者の血圧を下げ，その降圧効果は食塩摂取量が多いと特に大きい[14]。高血圧予防のために摂取することが望ましいKの目標量が設定されている。摂取量の現状は目標量に対してかなり少ない。野菜・果物・いも・海藻・きのこ類などのカリウム源を毎食十分量摂取しないとなかなか目標量摂取は難しい。積極的に摂取することが望ましい。

d．食事における減塩の工夫を　調理時および食卓でどのような工夫をすれば食塩摂取を減ら

せるか，実際的なヒントとして「塩分を控えるための12ケ条」が厚生労働省から（表2－Ⅱ－13），「減塩レシピ」が日本高血圧学会減塩委員会から出ており，参考になる。加工食品，インスタント食品，菓子類などの利用時には成分表示の確認を習慣化する。表示成分はNaで行われているため，食塩相当量に換算する必要がある。秋田県は脳卒中死亡率が全国第1位だったことを受けて減塩運動に取り組み，食塩摂取量が1/2に低下（1952（昭和27）年22.1g，2006（平成18）年11.3g）し，脳卒中の死亡率も低下した。

　高血圧患者は世界で約10億人以上とされており，海外でも減塩運動が活発化している。塩分カットのクラッカー，ポテトチップス，フライドチキンなどが工夫され，食品企業も巻き込んだ減塩で食塩摂取量を低くできた国もある[15]。

表 2 －Ⅱ－13　塩分を控えるための12ケ条（厚生労働省）

1. 薄味に慣れる	7. 香りを利用して
2. 漬け物・汁物の量に気をつけて	8. 香ばしさも味方です
3. 効果的に塩味を	9. 油の味を利用して
→塩は食品表面にさっとふるなど	10. 酒の肴に注意
4. 「かけて食べる」より「つけて食べる」	11. 練り製品・加工食品には気をつけて
5. 酸味を上手に使いましょう	12. 食べすぎないように
6. 香辛料をふんだんに	→沢山食べるとカロリーも塩分も多く

■文　　献

1．おいしさに関与する要因

1) Szczesniak, A. S., Kleyn, D. H.：Consumer awareness of texture and other food attributeces, *Food Technol.*, 17, pp.74-77, 1963
2) 松本仲子，松元文子：「食べ物の味－その評価に関わる要因」，調理科学，10(2)，pp.46-50，1977
3) 松本幸雄：食品の物性とは何か，p.20，弘学出版，1991

2．おいしさを構成している食べ物の成分

1) Sherman, P.：*J. Food Sci.*, 34, 458, 1969
2) 畑江敬子：「魚肉テクスチャーの総合的把握の試み」，松本幸雄・山野義正編：食品の物性　第16集，p 69，食品資材研究会，1991
3) 淵上倫子：「野菜のペクチンとかたさ」，松本幸雄・山野義正編：食品の物性　第14集，p.192，食品資材研究会，1988

4．ハイドロコロイドが食べ物を食べやすくする

1) 稲田和之：「食品産業に於ける加工澱粉」，化学経済，42(1)，pp.73-81，1995
2) 岩瀬弘士郎：「ゲル化剤，増粘剤としてのカラギーナンの特性とその商品への応用例について」，*New food industry*，32(5)，pp.17-24，1990
3) 小林三智子，小倉文子，中濱信子：「カラギーナンゲルのレオロジー的性質について」，日本家政学会誌，36(6)，pp.392-398，1983
4) 大塚龍郎：「ゲル化剤としてのゼラチン」，*New food industry*，32(4)，pp.17-21，1990
5) 中尾行宏：「カードランの食品への利用」，*New food industry*，32(4)，pp.1-8，1990
6) 大和谷和彦：「ケルコゲルの食品への新しい応用」，*New food industry*，32(4)，pp.31-36，1990

5．油脂の嗜好機能と健康

1) 潮　秀樹・大島敏明・小泉千秋：「脂質が味覚に及ぼす影響」，山澤正勝，関　伸夫，奥田拓道，竹内昌昭，福家眞也編：水産食品の健康性機能，p.82，恒星社厚生閣，2001

2) 米田義樹：「ミルクの二次機能」，吉川正明，細野明義，中沢勇二，中野　覚編：ミルクの先端機能，pp.41-64，アイ・ケイコーポレーション，1998

3) 日本調理科学会近畿支部揚げる・炒める分科会：「フライ油の使用限界に関する研究Ⅰ」，調理科学，26，pp.304-309，1993

4) 北尾敦子・倉賀野妙子・奥田和子：「少ない油量での揚げ物―環境に優しい食生活―」，日本調理科学会誌，30(4)，pp.329，1997

5) 松元文子：「てんぷらの衣」，調理科学，1(1)，pp.4-7，1968

6) 藤谷　健：あぶら（油脂）の話，p.70，裳華房，1996

6．砂糖の嗜好機能と健康

1) 日本栄養・食糧学会監修：世界の食事指針の動向，建帛社，1998

2) 石川勝憲：「脂肪組織とその働き」，からだの科学，207，p.35，日本評論社，1999

3) 杉原茂孝：「小児の2型糖尿病‐清涼飲料水ケトーシス」，臨床栄養，98(4)，p.402，2001

4) 山本　隆：「おいしさの知覚」，都甲潔編著：食と感性，p.34，コウリンテクノブックス，1999

5) 大石正道：ホルモンのしくみ，p.88，日本実業出版社，1998

6) Blass, E., Fitzgerald, E. and Priscilla, K.：Interactions between sucrose, pain and isolation distress, *Pharmacol Biochem. Behav.*, 26, pp.483-489, 1987

・二国二郎：「でんぷんと調理」，調理科学，2，pp.6-14，1969

7．食塩の嗜好機能と栄養

1) 山本　隆：「塩と味覚 一人体の側から」，日本海水学会誌，59(2)，pp.115-120，2005

2) 栗原堅三・小野武年・渡辺明治・林　裕造：グルタミン酸の科学～うま味から神経伝達まで，p.18，講談社サイエンティフィク，2001

3) 松本　博「食塩」，田中康夫・松本　博編：製パン材料の科学，p.181，光琳，1992

4) 倉賀野妙子・和田淑子：「クッキーの物性に対する食塩の影響とその作用機構について」，日本家政学会誌，43(9)，pp.887-895，1992

5) 横塚章治：「製めんにおける食塩の役割」，調理科学，25(1)，pp.47-50，1992

6) 福家眞也：「魚介類の利用加工」，鴻巣章二監修：魚の科学，p.159，朝倉書店，1996

7) 沖谷明紘：肉の科学，p.131，朝倉書店，1996

8) 厚生労働省：「日本人の食事摂取基準（2020 年版）」策定検討会報告書，2019

9) 鈴木継美・和田　攻：ミネラル・微量元素の栄養学，p.272，第一出版，1997

10) 斎藤郁夫：「食塩摂取と高血圧」，日本医師会雑誌，136(12)，「食と生活習慣病」，p.2403，2008

11) 津金昌一郎：「食習慣とがん―どこまで分かっているか」，日本医師会雑誌，136(12)，pp.2366-2371，2008

12) 細井孝之：「食習慣と骨粗鬆症」，日本医師会雑誌，136(120)，pp.2308-2402，2008

13) 丸山千寿子・天海紀代美・東千恵美・松沢美帆・奥脇　泉・吉見千代子・阿原智美・村上智子・相沢力：「健常者及び高血圧患者の食塩味覚閾値について」，栄養学雑誌，48(6)，pp.267-271，1990

14) 武田英二：臨床病態栄養学，p.349，文光堂，2009

15) 荒川規矩男：「その成功のカギは？世界に広がる減塩運動」，栄養と料理 2 月号，pp.14-15，女子栄養大学出版部，2011

Ⅲ　調味と味覚

1. 調味操作

1）調　　味

（1）調味操作

　調味操作とは，「味を調える」ことであり，食材が本来もつ味を生かしつつ，よりおいしく食べられるように，調味料，だし汁，香辛料などを加えて，不快な風味を抑えたり，味と香りを補ったりする操作である。食材は，産地・土地・品種・農法・季節などにより味や風味が異なるため，レシピの分量通りに調味するだけではなく，五感を働かせながら適宜調整する必要がある。その際，食材が本来もっている呈味物質と調味料が混合され味が変化することがあることを理解しておく。

　調味時は，食材への調味料など呈味成分の浸透に影響する要因を考慮する。食材の切り方は，表面積が大きいほど調味料が浸透する速度が速い。煮物の場合は，食材をやわらかくしてから調味する。粘性のある調味液では拡散する割合が小さくなるため，でんぷんやルーなどは最後に入れる。また，調味は一般に「さ（砂糖），し（塩），す（酢），せ（しょうゆ），そ（みそ）」の順といわれる。これは，分子量の大きい調味料から入れることで分子量の小さい調味料がすき間に拡散し，食材に速く浸透するためである。香りを生かす場合は，揮発性の高い酢，しょうゆ，みそは後で加える。

（2）味の相互作用（図2-Ⅲ-1）

　相互作用とは呈味物質の味が相互に影響し合い変化することをいう。2種類の呈味物質を同時に，あるいは継続して味わったとき，味を強めたり弱めたりする効果があり，対比効果，抑制効果，相

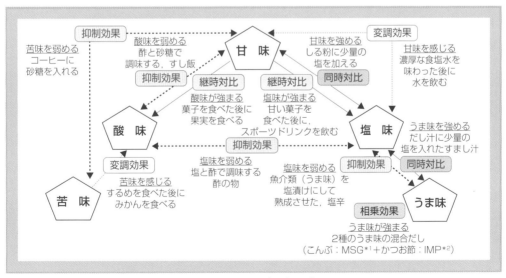

図2-Ⅲ-1　味の相互作用

注）＊1　MSG：L-グルタミン酸ナトリウム，　＊2　IMP：5′-イノシン酸ナトリウム

乗効果，変調効果などがある。

2）だしと調味料

（1）だしとうま味成分

だしとは，うま味成分（p.15参照）を多く含む食品を水に浸漬または煮出して成分を溶出させた汁のことであり，汁物やスープ類，煮物などあらゆる料理に使用される。

だしの素材やとり方は，国や地域，食文化により異なる。日本料理のだしは，乾燥させたこんぶなどの海藻類，かつお節や煮干しなどの魚介類，干ししいたけなどのきのこ類を素材としており，短時間でだしをとる。西洋料理のだし（ブイヨン，スープストック）は，牛すね肉や牛骨を素材とし，中国料理（湯）では，鶏骨や豚骨を素材とし長時間かけてうま味成分を抽出させるとともに，香味野菜や香辛料を用いて素材の臭みを抜き風味を補うのが特徴である。

（2）だしのうま味と健康

池田菊苗博士は，1908（明治41）年にこんぶの成分からグルタミン酸を発見し，「うま味」と命名した。その後，基本味のひとつとして認められるとともに，1985（昭和60）年に"umami"は国際語として公式に使われるようになった。

うま味成分であるグルタミン酸ナトリウムを摂取すると，唾液および胃粘液の分泌を促し，強い酸性である胃液による自己消化（自分の胃が溶ける）から保護する働きを助ける[1]ほかに，グルタミン酸ナトリウム摂取が体脂肪蓄積を抑制する（図2−Ⅲ−2）ことも示唆されている。後者の場合，食事誘発性体熱産生を高めることに起因する可能性が指摘されている。

みそ汁にだしのうま味（グルタミン酸ナトリウム）を加えることで約30％の減塩効果が認められており[2]，うま味を十分に備えた食べ物は濃い塩味をつける必要がないなど，おいしさを損なわずに減塩料理が可能となる。

（3）調　味　料

調味料には，基本調味料（砂糖，食塩，食酢，うま味調味料など），数種の味を混合した混合調味料（だしに基本調味料が混合された，めんつゆなど），魚や豆類，穀物などの原料を塩漬け，発酵させた発酵調味料（しょうゆ，みそ，食酢，みりんなど）がある。発酵調味料は，発酵の過程で原料中のたんぱく質が分解されるため，うま味成分であるグルタミン酸や各種アミノ酸を豊富に含んでいる。

a．塩味料　塩味料とは，食塩をはじめ，塩分を多く含む調味料であり，しょうゆ，みそなども含まれる。純度の高い精製塩，食卓塩，漬物塩など多種多様な商品が販売されている。

しょうゆは，だいず，小麦を原料とし，麹菌と食塩を加えて発酵・熟成させる。しょうゆには，濃口（塩分濃度約

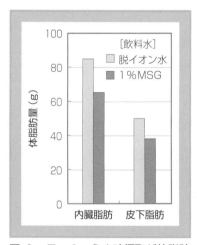

図2−Ⅲ−2　うま味摂取が体脂肪を抑制した研究例

注）実験方法：ラットを2群に分け，飼料は同じで，飲み水のみ変えて15週間育てた。1群は1％グルタミン酸ナトリウム（MSG），もう1群は脱イオン水である。
出典）巴　美樹・近藤高史・鳥居邦夫：「うま味物質は肥満を抑制する」，臨床栄養，117(2)，pp.165-174（2010）より改変

15%），薄口（淡口：塩分濃度約16%），たまりなどがある。みそ（普通みそ）は，麹（だいず，米，大麦などに麹菌を繁殖させたもの）に蒸しだいず，食塩を混ぜて発酵・熟成させたものである。しょうゆ・みそは，発酵・熟成過程中に，麹菌，酵母，乳酸菌により産生された有機酸，アルコール，アミノ酸，糖類により，特有の味と香りをもつ（p.21 参照）。また，アミノカルボニル反応（p.37，コラム：アミノカルボニル反応とカラメル化反応 参照）による着色も加わる。したがって，しょうゆ・みそを調理に用いることにより，塩味を付加するだけでなく，うま味，香り，色を同時に加えることができる。

　　b．**減塩調味料**　　減塩調味料には，低ナトリウム塩，減塩しょうゆ，減塩みそなどがある。低ナトリウム塩は，生活習慣病に関係する成分が，食塩の主成分「塩化ナトリウム」のナトリウム分であることから，塩化ナトリウムを塩化カリウムに置き換え，塩分を50%程度抑えたものである。カリウムには苦味があるため，苦味を抑え，まろやかな塩味にするために，ポリグルタミン酸などを使用し味を調整している。

　　c．**甘味料**　　甘味料の中心となる砂糖は，ショ糖を主成分とし，上白糖，グラニュー糖，黒砂糖などがある。グラニュー糖と上白糖は，サトウキビ，テンサイなど原料の搾汁からショ糖だけを結晶として取り出している。グラニュー糖は，純度が高く（ショ糖99.95%），淡泊な甘さをもち，さらさらしている。上白糖は，転化糖（ブドウ糖と果糖の混合物）を含むため（ショ糖97.8%，転化糖1.3%），甘味が強く，こくがありしっとりしている。黒砂糖は，原料の搾汁をそのまま煮詰めて作るため（ショ糖75～86%），濃厚な甘さと強い風味をもち，ミネラルを多く含む。

　　砂糖と同様に甘味は有するけれど，砂糖では得られない生体調節機能を有した甘味料が開発されている（表2-Ⅲ-1）。低エネルギー，低う蝕性（むし歯になりにくい），抗う蝕性（むし歯の原因にならない），腸内環境の改善（ビフィズス菌を増殖させる），インスリンの分泌を刺激しない，などの機能であり，特定保健用食品として消費者庁が許可している製品も多いが，砂糖がもつ多様な嗜好機能を代替することは難しい現状にある。

　　d．**食　酢**　　食酢には，アルコールを含む原料を酢酸菌で発酵して作る醸造酢（穀物酢，果実酢など）と，合成酢酸を調味した合成酢がある。調理に用いるのは醸造酢が多い。食酢には，少量の糖，アミノ酸，発酵によって生成した香り成分が含まれており，さわやかな香りは，食欲をそそり，胃液の分泌を促す効果がある。また，食酢には，防腐・殺菌作用（酢漬け），たんぱく質の変性促進（ポーチドエッグ，魚の酢じめ），組織の脱水・軟化（なます，魚のマリネ），酵素作用抑制による褐変の防止（れんこん，うどの浸漬），色素の発色変化（紫キャベツなどのアントシアニンを赤色にする，カリフラワーなどのフラボノイドを白色にする）などの作用がある。

　　さらに食酢を食事に取り入れることにより，血圧の低下，食後の血糖値上昇の抑制，動脈硬化発症の抑制など，食酢の生体調節機能が報告されている。

　　e．**うま味調味料**　　食品にうま味をつけるための調味料には，うま味調味料と風味調味料がある。うま味調味料には，L-グルタミン酸ナトリウムを主成分とし，5′-ヌクレオチドを混合したもの，L-グルタミン酸ナトリウムに，5′-イノシン酸ナトリウム，5′-グアニル酸ナトリウムを少量添加し，味の相乗効果による呈味増強作用を利用しているものがある。

　　風味調味料は，こんぶやかつお節の粉末やエキスを用いて，アミノ酸などのうま味調味料，食

表 2 −Ⅲ− 1　主な甘味料と機能性

機能性甘味料			原　料	甘味度 (%)*	う蝕性	エネルギー (%)*	その他
糖質甘味料	糖アルコール類	エリスリトール	ブドウ糖	75	低う蝕性	0	インスリンの分泌を刺激しない
		マルチトール	麦芽糖	70 〜 80	低う蝕性	50	
		ソルビトール	ブドウ糖	60 〜 70	低う蝕性	75	
		キシリトール	キシラン	100	抗う蝕性	75	
		ラクチトール	乳糖	30 〜 40	低う蝕性	50	
	オリゴ糖類	フラクトオリゴ糖	ショ糖	25 〜 35	低う蝕性	40 〜 55	インスリンの分泌を刺激しない 腸内環境の改善（ビフィズス菌を増殖させる） カルシウムの吸収を促進する
		ガラクトオリゴ糖	乳糖	25 〜 35	低う蝕性	50 〜 75	
高甘味度甘味料		アスパルテーム	アスパラギン酸，フェニルアラニン	200	低う蝕性	100	甘味度が高いため，甘さを引き出すために必要な使用量が少なくてすむことから，摂取カロリーを抑えることができる
		ステビア	ステビアの葉	10 〜 300	低う蝕性	100	
		スクラロース	ショ糖	600	低う蝕性	0	

注）＊：ショ糖を 100 とする

塩，糖類などを混合させたものであり，和風，洋風，中華風の種類がある。風味調味料の多くには食塩が含まれているため，調味の際は，食塩の添加量に配慮する。

　ｆ．みりん・酒類　みりんは，焼酎に米麹と蒸しもち米を混和し熟成させた「もろみ」を圧搾して作られる。甘味，こく，香気やうま味を付与し，日本料理にはかかせない調味料である。また，料理酒やワインなどの酒類を用いることにより，つやや照りが出て保存性もよくなる。動物性食品に対しては，消臭と肉質軟化の効果がある。

2. 調味と味覚能力

1）味 覚 能 力

　味覚能力とは，食材や食べ物のもつ個性ある風味を味わって感じとる能力であり，味覚のみではなくほかの感覚も働かせて相互に関連させながら味わっている。

　その際，味覚能力を備えていると呈味物質の刺激量が少なくても味を感じることができるため，薄味に調味し食材のもち味を生かして仕上げることができる。同時に，食材の不快な味を感じやすくなるため調味操作の工夫により不味成分を抑制でき，好ましい味に仕上げることができる。味覚能力が低下すると，食材そのものが有している独特の風味を感じとりにくく，その上に，調味料の

添加量も多くなり濃い味つけになる。濃い味の中でも特に塩味と甘味を長期間摂り続けることは生活習慣病のリスクを高める（p.61，65参照）上に，味に対する感度をますます鈍くする。

　食材のおいしさを引き出し食べ物の風味を向上させる調味操作本来の目的を遂行する上で，かつ，健康の面からも，調味する人自身が味覚能力を備えていることが基本と考える。そのためには自身の味覚能力を把握し，維持・向上に努めることが望ましい。味覚能力は，①食材や食べ物の風味の違いを識別できる能力，②基本味を識別できる能力などの面から判定できる。

（1）食材や食べ物の風味を識別できる能力

　異なる試料（食材や食べ物）を味わい，その違いを確認できるかで判定する。手法は，官能評価法の3点試験法（p.47，表2－Ⅱ－4）が適している。

（2）基本味を識別できる能力

a．味の質を感じとれる（味覚感受性）

基本味の閾値を調べることで判断する（p.17参照）。閾値の低いほうが，薄い濃度の呈味物質であっても，その味を感じる能力があると判断する。塩味の閾値を判定する方法として，一定濃度の食塩水（0，0.05，0.1，0.2，0.4，0.6，0.8，1.0，1.2，1.4，1.6％）を浸透させた濾紙を舐めるソルセイブ法がある。正常値は0.6％以下である[3]。

表2－Ⅲ－2　　五味の識別テストに用いる試料と濃度

味　質	味物質	濃度 (%)
甘　味	グラニュー糖	0.4
塩　味	精製塩	0.13
酸　味	クエン酸	0.01
苦　味	天然カフェイン	0.025
うま味	グルタミン酸ナトリウム	0.05

注）3個の蒸留水とともに提示する
出典）大喜多祥子・濵口郁枝編著：新版　トータルクッキング　健康のための調理実習，講談社，p.16（2015）

b．味の質を識別できる（味質識別能力）

　基本味の種類の違いを判断できるか調べる。濃度は各味とも閾値より少し高い濃度の溶液を用い，味の違いを識別できるかで判定する（表2－Ⅲ－2）。

c．味の濃度差を識別できる（濃度差識別能力）

　同じ味について，その濃度の違いを識別できるか調べる。濃度の異なる5段階（各味とも通常使用する濃度範囲に設定）の味溶液を用いる（表2－Ⅲ－3）。利味能力テストと称し[4]，実習授業に取り入れることで各自の味覚能力を把握させ，その向上意欲に有効に働くとともに，調味に関心をもつ機会となる。

2）味覚能力の低下とその背景

　近年，味覚能力の低下を示唆する調査報告が多く，その背景要因は食生活によるものが多い。

　明確に味覚に問題を呈し味覚能力が低下するのが**味覚障害**である（p.17参照）。症状が進むと味覚が消失してしまい，例えば，なしとりんごの識別ができず，何を食べても同じ味に感じる。わが国における味覚障害患者の数は年々増加しており，1990（平成2）年に14万人だったのが2003（平成15）年には24万人と約1.8倍に達している[5]。このような味覚障害患者の増加の原因は，高齢者の増加のほかに若者に多くなっていることである。高齢者では薬剤使用や食事量の減少に起因し，若者ではダイエットなどがもたらす食生活の乱れによる栄養素の摂取不足が一因である。味覚障害にまで至らなくても味覚異常（濃い濃度でないと味を感じない）が2割を超えていたことが男女大学生の閾値調査で認められている。こうした学生は，朝食の欠食者が多く，豆類・魚介類・海藻類の摂食頻度が少ない[6]。また，2017（平成29）年に血中亜鉛濃度を測定した研究では，20代女性の4

表 2 − Ⅲ − 3　利味能力テストに用いる試料と濃度

味　質	味物質	濃度（%）					基準とした濃度
		薄い 順位 濃い					
		1	2	3	4	5	
甘　味	砂糖	8.0	8.5	9.0	9.5	10.0	缶コーヒー，紅茶等の砂糖濃度は 10%
塩　味	食塩	0.80	0.85	0.90	0.95	1.00	汁物の食塩濃度は 0.8% 前後
酸　味	食酢（すべてに食塩 1.0%，砂糖 10.0% を入れる*1）	6.0	8.0	10.0	12.0	14.0	酢の物の適当な食酢濃度は 10%
うま味	グルタミン酸ナトリウム（すべてに食塩 0.8% を入れる*2）	0.0	0.1	0.2	0.3	0.4	すまし汁に用いるグルタミン酸ナトリウム濃度は 0.2 〜 0.3%

注）＊ 1：酢の物の甘酢味にするため，同量の食塩と砂糖を添加する。＊ 2：すまし汁の味にするため，同量の食塩を添加する。
出典）大喜多祥子・濵口郁枝編著：新版　トータルクッキング　健康のための調理実習，講談社，p.17（2015）

割近くで，潜在性亜鉛欠乏が疑われた[7]。

　利味能力テストを用いて女子短大生の得点を検査した研究によると，1996（平成 8）年の得点に比べて 10 年後の 2006（平成 18）年は低く，味の濃度差識別能力が低下していた（図 2 − Ⅲ − 3）。こうした学生は食事作りに携わらず，食事を味わって食べず，外食や中食（市販弁当や惣菜などを購入）を利用する機会が多い（図 2 − Ⅲ − 4）。味の濃度差は，薄味に慣れていないと識別することができない。外食や中食は，保存性を高め万人に好まれる味に仕上げていることにより味付けが濃いため，濃い味に慣れてしまいがちとなり，薄味に調味することが困難となる。

　近年では，食の外部化（調理済み食品や外食が家庭内調理による食事に代替すること）が進行している。調理経験の不足は，食材を味わったり調味をする機会の不足につながり，味覚能力を低下させる原因のひとつと考えられる。調味によって食材のおいしさを引き出し，味付けをコントロールできるよう，調理経験を多くもつことが望ましい。

3）味覚能力を育む味覚教育

　人間は食べ物を「食べる」という行動の中で五感を使い，食べ物を分析し総合しておいしさを判断している。味覚教育は，こうした一連の過程を体系化した上で意識して行わせ，感覚を研ぎ澄ますトレーニングのことであり，当然味覚能力の向上につながる。減塩意識は，家庭の料理の味や母親の意識から影響を受けている。

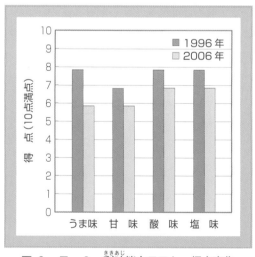

図 2 − Ⅲ − 3　利味能力テスト　得点変化
注）1996 年から 10 年が経った 2006 年の得点は，各味とも に低下している。
出典）濵口郁枝，内田勇人，奥田豊子他：「味覚能力と食生活との関連性に関する臨床的研究」，小児保健研究，69(5)，pp.676-684（2010）より改変

家庭の料理の味つけは，子どもの嗜好性の基礎を形成し，さらに成長期の食体験によって強化されていく。子どもの頃から五感を使って食材や食べ物を味わうこと，食べ物を分析しつつおいしさを評価する味覚教育の機会を設けることが必要である。

（1）日本の味覚教育

わが国における味覚教育は，後述するフランスやイタリアの味覚教育を参考とし，主に小学生を対象に徐々に実施されるようになっている。日本の食文化の特徴を生かした「だし」を用いた味覚教育も検討されている。

大学生を対象とした味覚教育として授業内で実施可能なプログラムの例を表2－Ⅲ－4に示した。内容は，五感を働かせて食材がもつ個性ある風味を感じとること，さらに食材の味を生かしておいしさを満たせるよう調理し，味付けをコントロールする

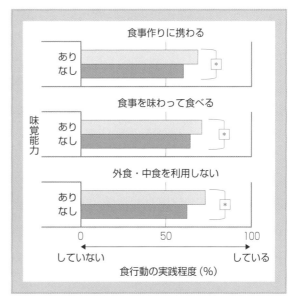

図 2－Ⅲ－4　味覚能力と食行動

注）味覚能力は，利味能力テストで判定した。
　＊：有意差（危険率5%）が認められたことを示す。
出典）濵口郁枝，内田勇人，奥田豊子他：「味覚能力と食生活との関連性に関する臨床的研究」，小児保健研究，69(5)，pp.676-684（2010）より改変

など，感覚を研ぎ澄ます味覚教育である。大学生では，調理学実験，官能評価演習に味覚教育を組み込むことで，科学的な視点から食べ物をとらえ，知識を実践に生かす応用力を身につけることが可能となる。

（2）フランスの味覚教育

フランスでは，1990年より国をあげて子どもに対する味覚教育に取り組んでいる。フランス味覚研究所（ジャック・ピュイゼ副所長）の考案によるもので，主に小学生を対象にした「味覚の授業」は，現在12回のコースから成り，内容は，五感，食事の準備，好みの違い，地方特産物，食品の生産から消費・加工方法の経緯，食品の選択方法，食事作りとマナーなどである。

（3）イタリアの味覚教育

イタリアでは，スローフード協会（Centro Educazione del Gusto，味覚の教育中央センター）が大人や子どもたちに向けた食育に力を注いでいる。

1993年に開始され，近年では味覚の教育（Educazione del Gusuto）と呼ばれるプロジェクトはスローフード協会の中でも大変重要な部門であり，4回のコース，全15時間の内容となっている。感覚(味覚)を通して新しい発見をする喜び，仲間と食事をともにする喜びなど，食べることから得られる数々の喜びを子どもたちに教えることが最大の目的である。具体的な活動は，その土地で古くから食べられている食材や料理などを試食したり，自分たちで作った作物を食べたりする。こうした経験を通して，子どもたちが食に興味をもつようになり，科学的，栄養学的なことや現代社会の食を取り巻く状況（レストランや加工品が増えたことなど）などを一緒に考えていけるようになる。

表 2 − Ⅲ − 4　大学生の味覚教育プログラム

第 01 回　味覚について説明　味覚のしくみ，五感，五基本味の概要
第 02 回　基本味を識別する能力を確認する　味の質や濃度差を識別するテストを受ける。
第 03 回　五感を使って食べ物を味わう（視覚，聴覚，嗅覚，食感，味覚，総合的な評価） 　　食材や食べ物のカードを見たり，食材や食べ物を味わってみる。どのように感じたか五感を使って言葉で書き出す。 　　例：塩（数種），砂糖（数種），チョコレート（カカオの割合の異なるもの），水と炭酸水，食材や食べ物の絵カード　など。
第 04 回　四つの基本味を味わう実習（甘味，塩味，酸味，苦味） 　　砂糖の量と甘味の変化，酸味を和らげる甘味の役割，苦味を和らげる甘味の役割，塩味は食べ物のおいしさを決定づける重要なものである，などを理解する。 　　例：ホイップクリーム，レモネード，コーヒーゼリー，すまし汁　など。
第 05 回　五感を使って食材や食べ物のもつ風味を感じとる 　　例：野菜を用いて加熱前後を比較する。香味野菜を用いて切砕の方法を変えて比較する。 　　　　香辛料を用いて生と乾燥したもの，市販品の比較をする。
第 06 回　うま味を取り入れた和食の実習，配膳，コーディネート，マナー 　　「こんぶ」，「かつお」，「こんぶとかつお」，「にぼし（いりこ）」，「だしの素」を使っただし汁のうま味を比較する。うま味を取り入れた献立を実習し，味の相互作用 *1 を確認する。 　　テーブルクロス，テーブルマット，フィギュア（小物）などを使用して食空間の演出を実践し，視覚がおいしさを向上させることを理解する。
第 07 〜 12 回　食材や食べ物の風味を識別する能力を活用して，官能評価を実施する 　　食材や食べ物の違いがわかるか，好みに違いがあるか，などを確認するため，自分たちで試料を検討し，官能評価 *2 の手順に基づいて評価し結果をまとめて発表する。
第 13 回　五感を使って食べ物を味わう（総合）　レストランでの食事，テーブルマナー講習　など。
第 14 回　基本味を識別する能力を再確認する 　　授業を通して味の質や濃度差を識別する能力が向上したかテストを受ける。
第 15 回　まとめ

注）＊ 1　味の相互作用は，図 2 − Ⅲ − 1（p.69）を参照。
　　＊ 2　官能評価の詳細は，p 46, 47 を参照し，数種の手法を実施してみる。
出典）濵口郁枝，内田勇人，奥田豊子他：「女子大学生に対する味覚教育の実施が味覚能力に及ぼす影響」，小児保健研究，71(2)，pp.304-315（2012）より改変

■文　　献

1）巴　美樹・鳥居邦夫：「うま味物質による唾液および胃液の分泌促進効果」，臨床栄養，116(2)，pp.181-188，2010

2）今田敏文・河合美佐子・沖山　敦：「うま味でおいしく減塩：味噌汁へのグルタミン酸ナトリウム（MSG）添加効果，日本味と匂学会誌，14(3)，pp.447-450，2007

3）西元謙吾・黒野祐一：「全口腔法味覚検査・ソルセイブ法による味覚検査」，口腔・咽頭科，16(2)，pp.195-198，2004

4）大喜多祥子・濵口郁枝編著：新版　トータルクッキング，講談社，pp.16-17（2015）

5）Ikeda M, Aiba T, Ikui A, et al.：Taste disorders：a survey of the examination methods and treatments used in Japan, *Acta Oto-Laryngologica*, 125, pp.1203-1210, 2005

6）佐藤しづ子・阪本真弥・笹野高嗣：「若年者の味覚異常に関する疫学調査研究—第 2 報食生活との関連について—」日本口腔診断学会雑誌，19(1)，pp.69-79，2006

7）吉永眞人・池田裕子・樽井里佳他：「当院健診受診者における血中亜鉛濃度の世代別調査について」，総合健診，46(2)，pp.273-275，2019

第3章 調理操作と調理機器

1. 調理操作の基礎

1）非加熱調理操作の科学的背景

　洗浄，浸漬，吸水，抽出，溶解，冷却，冷凍などの非加熱調理操作中には，「水」がかかわることが多く，温度が上がるとその変化が加速する。調理・加工操作中に起こる「火と水の科学」を，分子レベルのミクロな視点からみてみることにする。

　a．食品中の水　　生物体の60％以上は水分であり，水は食品の組織内に存在して低分子化合物を溶解し，高分子化合物をコロイド状に分散している。

　b．分　散　　微粒子が浮遊あるいは懸濁している状態を分散（disperse）と呼び，分子分散系，コロイド分散系，粗大分散系に分けられる（図3－1）。食品の多くは多成分が混在した分散系である。

　c．溶　解　　溶媒（液体）中に分散して均一になることを溶解（dissolution）といい，生成された液体を溶液と呼ぶ。水のもつ抜群の溶解能が多くの化合物を正（＋），負（－）に帯電し，化学反応を引き起こす誘因となる。

　d．コロイド　　0.1 〜 0.001 μm（10^{-7} 〜 10^{-9} m）の極微細な粒子をコロイド（colloid）といい，分散媒が液体で分散相が固体の場合をサスペンション（suspention），分散媒と分散相がともに液体の場合をエマルション（emulsion，乳化）と呼ぶ。みそ汁，果汁，スープ，米のとぎ汁などが前者に，マヨネーズ，牛乳，生クリーム，バター，マーガリンが後者に属する。

　e．界　面　　2種類の物質が混在した分散系には界面が存在する。界面とは物質と物質が接する境界面である。界面には界面エネルギー，すなわち，界面積を小さくする力である界面張力（表面張力）が働く。

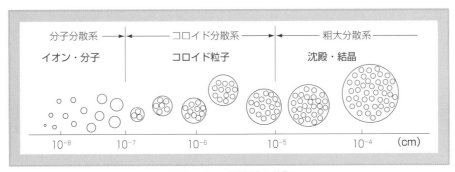

図 3 － 1　分散系の分類

出典）川端晶子：食品物性学，建帛社（1989）より引用

f．界面活性剤　　界面の自由エネルギーは，界面に界面張力を低下させるような物質を吸着させると低下する。このような働きを界面活性といい，界面活性を有する物質を界面活性物質と呼ぶ。界面活性物質は分子中に親水基と疎水（親油）基をもっている必要がある。

g．乳　化（エマルション）　　互いに混ざり合わない液体を攪拌または振とうし，一方を微粒子にして他方に分散させた状態を乳化（emulsion）と呼び，乳化状態を保持するために乳化剤が用いられる。

h．乳化剤　　乳化剤は界面に吸着し，自由エネルギーを低下させるように働く界面活性物質であり，親水基と親油基の両方をもつため，親和力が強い相が分散媒（連続層）となる。

i．ゾルとゲル　　分散媒（液体）に固体が分散したコロイド分散系で，流動性に富む系をゾル（sol）と呼び，固体になるとゲル（gel）と呼ぶ。たんぱく質，でんぷん，寒天，ペクチンなどの高分子の分散系では，冷却するとゾルからゲルに転移する現象がみられる。

j．水と氷　　水分子（H_2O）中で酸素は負（－）に，水素は正（＋）に帯電し，水分子同士が引き付けあって集合体（クラスター）を形成している。水が氷になると正四面体構造となり，体積が約 10%増加する。

k．氷点と氷点降下　　水が氷になる温度を氷点といい，1 気圧，0℃で純粋な水を冷却すると，335 J（80 cal）/g の熱量を失って 0℃の氷となる。食品中の水には多くの成分が溶け込んでいるため，氷点は降下し，食品中の水の約 80%を氷結するために，－1〜－5℃の低温が必要になる（最大氷結晶生成帯）。

l．比　重　　ある物質の密度（単位体積当たりの質量）と，標準物質の密度との比である。通常，固体および液体は水（温度を指定しない場合は 4 ℃）を基準とし，気体は同温度，同圧力の空気を基準とする。

m．乾物の吸水　　乾物を乾燥前の状態に復元するために吸水させると，豆は約 2 倍，切干しだいこん，干ししいたけ，ひじき，凍り豆腐などの乾物は 4〜6 倍，カットわかめは約 10 倍になる。食品が吸水するのは，食品より外部の水分が多い場合のほかに，食品の空隙が減圧されて吸水しやすくなった場合がある。

n．浸透圧　　濃度の異なる二つの溶液が膜で仕切られている場合，膜の孔が大きければ拡散によって両側の濃度は同じになるが，半透膜の場合には溶媒は通過できるが溶質が通れないため，濃度の高い側の浸透圧が高くなる。濃度差を減らそうとして溶媒（水）が移動するため，野菜に塩を振ると脱水し，水に浸すと吸水する。

o．拡　散　　溶質が濃厚な液から希薄な液に移動する現象は拡散と呼ばれ，時間がたつとブラウン運動によって自然に濃度差が解消される。食品の場合には，細胞膜がこの移動を妨げるので，加熱によって細胞膜の半透性を消失させ，調味料を拡散しやすくして味をつける。分子量の大きい砂糖は拡散しにくいため先に加える。調味液が濃すぎると細胞内の水が出て食品が硬くなることがあるので注意する。

p．pH　　pH とは水素イオン濃度（potential Hydrogen）を表す言葉で，溶液の水素イオン濃度の逆数をとり，その常用対数で表す。中性を境に pH ＜ 7 の場合を酸性，pH ＞ 7 の場合をアルカリ性と呼ぶ。

pH = log 1 ／ ［H+］

　　q．**酵素作用**　　生体内の化学反応の大部分が酵素作用の助けを借りて進行している。人間は，触媒機能をもったたんぱく質の酵素（enzyme）作用を活用して，食品の色，味，香り，食感を好ましいものにする調理加工技術を手に入れてきた。微生物のもつ発酵技術は，食品加工に広く使われている。

2）加熱調理操作の科学的背景

　温度が上がると分子運動が活発になり，たんぱく質やでんぷんなどの高分子化合物が水と相互作用して変性，凝固，糊化する。さらに温度が上がると，水分子は空気中に飛び出して水蒸気となり，食品の表面が脱水・乾燥して焦げ（アミノカルボニル反応），パリ感が加わる。

　　a．**温度と熱**　　温度は物体の冷たさ，温かさを示す指標であり，熱は温度を変える源となる熱量である。温度の単位には，氷点0℃，沸点100℃を基準としたセ氏温度（℃），分子の運動エネルギーがほぼゼロになる絶対零度（－273℃）を基準とした絶対温度（K：ケルビン）がある。

　　b．**熱移動**　　温度差がある二つの物質が接していると，高温の物質から低温の物質に熱が流れ，やがて同じ温度になる。熱量の単位にはSI単位系のジュール（J）が用いられ，日本食品標準成分表にはcgs単位系のキロカロリー（kcal）が併記されている。

　　c．**伝熱法**　　加熱調理時に熱源から熱が伝わる方式には，伝導・対流・放射の3種があり，これらが組み合わされて食品が加熱される。

　　　i）**伝　導**　　高温部から低温部に熱が伝わることを熱伝導といい，移動速度の指標として熱伝導率（W／（m・K））が用いられる。空気（0.02），水（0.6），鉄（50），アルミニウム（200）と伝導率が高くなり，気体は金属の1/1,000以下，非金属固体や液体は金属の1/100以下である。

　　　ii）**対　流**　　液体や気体が部分的に熱せられると，熱膨張して軽くなり上方へ移動し，冷たい流体がその後流入する。その動きを伴って熱が移動することを対流伝熱という。

　　　iii）**放　射**　　太陽エネルギーをはじめ，自然界には放射熱を出すものが多く，周波数の異なる電磁波が加熱の目的で使われている。電磁波を吸収した食品の表面または内部で，熱エネルギーに変わる放射加熱法には，赤外線加熱法，遠赤外線加熱法，マイクロ波加熱法があり（図3－2），電磁波の加熱特性を生かした用途が開発されて利用が拡大している。

　　d．**比　熱**　　物質1gの温度を1℃上げるのに要する熱量。代表的な比熱（J／（g・K））は，水4.2，氷2.1，油2.0，木約1.3，石と土約0.8，アルミニウム0.88，鉄0.44，水蒸気1.6，空気0.71である。例えば，比熱が大きい水は熱しにくく冷めにくいが，油は比熱が水の約1/2なので熱しやすく冷めやすい。石と土の比熱は水の約1/5とさらに小さいので，夏場は海面より陸地の温度が高くなる。比熱が小さい鉄鍋はアルミニウム鍋の約1/2の時間で昇温するなどの事例がある。

　　e．**熱容量**　　熱容量（C）は物体の温度を上昇させるのに必要な熱量で，その物体の質量（m）と比熱（c）の積で与えられる（$C = m \times c$）。熱容量が大きいほど温度上昇には多くの熱が必要であるが，冷えにくい。揚げ物用の油量を増やして油温の低下を防ぐ例がある。

　　f．**水の状態変化と潜熱**　　水は，氷，水および水蒸気と三つの状態に変化し，変化時に多量の熱（潜熱）が出入りする。固体→液体（融解），液体→気体（気化）に変化する際には，外部から融

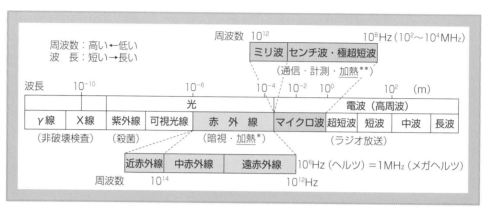

図3-2　電磁波の分類と加熱方面への用途

注）＊：中・遠赤外線加熱の用途：グリル・オーブン調理，暖房など
　　＊＊：マイクロ波加熱の用途：電子レンジ調理，温熱療法（医），乾燥・殺菌（工業）など

解熱，気化熱を吸収し，液体→固体（凝固），気体→液体（凝縮または凝結）に変化する際には，融解熱，気化熱と同等の凝固熱，凝縮熱を放出する（図3-3）。温度変化を伴わない熱を潜熱といい，1気圧で0℃の水を0℃の氷にするために0.334 kJ/g（80 cal/g）の融解熱，100℃の水を100℃の水蒸気にするために2.26 kJ/g（540 cal/g）の気化熱が必要となる。

　g．融　点　　昇温により固体が溶けて液体になるときの温度であり，融点や沸点（液体が気体になるときの温度）は物質によって決まっている。融点と凝固点（液体が固体化する温度）とは一致しないことが多い。

　h．沸点と圧力　　液体が気体に変わるとき，蒸気圧が上昇すると盛んに気泡を発生する。この現象を沸騰といい，2.26 kJ/gの熱が投与されて100℃の水蒸気になるので，蒸し料理では水蒸気の潜熱によって食品が昇温し，凝縮した水滴によってしっとり仕上がる。なお，沸点は大気圧と蒸気圧とがつり合った状態なので，気圧が増せば沸点は上昇し，気圧が減れば沸点は下降する。圧力鍋では約2.0気圧で沸点120℃となり，富士山頂では約0.69気圧で沸点88℃となる。

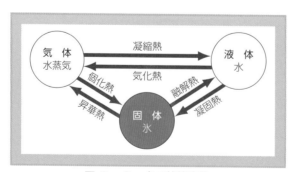

図3-3　水の状態変化

3）調理操作時の使用温度帯

　でんぷんを糊化し，たんぱく質を変性・凝固するために，湿式加熱では100℃までの温度帯が使

われ，おいしそうな焦げ目をつけるために，乾式加熱では150℃以上の温度帯が使われる。加熱調理機器には，300℃までの設定が可能な機種が多い。高温調理は火災の危険があるので，ガスこんろは油が発煙発火する手前の250℃で自動消火する。なお，大量調理では食中毒の危険性を避けるために，芯温管理機能があり，75℃以上の加熱が求められる。

食品を長く安全に保存するために冷凍冷蔵庫がある。－18℃以下まで冷却する機種が主流であるが，－40℃以下まで冷却して急速冷凍できる機種もある。なお，食べ物を温かくし，おいしく解凍するため，電子レンジには65℃前後の温め機能，－5℃までの生もの解凍機能がある。

2. 調理用エネルギー源

加熱調理の始まりは約100万年前といわれる。熱源としては薪や植物が使われ，中世以降までそれらが主たる熱源であった。その後，木炭や石炭などの「固体燃料」が加わり，暖房と調理用に使われた。いろりや暖炉，ストーブなどをかこんで暖をとりながら煮炊きをする風景は郷愁をさそうものではあるが，つきっきりで火の管理をする必要があるばかりか，赤い炎とともに出る煤煙（すす）に悩まされ，不完全燃焼のために熱効率が20％前後と低かった（図3－4）。

　　熱効率（％）＝調理目的に利用された熱量／燃料の熱量　×100

19世紀になると，点火と火力調整が容易で必要なときにいつでも利用できる「ガス」と「電気」が燃料として使われるようになり，都市部を中心に普及が始まった。青く燃え続けるガスの炎は，熱効率が40％前後とそれまで主たる燃料であった薪や草木に比べ高く（図3－4），煤煙が少なく清潔である。ガスの導入によって薪を使うかまどが都市ガスこんろに変わり，冷たい土間から解放された。板張りの台所は，のちにダイニングキッチンへと発展する。

（1）都市ガスとプロパンガスの利用

都市ガスは石炭や石油を分解して作られていたが，昭和40年代になると液化天然ガス（11,000 kcal/m^3）が使われるようになり，クリーン性が認められ急速に広まった。その一方，プロパンガス（液化石油ガス，24,000 kcal/m^3）を届ける事業が生まれ，僻地にまでガスが普及するようになった。ガステーブルこんろ，ガスレンジ（上部がこんろ，下部がオーブンの一体型）は，汎用性の高い調理用熱源として日常的に使われている。

（2）電気エネルギーの利用

電気エネルギーが調理用に使われるようになり，「調理家電製品」が普及した。電気こんろ類は火力が弱く電気代が高い

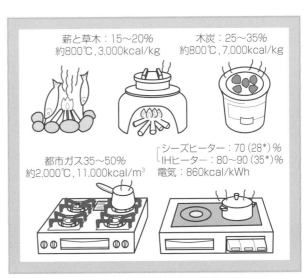

薪と草木：15〜20％
約800℃，3,000kcal/kg

木炭：25〜35％
約800℃，7,000kcal/kg

都市ガス35〜50％
約2,000℃，11,000kcal/m^3

シーズヒーター：70（28*）％
IHヒーター：80〜90（35*）％
電気：860kcal/kWh

図 3 － 4　加熱調理用熱源の発熱量と熱効率
注）上段は熱効率（％），下段は火炎最高温度（℃）を表す。
　　＊：発電ロス率を約60％とした一次エネルギー当たりの熱効率。

という理由から主要熱源にならなかったが，熱効率の高い IH 方式（電磁誘導方式）を採用したクッキングヒーターの登場で普及が拡大した。電気ヒーター類の熱効率は 70％以上と高く，IH ヒーターでは 85％以上になる（発電時の燃料のうち電気に変換される熱量が約 40％であることを考慮すると，熱効率は約 28 ～ 35％になる）（図 3 − 4 参照）。

3. 調理用具と調理機器

　自動でご飯が炊け，湯が沸く便利さが受け入れられ，自動調理方式を採用した熱源内蔵型の用途別調理家電（炊飯器，ジャーポット，トースター，パン焼器など）が各種製造された。20 世紀に新しい熱源として誕生した電子レンジや IH クッキングヒーターが加わり，便利な家電製品の導入は家事を大幅に軽減した。調理に使われる小道具は「台所道具」，「調理用具」と呼ばれていたが，ガスこんろ，オーブンレンジ，冷凍冷蔵庫などの大物が増えると，「調理機器」の名称で呼ばれることが多くなった。計量スプーン，菜箸，竹串，たわしなどの小物まで入れると，調理機器類は 100 種類以上にもなる。代表的な電気・ガス製品を示す。

　①　加熱調理機器類：ガスこんろ，炊飯器，トースター，電子レンジ，オーブンレンジ，ホットプレート，クッキングヒーター，フライヤー，ジャーポット，湯沸かし器など
　②　冷却機器類：冷凍冷蔵庫など
　③　回転調理機器類：ミキサー，ハンドミキサー，ジューサー，フードプロセッサーなど
　④　その他（複合タイプを含む）：食器洗い乾燥機，食器乾燥器，パン焼器，もちつき器など

＊＊ガスこんろと電気こんろ＊＊

①　**ガスこんろ**（ガステーブル，ガスレンジ）：2 ～ 4 口の火口とグリルがついたガステーブルが家庭用の汎用熱源として広く使われている。2,000 ～ 2,500 kcal/h の標準バーナーと，3,000 ～ 5,000 kcal/h の強火バーナーが組み合わされたタイプが多く，そのうち 4,000 kcal/h 以上はハイカロリーバーナーと呼ばれる。業務用にはさらに強力な 5,000 kcal/h 以上のバーナー，および 10,000 kcal/h 以上の二重バーナーがついたこんろが多く使われている。

②　**電気こんろ**（クッキングヒーター）：シーズヒーター，エンクロヒーター（ニクロム線を耐熱性の物質でおおい保護したもの，前者はコイル状，後者は円盤状），ハロゲンヒーター（赤い光と立ち上がりの速さを誇る），IH ヒーター（電磁誘導，induction heater，熱効率の高さを誇る）を使ったものがあり，2 ～ 3 口の火口とグリルがついたテーブルタイプが家庭用熱源として使われるようになった。クリーン，安全，清掃性のよさより，電化マンションを中心に普及が拡大している。

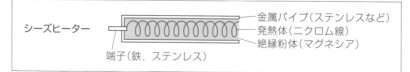

4. 調理作業のシステム化

　注文住宅の目玉として，1966（昭和41）年頃より，家庭内厨房にシステムキッチンが導入され始めた。システムキッチンは，貯蔵→準備→下ごしらえ→洗浄→切砕→加熱→配膳→後片付けと続く調理作業を一体化したもので，一枚天板（ワークトップ）の下に，流し台，調理台，ガス台などのユニットが組み込まれ，吊り戸棚や台下収納などの収納部もひとまとめになっている。キッチンの使い勝手をよくするために，ユーザーは調理用の機器・用具類を使いやすい場所に配備すればよい。

　下ごしらえ→加熱→後片付けと続く調理作業の流れは業務用厨房も同じなので，基本的にシステムキッチンと業務用厨房の類似点は多い。しかし，業務用厨房は喫食者数が多く，作業規模が大きい。また，業務用厨房は安全衛生性を第一に考えて設計され，作業の合理化・能率化が一層求められる。近年，調理用厨房，調理操作を系統的に整備し，調理作業を一つの「調理システム」として総合的に考えるようになった。HACCP（危害を特定した重点的な衛生管理方式）に基づき，作業の管理体制を徹底させるところが増えている。

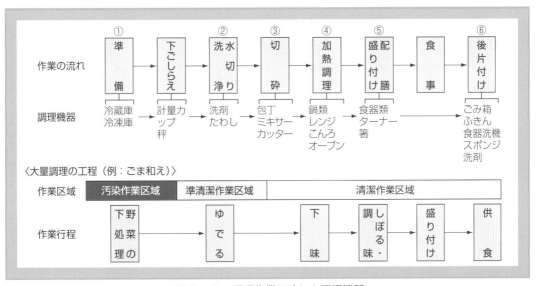

図 3－5　調理作業の流れと調理機器

5. 非加熱調理操作（preparation）

　調理操作には，非加熱調理操作と加熱調理操作とがある。加熱調理操作が主操作とされ，非加熱調理操作は準備操作として位置づけられることが多いが，刺身，サラダのように非加熱操作だけでできる料理もある。

1）計　量（measure）

　重量，容量，温度，時間を測定する基本操作である。計量することによって，初心者でも失敗が

少なくなり，作る料理の再現性が高くなる。計量器として，一般にはかり（台秤，さお秤，自動秤など），計量カップ（200 mL，1 Lなど），計量スプーン（5 mL，15 mLなど），温度計（温度域 −20 〜 100℃，300℃など），キッチンタイマーなどが使われる。あらかじめ容量を測った玉じゃくしやボウルを使ったり，調理機器についているタイマーや温度表示を使うことも多い。

2）洗　浄（cleaning）

食品に付着した土，ほこり，微生物，寄生虫，農薬などの有害物や不快物を除去し，食の安全性を向上させるために行う操作であり，水洗いが基本であるが，洗剤，塩水，酢水，氷水を使うこともある。また，ふり洗いだけですむ場合と物理的なこすり洗いが必要な場合がある。例えば，ポストハーベスト農薬（輸送途中の農薬散布）が心配される輸入野菜は，洗剤とこすり洗いを併用し，ていねいに洗浄するほうがよい。キャベツやレタスの葉は1枚ずつめくって洗ったほうがよいが，外側の1枚目に比べて内部の細菌や農薬は少ない傾向がある。洗浄に用いる器具として，洗い桶，水切りかご，ざる，たわし，スポンジ，ふきん，食器洗浄機などがある。

3）浸　漬（soak）

浸漬の目的は，食品のあく抜き，渋み抜き，血抜き，砂出し，褐変防止，塩出し，うま味出し，乾物の吸水・軟化などいろいろある。乾物は浸漬時に吸水によって膨潤し，2 〜 10倍に重量が増加する。水のみに浸漬する場合が大部分であるが，塩水，酢水，重曹水が使われることもある。例えば，わらびやぜんまい，にしんのようなあくの強い食品はあく抜きのために2 〜 10％の灰液や約0.3％の重曹水が使われ，ももやりんごの褐変防止には約1％の塩水，ごぼうやれんこんの褐変防止には1 〜 3％の酢水が使われることが多い。

4）切　砕（cut and smash）

食品の不可食部を除き，食べやすく加熱しやすくするために，切ったり砕いたりする。切断には一般に包丁類が使われることが多いが，料理ばさみを使ったり，野菜スライサーを使ったり，手でちぎることもある。磨砕，粉砕は細かくすりつぶしたり，おろしたりする作業で，すり鉢やおろし金，回転調理機器が使われる。

（1）包丁による切断

包丁には和包丁と洋包丁があり，その材質には鋼（はがね）とステンレスがある。また，包丁には図3−6に示した各種の種類がある。学校では肉から野菜まで用途が広く，薄刃で使いやすい牛刀（洋包丁）が採用されることが多い。和包丁の主流であった菜切り包丁と牛刀の長所を合わせて開発された文化包丁（鎌型包丁，三徳包丁ともいう）が家庭で愛用されている。また，和包丁の出刃包丁は小さい小出刃から大きいものへと使い分け，魚をおろし，骨を切るのに適する。さしみ包丁

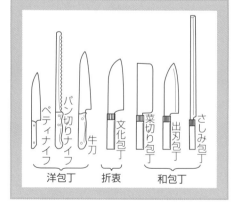

図3−6　包丁の種類と形状

は，魚介の刺身，皮引きに用い，引き切りに適する。洋包丁のペティナイフは果実の皮むき，各種食品の飾り切りに用いられる。パン切りナイフは刃渡りが長く，また，刃が波打っているので表面が硬く，中が軟らかいパンを切るのに適している。

（2）切砕後の大きさ，形状の影響

切ることによって繊維が切断されて食べやすくなり，加熱時間が短縮できて調味料の浸透も容易になるが，煮くずれしやすかったり，吸油量が増えたりする（いもから揚げなど）。体積が同じであれば，食品の表面積が広いほうが軟化時間が短くなり，調味料の浸透も速くなる。

（3）回転調理機器の利用

野菜をみじん切りにしたり，魚肉をペーストにしたり，果実をジュースにする調理操作は手間と労力を要するので，秒速で磨砕できる電動の威力は抜群である。ミキサー，ジューサーは分解と洗浄がめんどうという理由で利用度が低いが，フードプロセッサー（スピードカッター，クッキングカッターともいう）は欧米ではほぼ100%の家庭で使われており，わが国でも愛用者が増えている。業務用には，ピーラー（皮むき機），スライサー，さいの目切り機，ミンチ（肉挽機）など多種の切砕機が使われており，粉砕したての芳香を楽しむためにコーヒー豆や粒こしょう専用の卓上粉砕器がある。

5）混合，成形，分離（mix, form, grate）

（1）混　　合

2種以上の材料を合わせて均一にしたり，生地をこねたり，泡立てたり，調味液と合わせる作業で，手，菜箸，へら，泡だて器，すり鉢，ミキサー，ハンドミキサーなどが使われる。

（2）成　　形

伸ばしたり，型抜きしたり，形づくったりするために，めん棒，のし板，流し箱，ぬき型，巻きす，絞り出し袋，口金などの成形用具がある。菓子作り，料理の演出用に多くの小道具が使われてきた。最近では，手作業を機械化したおにぎり・寿司用の成形ロボットもある。

（3）分離・ろ過

裏ごし器，粉ふるい器，シノア，茶こし，みそこし，油こし器などがある。目の細かいざるに取っ手がついた万能こし器（ストレーナー）は，ろ過から粉ふるいまで広く使えるとして愛用されている。

6）冷却と保存（storage）

（1）冷凍冷蔵庫の利用

1952（昭和27）年に小型の冷蔵庫（冷蔵室，約3～5℃）が国産化され，その後，冷凍室（－18℃以下），野菜室（約5～7℃），新温度帯室（－3～0℃）が加わり，大型化と多ドア化が進んだ（図3－7）。大きさやフリーザーの位置（中段，下段，サイド），引き出し付きなど種々の冷凍冷蔵庫があるので，収納性，取り出しやすさを考えて選ぶとよい。

食品の変敗には，酵素作用によるもの，細菌・カビなどの微生物によるもの，酸化によるものがあり，温度が低いほど変敗が遅く，保存期間は長くなる。

a．冷蔵室（約3〜5℃）　食品，飲料，料理などの保存・冷却，生ものの緩慢解凍，寄せものや冷菓作り（プリン，ゼリーなど）と用途が広く，細菌の増殖が抑制されるので食中毒の危険が回避できる。ただし，冷気循環をよくし，庫内を清潔にし，扉の開閉頻度を減らすなどの注意が必要である。

b．野菜室（約5〜7℃）　野菜，果実やボトル飲料類の保存・冷却用で，野菜や果実は冷蔵により呼吸量が抑えられ，鮮度が保たれる。乾燥しないように庫内を80％前後の高湿度に保つ高湿野菜室もある。

c．新温度帯室（−3〜0℃）　冷凍冷蔵庫の温度調整機能がよくなり，温度の変動幅が小さく制御できるようになったので，0℃付近が新温度帯として追加された。肉・魚などの生鮮食品の保存，ゼリーや飲料の急冷などに向く。保存期間が冷蔵室の2〜3倍に延びることも多く，解凍の必要がないので利用しやすい。

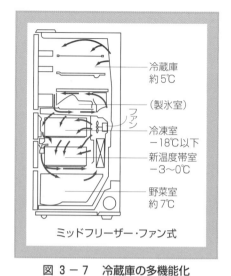

図3−7　冷蔵庫の多機能化

注）中央部に冷凍室があるタイプをミッドフリーザーという。

　ⅰ）パーシャル（−3〜−2℃）　微凍結温度で保存するので長持ちする。冷凍すると品質が低下する生鮮魚肉に最適。

　ⅱ）氷温（−1℃前後），チルド（−1〜0℃）　チルドは−5〜5℃の広域温度帯を指すこともある。凍る寸前の温度帯なので，細胞を壊さず適用できる食品が多い。開封した缶やびん，煮込み料理の保存などにも向く。

d．冷凍室（−18℃以下）　冷凍貯蔵とは，品温を氷結点以下に下げて凍結させる方法であり，−18℃以下で凍結状態を維持する貯蔵方法である。−5℃で食品中の大部分の水が凍結し，−12℃以下で水分活性が非常に小さくなるため細菌やカビの繁殖は停止する。また，低温のため酵素反応や食品成分間の科学反応も起こりにくくなる。食品を凍結する際できるだけ速やかに品温を低下させる必要がある。図3−8に急速凍結と緩慢凍結の冷凍曲線を示した。氷結晶は純水であれば0℃で生成可能であるが，食品中の水分には電解質や非電解質が溶解しているため氷点降下が生じ，氷結晶を生成開始する温度が−0.5〜−2℃となる。通常−5℃で食品水分中約75％が凍結するといわれ，−1〜−5℃を最大氷結晶生成帯という。最大氷結晶生成帯では食品中の水分が氷結するために凝固熱が必要となり，温度低下が停滞あるいは緩慢になる。

　最大氷結晶生成帯を30分程度で通過する急速凍結法では，食品中の氷結晶は小さく，微細な氷結晶として細胞内にほぼ

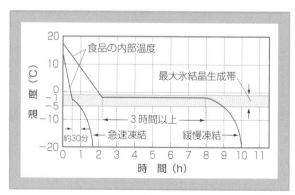

図3−8　急速凍結と緩慢凍結の冷凍曲線

均一に広がる。一方，最大氷結晶生成帯を 30 分以上かけて冷却する方法を緩慢凍結法と呼び，緩慢凍結法の場合，氷結晶が成長し細胞内に留まらず細胞膜を破壊したり，細胞を圧迫したりして組織の破壊が生じる。凍るのに数時間かかる家庭用冷凍庫は緩慢凍結のため，食品の品質劣化が避けられない。− 18℃以下で冷凍すれば 1 年置いても腐敗することはないが，自動霜取りやドアの開閉によって庫内温度が変動することにより，氷結晶から昇華によって気化した水蒸気が再び氷結し，氷結晶が成長する。このことより，食品の乾燥・酸化，スポンジ化が進むので，冷凍は 3 か月以内とし早めに利用するほうがよい。− 30℃以下の冷凍庫もあり，まぐろの長期保存には− 50℃以下の冷凍庫が使われている。

（2）解　　凍

解凍とは凍結食品中の氷結晶を融解し，元の状態に戻すことをいう。冷蔵庫，水中，室温下でゆっくり解凍する緩慢解凍は，凍結したものを生鮮状態に戻すのに用いることが多い。一方で，熱した油，熱湯，蒸気，フライパン，オーブン，電子レンジなどで調理済み冷凍食品を短時間で食べられる状態まで解凍即加熱する急速解凍法の利用が拡大している。

6. 加熱調理操作（cooking）

1）加熱調理操作法の分類

人類の長い歴史の中で，焼く，蒸す，ゆでる，煮る，炒める，揚げるなどさまざまな加熱調理操作法が生まれ，食材や調味料との組み合わせによって無限の調理法が発展した。加熱調理操作法には，水を媒体とする水系加熱，空気を媒体とする空気系加熱，油を媒体とする油系加熱があり，また湿式加熱法と乾式加熱法に大別することができる。

水を使う湿式調理は 100℃付近で加熱されるので，やわらかくしっとり仕上がり，乾式調理は高温の炎をあてたり，油を熱して 150 ～ 300℃付近の温度帯で加熱されるので，パリッとした表皮の焦げ風味を楽しむことができる。

2）調理時の伝熱法と熱移動

熱は高温部から低温部へ移動する性質がある。また熱が移動する時の伝熱法には，伝導，対流，放射の 3 種がある。金属や食品の固体内部は伝導によって熱が移動し，水や油などの流体中は対流によって熱が移動することが多い。また，赤外線やマイクロ波のような電磁波は，吸収された物質の表面または内部で熱に変わる性質があり，放射または輻射伝熱とよばれる。表 3 − 1 に媒体中における主な伝熱法を示した。しかし，食品の表面から内部への熱移動はすべて伝導である。

（1）ゆで加熱，蒸し加熱，揚げ加熱

ゆで加熱の場合にはゆで水が，蒸し加熱の場合には蒸し器内の蒸気が，揚げ加熱の場合には揚げ油が熱媒体となり，対流によって食品へと伝えられる。対流，伝導，放射における熱の移動について，図 3 − 9 に示した。丸いじゃがいもを中まで加熱するのに 30 分以上もかかるのは，熱の伝導速度が遅いためである。

表 3 - 1　加熱操作と伝熱方法

加熱操作法			主な熱の媒体	主な伝熱法	主な利用温度帯
湿式加熱	水系	ゆでる	水	対流	95 ~ 100℃
		蒸す	水蒸気	対流＋凝縮（熱）	85 ~ 100℃
		炊く	水・水蒸気	対流	95 ~ 100℃（鍋底は一時 140℃）
		煮る	水	対流	95 ~ 100℃
		加圧加熱	水・水蒸気	対流	115 ~ 125℃
乾式加熱	空気系	焼く　直火焼き	熱源	放射	150 ~ 300℃
		間接焼き(鍋板焼き)	鍋・金属板	伝導	
		オーブン焼き	熱源，金属板，空気	放射，伝導，対流	
	油系	揚げる	高温の油	対流	120 ~ 200℃
		炒める	高温の油・金属鍋	伝導	(150 ~ 300℃)
誘電加熱（電子レンジ加熱）			マイクロ波の放射による食品自体の発熱		水分の多いもの 100℃ 水分の少ないもの 120℃以上
電磁誘導加熱（電磁調理器加熱）			磁力線に変換させた電気エネルギーでまず鍋底を発熱させた後，熱媒体により種々の伝熱形態をとる。		100 ~ 300℃

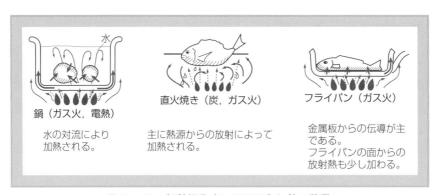

図 3 - 9　加熱操作中における主な熱の移動

（2）直火焼き，鍋板焼き，オーブン焼き

　直火焼き，ロースター焼き，オーブン焼きでは熱源からの放射熱と，熱せられた空気の対流によって熱が食品の表面に伝えられる。直火焼きでは魚は「強火の遠火」で焼くのがよいとされ，魚の表面は熱源（ガス，電熱，炭）の放射熱（赤外線，遠赤外線）を直に浴びることになるが，鍋板焼きでは金属板によって熱源からの放射熱がさえぎられ，熱せられた金属板からの伝導によって食品に熱が伝えられる。オーブン焼きでは，金属壁からの放射，庫内空気の対流，天板からの伝導により複合的に食品が加熱され，強制対流式オーブンでは対流伝熱の割合が 1/2 以上を占めるという。いずれの加熱法でも，食品の内部へは伝導で熱が移動する。

（3）誘電加熱（電子レンジ加熱）

　唯一，電子レンジに使われている電磁波は，食品の内部で熱が発生し伝導伝熱を待つ必要がないので，画期的なスピード加熱が可能となった。

（4）誘導加熱（電磁調理器加熱）

発熱の機構はトッププレートの下の磁力発生コイルが存在し，高周波電流（20～25MHz）を流すことにより発生する磁力線が鍋底に誘導電流（うず電流）を起こし，鍋底の電気抵抗により鍋自体が加熱される。

7. 湿式調理操作と調理機器

湿式加熱には，ゆでる，蒸す，炊く，煮る，加圧加熱の操作がある。湿式加熱は水・調味液または水蒸気を熱媒体として，100℃前後の対流伝熱によって食品を加熱する方法である（表3－1参照）。

1）ゆでる（boil, poach）

湯量が多いほうが温度が下がらず対流も起こりやすいため，食品材料の5～10倍量の水または沸騰水を用いてゆでることが多い。たっぷりの湯中のほうが青菜は色鮮やかにゆであがり，パスタは表面のでんぷん溶出量が少なく均一にゆであがる。加熱後は，青菜は色止めとあく抜きのために直ちに冷水にさらし，乾めんは表面のぬめりをとりのどごしをよくするために流水で洗う。

一方，煮えにくいいもや根菜，割れやすいゆで卵は水から加熱することが多く，キャベツやえびは少量の湯で蒸しゆでにしたほうがうま味が残る。

表3－2に，ゆでる効果を増すために加える添加物を示した。野菜をゆでるときは，湯の中に食塩を入れたりゆでる前に塩をすり込むと緑色が安定になり，食酢を入れると褐変が防止できて白くきれいに仕上がる。ぬか，米のとぎ汁，灰汁，でんぷん，重曹はあくを抜く効果がある。硬くてあくの強いよもぎやわらびは，重曹や灰を加えて弱アルカリ液でゆでると，緑色がよく残り組織が軟らかくなる。

表 3 － 2　ゆでる効果を増す添加物

主な目的	食品	添加物
鮮やかな緑色を保つ	青菜，ふき，アスパラガス	重曹 0.3%，食塩 1～2%
組織の軟化・あく抜き	豆類，山野草（ぜんまい，わらび，よもぎ），干物（たら，にしん）	木灰液 10% 程度，重曹 0.3%
褐変を防ぎ白く仕上げる	れんこん，ごぼう	食酢 0.5～3%
あくを吸着し，除く	たけのこ，だいこん，カリフラワー	ぬか液（10～30%），米のとぎ汁，小麦粉
組織の軟化・煮くずれ防止	くり，さつまいも	焼きミョウバン 0.5%
うま味・香りを添える	生鮮魚肉	酒類，香辛料

2）蒸　す（steam）

水蒸気のもつ潜熱（539 cal/g，2.3 kJ/g）を利用して加熱する調理法である。水蒸気の対流によって加熱されるため，成分溶出が少なく，型くずれしない。食品の持ち味や栄養成分も残りやすいが，材料の鮮度が悪いと生臭みが残りやすくなる。また，途中で調味しにくいという欠点がある。

水蒸気は食品が冷たいと結露しやすいため，蒸し始めは火を強くし，蒸し物が水っぽくなるのを防ぐ。その後の火加減は蒸し物の種類によって変える。一般に，茶碗蒸し，たまご豆腐，カスタードプディングなどの卵料理は85～90℃，しゅうまい，まんじゅう，蒸しパン，蒸しカステラ，蒸しいも，魚肉の酒蒸しなどは90～100℃，おこわは約100℃で加熱できるよう強火で蒸す。

蒸し器，せいろ，蒸籠（中華せいろ）がないときには，深鍋に中敷きを敷いて代用したり，電子レンジを使うことができる。電子レンジは蒸し調理に近い加熱法なので，じゃがいも，かぼちゃ，キャベツ，鶏肉，もち米，白身魚など，電子レンジに向く素材の下ごしらえに使うとよい。

3）炊　く（boil rice）

「炊く」は，主に米の加熱調理に用いられる用語であるが，米以外の食品でも，水，だし汁，調味液の中で余分な煮汁がほとんど残らないように煮る際に用いられる場合がある。「豆を炊く」，「野菜の炊き合わせ」などが例としてあげられる。

うるち精白米の炊飯法は「炊き干し法」と呼ばれ，浸漬→吸水→加熱→蒸し煮によって米粒へ水分をよく吸収させた後，むらし→追い炊きで飯粒表面を乾かす。米粒表面のわずかの水分を残らず内部に吸収させ，ふっくらとべたつかないご飯にするには，水加減，火加減が必要となる（p.148参照）。

1955（昭和30）年に発売された電気釜は，鍋底の温度が上がるとスイッチが切れるだけの簡単なものであった。1980年代になるとセンサー（感知部）とマイコン（司令部）によってきめ細かな制御が可能となり，吸水と保温，多目的炊飯，タイマー予約，少量炊き機能が追加された（図3－10）。

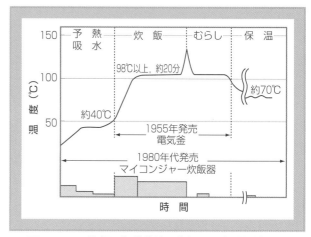

図 3－10　炊飯の加熱曲線と炊飯器の自動加熱回路
注）加熱曲線は鍋底温度を表示，棒グラフは電力量を表示

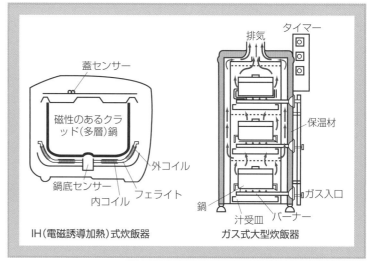

図 3－11　炊飯器の種類

① 　吸水工程：ジャー炊飯器には水温を 40 〜 50℃に上げ，短時間で吸水させる機能がついている。

② 　沸騰・蒸し煮工程：でんぷんを糊化するために，98℃以上を約 20 分間続ける。

③ 　消　火：鍋底の温度が 140℃付近になると消火する。味付け飯は焦げ色がつくことがある。

④ 　むらし：10 〜 15 分，95℃以上を保ち，飯の表層部の水分を吸収させる。

⑤ 　保　温：ジャー炊飯器には 70 〜 75℃で保温する機能がついている。

　1988（昭和 63）年には，**電磁誘導加熱**（Induction Heating, IH）方式で鍋自体が発熱する IH 炊飯器が登場し，強火炊飯が実現した。IH 炊飯器には磁力線発生コイルと磁性鍋（鉄，ステンレス製の多層鍋）が組み込まれており（図 3 − 11 および p.99，図 3 − 18 参照），熱効率がよく，熱応答性も高い。

4）煮　る（boil, stew, braise）

　水，だし汁，調味液の中に食品を投入し，加熱しながら味つけをする調理法である。

　うま味を逃がさず短時間で煮上げたい魚介や肉類は，調味液を沸騰させてから入れ，いも類や根菜類は軟らかくなってから調味する。対流によって食品が煮くずれしやすいため，弱火でゆっくりと煮ることが多い。

　煮汁の量が多いと食品からの成分流失が増える上に，調味料もむだになるため，煮汁は少なめにし，汁をかけながら煮たり，落とし蓋をして味つけすることが多い。落とし蓋を使用すると，食品の上部まで煮汁がまわって調味料の浸透が均一になりやすい。なお，放冷時に調味料が浸透して翌日のほうがおいしくなる煮物も多く，ソレー効果として知られている。

　煮物は煮詰め方によって，仕上げに煮汁を残さない煮つけ，照煮，煮汁を適量残す含め煮，煮汁を利用するシチュー（stew），おでん，沢煮，揚げたり，炒めたりした後に煮込む炒め煮（braise）がある。

　煮物には魚の煮つけのように短時間で仕上げるものと，シチューのようにとろ火で長時間煮込むものがあり，前者には食材が重ならず煮汁が濃縮しやすいように浅くて径の広い鍋を使い，後者には寸胴の深鍋を使うとよい。

　図 3 − 12 に，加熱調理に高い頻度で使用される代表的な鍋類とガス回転釜を示した。洋風鍋は寸胴で平底，和風鍋は間口が広くやや丸底が多い。ガス回転釜は大量調理において，ゆでもの，煮もの，炒めものなどによく使われる熱源つきの万能鍋である。

　英語では浅鍋を pans，深鍋は pots と区別する。浅鍋は食材をひと並びにして加熱することが多く，フライパンがその代表である。深鍋はスープを取ったり，長時間煮込むのに向く。中華鍋は炎が鍋全体にまわるよう丸底にできている。

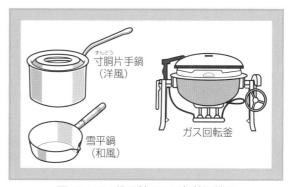

図 3 −12　汎用性のある加熱用機器

5）加圧加熱（autoclave）

　二重，三重の安全装置がほどこされた圧力鍋（安全マーク付き）を使い，高圧で水の沸点が上昇する性質を利用して，120℃付近の高温で短時間で加熱する調理操作法である。圧力鍋の内部は蒸気が密封され，1.6〜2.3気圧，115〜125℃にもなる（図3-13）。

　消火後も約10分は沸騰が続くため，加熱時間は約1/3，燃費はさらに少なく約1/4になる。鍋の中が見えないため，使い慣れないと煮くずれてしまうこともあるが，軟らかくなりにくいすじ肉，豆，玄米などの加熱に便利であり，魚は骨まで食べられるようになる。

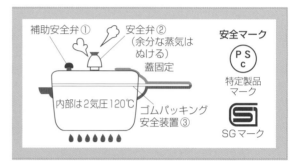

図 3-13　圧力鍋の内部圧力と温度態

注）三つの安全装置（①②③）を示す。安全基準に合格するとPSC（特定製品），SG（Safety Goods）マークが付けられる。

8. 乾式調理操作と調理機器

　乾式加熱には焼く，揚げる，炒めるなどの操作がある。乾式加熱は空気や金属板，油など水以外を媒体とし，放射熱，伝導熱，対流熱を使用して加熱する調理法である（p.88，表3-1参照）。

1）焼　く（bake, grill, toast, roast）

　熱源の火（放射熱）を直接浴びる直火焼きと，鉄板やオーブンを使って間接的に加熱する間接焼きがある。間接焼きには，鍋板焼きとオーブン焼きの2種類がある。

（1）直火焼き

　直火焼きは最も原始的な調理法で，串，網，鉄弓などで食品を支えて放射熱で加熱する。熱源（ガス火，炭火など）の放射熱を直接浴びた食品の表面が高温になって焦げ，魚肉や肉から落ちるあぶらにより適度にいぶされる。炭火での焼き魚や焼き鳥，野外でのバーベキューでは，表面の焦げ風味としっとりした中身のコントラストが好まれる。一方で，狭いキッチンでは油煙が嫌われるため，上火をきかすなどして消煙化したグリルやロースター（indoor grill, smokeless grill）が開発された。

　ガスの炎は1,500〜2,000℃，炭火は800℃付近の高温になるが，直火焼きされる食品を炎から5cm以上遠ざけ，強火の遠火で加熱する。赤熱した炭火や電熱ヒーターから出る赤外線および遠赤外線が焼魚をおいしくすると話題になり，これらの放射量の多い加熱器が焼きものに使われている。

（2）鍋板焼き（間接焼き）

　熱源により高温に熱したフライパン，鉄板，陶板，石板などの上に食品を並べて，主に熱伝導に

より加熱する。。熱が鍋板を通って食品に伝導されるため，鍋材質の熱伝導率や熱容量（比熱×鍋重量）の影響を受けやすい。例えば，熱伝導率の高いアルミニウム鍋では熱が拡散しやすいため熱分布は均一になるが，周囲に逃げる熱も多いため，鍋温度が上がりにくい。省エネルギーのためにも，強火調理には鉄鍋がすすめられる。

さらに鍋材質の特徴と主な用途は以下の通りである。

a．鉄（炭素鋼）　　温度上昇が速く，融点が高いので強火加熱に向く。少量の炭素を加えてかたくしたものは，炭素鋼または鋼（はがね）と呼ばれ，鍋や包丁に使われる。鉄の表面にガラス質を焼き付けたほうろう製品もある。

b．ステンレス鋼（stainless steel）（さびにくい鋼）　　鉄にクロム約18%とニッケル約8%を添加してさびにくくした合金鋼（18-8ステンレス）が広く使われている。大気や化学薬品に対して耐腐食性があり，美しい光沢を保つため，流し台，調理小物と用途が広い。

ステンレスの鍋は熱伝導が小さく，局所的に高温になって焦げつきやすい欠点がある。また，鉄に対して他金属を添加する割合が高いと磁性が弱くなり，電磁調理器で発熱しないことがある（p.99，図3-18参照）。そこで，ステンレス鋼の間にアルミニウムまたは鉄材をはさんで，熱伝導率を高くしたり，IHに使えるよう改良したアルミニウム-ステンレスまたは鉄-ステンレス多層鍋に急速に置きかわっている。

c．アルミニウム　　比重が銅や鉄の約1/3と軽く，加工しやすい。また熱伝導率が高く均一加熱されるため，鍋用に広く使われる。表面を酸化皮膜で覆い腐食しにくくしたアルマイト，フッ素樹脂加工してこびりつきにくくしたフライパンも，アルミニウム製品である。

d．銅　　熱伝導率が高く比熱が小さいため，均一に加熱され，温度上昇も速い。

e．セラミックス　　金属を除く天然の無機素材を高温で焼いた窯業製品で，陶磁器，土鍋，耐熱陶器鍋，耐熱ガラス鍋がある。電波を通し，保温性があるので，電子レンジ用，卓上用の鍋として広まった。

表 3-3　鍋材質別の加熱特性

分　類	鍋材質	比　重	熱伝導率	比　熱
鉄・ステンレス・チタン系	鉄	7.9	80	0.45
	ステンレス（SUS304）	7.9	16	0.50
	チタン	4.5	22	0.52
アルミ・銅系	アルミ	2.7	237	0.90
	銅	9.0	398	0.39
セラミック系	耐熱ガラス（パイレックス）	2.2	1	0.73
	陶器	2.2〜2.5	1〜2	〜1.00

注）・熱物性値は鍋材質としての概算値。
　　・比重（密度，×10^{-3}kg/m^3）：鍋厚が同じなら大きいほど重い。　熱伝導率（W/m・K）：大きいほど均一加熱される。
　　　比熱（J/g・K）：小さいと昇降温が速い。
出典）長倉三郎・井口洋夫・江沢　洋・岩村　秀・佐藤文隆・久保亮五編集：岩波　理化学辞典　第5版，岩波書店（1998）．
　　　杉山久仁子：加熱調理と熱物性，日本調理科学会誌，46(4)，p.301（2013）

表 3 － 4　鍋材質の特徴と用途

	アルミ・銅系				鉄・チタン系					セラミック系			
	アルミニウム合金	アルマイト加工	フッ素樹脂加工	銅	鉄	ほうろう加工	ステンレス	*ステンレス合板	チタン合金	超耐熱ガラス	耐熱ガラス	耐熱陶磁器	土鍋
直火，強火で使え高温調理に向く	○	○	△	○	◎	○	○	◎	◎	○	△	○	○
熱伝導がよく均一に加熱できる	◎	◎	◎	◎	△	△	△	△	△	△	△	△	△
保温性がよく余熱が利用できる	△	△	△	△	○	○	○	○	○	◎	◎	◎	◎
軽くて扱いやすい	◎	◎	◎	○	○	△	○	○	○	○	○	△	○
割れない（耐衝撃性）	◎	◎	◎	◎	◎	◎	◎	◎	◎	△	○	○	△
傷つきにくい，さびにくい	○	○	△	○	△	○	○	○	○	○	○	○	○
価格が安い	◎	◎	○	△	○	○	△	○	○	△	○	○	○
電子レンジで使える	△	△	△	△	△	△	△	△	△	○	○	○	○
電磁調理器で使える	△	△	△	△	○	○	○	○	○	△	△	△	△

◎：最適，○：適，△：やや不適・不適
＊：鉄やアルミニウムとの多層合板を含む
資料）肥後温子・平野美那世：調理科学会誌，34，pp.276-287（2001）などの実験をもとに作成

　①比熱が小さい鉄，ステンレス，チタン鍋は昇温が速くて高温になりやすく，②熱伝導率が高いアルミニウムと銅鍋は均一に加熱される特徴があり，③熱容量の大きい耐熱ガラス，耐熱陶器，土鍋，石鍋は保温性がある。このため，すばやく調理したい焼肉や炒めものには鉄製品，均一な焦げ目をつけたい卵焼きやクレープにはアルミや銅製品，熱々で食べてもらいたい鍋ものに土鍋や石鍋を使用するとよい。

（3）オーブン焼き（間接焼き）

　150 ～ 300℃の庫内で対流（庫内空気），放射熱（オーブン庫壁），伝導（天板）により食品を加熱する方法である。食品から蒸発した水分により蒸したように仕上がるので，roast は蒸し焼きと訳される。しっとりとしたなかに焦げ目もつき，利用範囲が広いが，加熱時間は長くなる傾向にある。自然対流式では食品の上面に厚い境界層が存在して熱の伝達を妨げるため，ファンで強制的に熱空気を循環させて境界層を吹き飛ばす強制対流方式のコンベクションオーブンが主流になっている（図 3 - 14）。強制対流方式では，温度上昇速度が約 1/2 に短縮され，多量の食品を速く均一に加熱できる。現在は，台所のスペースを有効活用するため，こんろとオーブンが一体化されたり，電子レンジにオーブン，スチーム，過熱水蒸気発生機能がついた多機能製品が多用されている。集団給食施設では蒸気加熱を組み合わせたスチームコンベクションオーブンの利用が増えている（p.96，コラム：多機能オーブンレンジとスチームコンベクションオーブン 参照）。

2）揚げる（deep-fry）

　揚げ調理法は 120 ～ 200℃に熱した油中に食材を入れ，油の対流により高温・短時間で加熱する調理法である。熱媒体となる油の比熱は水の半分しかなく（水を 1 とすると油の比熱は 0.47 ～ 0.48），

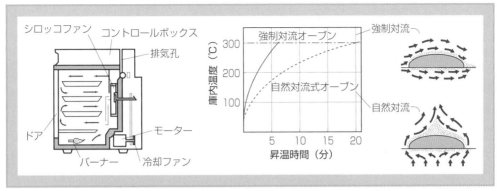

図 3 −14　コンベクションオーブン（強制対流式オーブン）

注）加熱が速く温度むらが少ないので大量調理で多用される。

油温が変化しやすい。また，粘度が大きく全体の対流も起こりにくいため，油量を食材（揚げ種）投入量の 10 倍以上にし，火力をこまめに調節したり，揚げ温度をコントロールしてくれるフライヤーを使用したりするとよい。油温が 300℃ 以上になると自然発火して危険であるため，最近はガスこんろに火災防止機能がついている（図 3 − 15）。

　高温の油中に食材（揚げ種）を入れると，食品の表面から激しく水分が蒸発し，代わりに油が吸収される。揚げ種の表面付近では脱水と吸油が進行して水と油との交代が進むと考えられている（p.57，図 2 − Ⅱ − 6 参照）。できあがった揚げ物は乾燥した表皮のパリッとした食感に，焦げ風味と油のうま味が加わって特有のおいしさをもつが，時間が経過すると揚げ物のおいしさが半減するため，揚げたてを食べるよう工夫したい。

　素揚げにすると揚げ種の表面が脱水収縮して食品が硬くなりやすいため，衣をつけることが多い。天ぷらは薄力粉と冷水を使い，太い箸でさっくりと混ぜてすぐ揚げるなど，グルテン形成を抑えた衣作りが重要である（p.155 参照）。

　揚げ操作中に揚げ種から溶出する成分や水蒸気によって，油は次第に着色し，泡立ち，粘度も増加する。油が劣化すると油ぎれが悪くなるため，揚げかすをこまめに取りのぞき，さし油をするとよい。

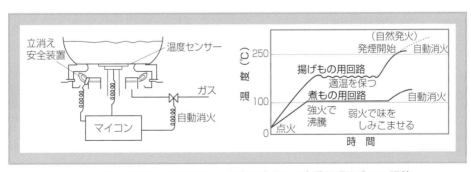

図 3 −15　油火災・焦げつき・立消え防止つき自動調理回路での調整

＊＊多機能オーブンレンジとスチームコンベクションオーブン＊＊

① **オーブンレンジ，スチームオーブンレンジ**：電子レンジとオーブンを合体したオーブンレンジ，蒸気加熱を組み込んだスチームオーブンレンジがあり，過熱水蒸気発生機能を備えた機種も増えている。わが国では，少ないスペースで幅の広いメニューに対応できるとして，複合化，多機能化，自動化した製品が売れ筋となり，センサーとマイコンがついた多機能オーブンレンジが，家庭用に広く普及している。

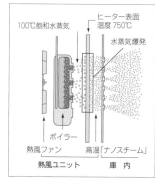

② **過熱水蒸気**：過熱水蒸気の使用目的は，内部をしっとり，表面をカラッとさせてパリ感を出し，焼きたて，揚げたての食感を再現するためである。100℃の水蒸気を高温ヒーターでさらに過熱して生成した100〜300℃の加熱水蒸気は，熱風の約8倍もの大きな熱量をもち，食品の温度を急速に上昇させる。90〜100℃スチームの使用目的は魚や肉料理をしっとり仕上げたり，ケーキやパンの膨らみをよくする目的で用いる。

過熱水蒸気発生の仕組み（日立）

③ **スチームコンベクションオーブン**：コンベクションオーブンに蒸気加熱を組み合わせた加熱器で，熱風を循環させて加熱するオーブンモード（室温〜約300℃），蒸気を循環させむらなく加熱するスチームモード（室温〜100℃），スチームと熱風を併用し温度と湿度をコントロールしながら仕上げるスチームオーブンモードがある（再加熱，煮物，蒸し焼き用）。クックチルや真空調理を組み合わせて厨房作業を合理化したり，HACCP対応用として，集団調理になくてはならないものになった。

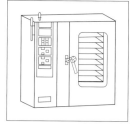

スチームコンベクションオーブン

3）炒める（stir-fry）

　炒め調理法は，高温に熱した浅鍋か中華鍋に少量の油を入れ，かきまぜたりゆり動かしながら強火で一気に加熱する調理法である。食品は油と空気を往復しながら加熱されるため，炒め調理法は揚げ調理と焼き調理の中間といわれている。炒めものは多量の油を必要とせず（油の使用量は食材の3〜10％），すばやく調理でき，食品成分の溶出が少なく，ビタミンの残存率も高い。

　数種の食材を小さめに切り，火の通りにくいものから炒める。120℃付近の低温の油で揚げる油通しをすると，魚肉は軟らかく，野菜は色鮮やかに仕上がるため，中華料理ではよく行われる。ただし，食品の表面に油膜ができて味がつきにくくなるため，下味をつけたり，とろみづけをして味をからませることも必要である。野菜や米を炒めることによって，炒め煮では野菜の色つやがよくなり，バターライスでは米の粘りを抑えることができる。

4）油系調理中における油の付着量

　油系調理には，少量の油で食材を動かしながら加熱する炒め調理（stir-fry），多量の油で揚げる

素揚げ，から揚げ，天ぷら，フライ（deep-fry）がある。その他に，少量の油で加熱する調理（shallow-fry）もあるが，わが国ではあまり行われない。

炒め調理における油の使用量は 3 ～ 5%である。じゃがいも，なす，ピーマンなどを揚げる

表 3 － 5　油系調理における油脂の付着

調理法	吸油率（%）
炒め調理における油の使用	3 ～ 10
素揚げ・から揚げによる吸油	5 ～ 8
衣揚げ（フライ・天ぷら）による吸油	10 ～ 25

素揚げ，鶏肉や魚の表面に小麦粉やでんぷんをまぶして揚げるから揚げは吸油率が 5 ～ 8%程度であるが，食材の表面に溶き衣をつけて揚げる天ぷら，パン粉をつけて揚げるフライは衣自体が油を吸収しやすいために 10 ～ 25%の吸油率になる（表 3 - 5）。

9. 電子レンジと電磁調理器

電熱器には，①電気抵抗によるジュール熱を利用したヒーター（シーズヒーターに代表される），②誘電加熱方式を利用した電子レンジ，③誘導加熱方式を利用した電磁調理器がある。②と③は外で熱を発することなく，食品や鍋を直に加熱する方式を採用した「火の無い」加熱器であり，熱効率が高く加熱速度が速い特徴がある。従来は調理用の汎用熱源としてガス火が主に使われてきたが，近年，電子レンジや電磁調理器も広く普及している。

1）誘電加熱法と電子レンジ（microwave heating ＆ microwave oven）

（1）加 熱 原 理

電子レンジには，誘電加熱法が使われている。図 3 - 16 に単機能電子レンジの構造を示した。マグネトロンから照射されたマイクロ波は，金属壁で反射しながら食品に吸収されて熱に変わる。加熱むらを減らすため，ファンやターンテーブルがつけられることが多かったが，最近は清掃性のよさなどからフラットテーブルの製品も増えた。なお，わが国ではオーブン料理もできる複合タイプや，自動調理タイプの人気も高い。

マイクロ波は長距離通信などに使われる電波で，電子レンジに許可されているのは 2,450 MHz（メガヘルツ，$2,450 \times 10^6$ ヘルツ）の周波数である（p.98，表 3 - 6 参照）。この電波を使うと 1 秒間に 24 億 5 千万回も ＋ － が反転するので，水をはじめとする食品中の荷電分子は電界の変化に追従して振動回転し，分子摩擦によって食品内部から

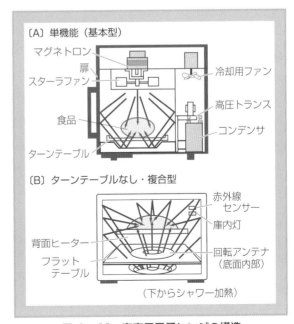

図 3 －16　家庭用電子レンジの構造

熱が発生する（誘電加熱法）。

（2）加熱特性

図3－17は，種々の食品を横幅12cmの容器に詰めて温度上昇速度を調べたものである。含水率が少ない食品は内部が加熱されやすく，水分や塩分が多いと端部が加熱されやすくなる。これは電波の浸透距離（電力半減深度）が乾燥食品（約20cm），パン（約7cm），米飯（約5cm），野菜・魚肉（1～3cm），塩分の入った調味食品（1cm以下）の順に小さくなるためである。

電波が食品の内部まで浸透して熱に変わるため，従来の熱伝導加熱法と異なる内部加熱特性が生まれる。また，電波の浸透

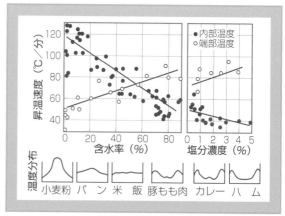

図3－17 マイクロ波加熱による昇温速度；各種食品の含水率と塩分濃度の影響

出典）肥後温子ほか：日本家政学会誌，41，p.733，585（1990）

距離が深く熱伝導時間が不要なので，加熱時間が短くなる（スピード加熱特性）。水を使わなくても加熱でき昇温速度が早いため，ビタミンの残存率が高く，再加熱，解凍，下ゆで，湯せん，日持ち延長，乾燥などに最適であるが，糖化酵素（β－アミラーゼ）が働きにくく，さつまいもが甘くなりにくい，食品が硬くなりやすい，などの欠点もある。

また，庫内が熱くならず食品の表面温度が上がらないため，焦げ目がつきにくく蒸したような仕上がりになる（クール加熱特性）。容器ごと加熱したり，狭い場所で調理するのには向くが，焦げ目がほしいという要求が強く，オーブンレンジが生まれた（表3－6）。

表3－6　電子レンジの加熱原理と特徴

加熱原理	電波が熱源：長距離通信用・マイクロ波 周波数：2,450 MHz（メガヘルツ，10^6 Hz） 出力：家庭用400～1,000 W，業務用1,000 W以上 誘電加熱
電波の浸透距離	乾燥食品約20cm，米飯約5cm，水1～4cm　など
従来加熱との比較	熱伝導加熱：熱源→鍋→水→食品外部→食品内部 マイクロ波加熱：熱源→食品外部・食品内部
加熱法の特徴	スピード加熱：再加熱に便利。省エネルギーになる。酵素が働きにくい。 内部加熱：ふくれやすい，脱水量が多い。破裂することがある。 クール加熱：焦げ目がつかない。容器ごと加熱できる。

2）誘導加熱法と電磁調理器（induction heating & IH heater）

電磁調理器には，磁力線を発生させ，磁性をおびた鍋自体を発熱させる誘導加熱法（IH方式）が使われている（図3－18）。磁力線発生コイルに高周波電流を流すと，フレミングの法則により磁

力線を発生する。発生した磁力線が鍋底を通過するとうず電流が流れ，鍋底の電気抵抗により熱が発生する仕組みである。鍋自体が発熱するので，外部で熱を発生させて加熱する方法に比べエネルギーの無駄が少なく，熱効率が 80 ～ 90 ％と高い（ガスこんろの熱効率は約 40 ％，クッキングヒーターは約 70 ％である，p.81，図 3 － 4 参照）。炎が出ないので揚げ油に引火することもなく，クリーンで安全な加熱器として高齢者世帯にも推奨されている。

使用できる鍋は磁性体である鉄，鉄ほうろう，ステンレス鍋の一部，鉄－ステンレス多層鍋などに限られていたが（p.93 参照），周波数と磁束増加によりアルミニウ

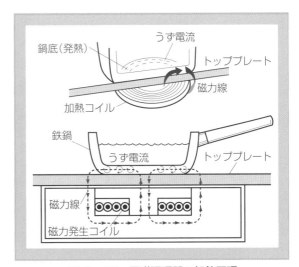

図 3 －18　電磁調理器の加熱原理

注）電磁調理器は磁力線を仲だちとして鍋を誘電加熱する。

ムや銅鍋にまで鍋の使用範囲を広げた製品も生まれた。今では IH 方式が，炊飯器，クッキングヒーター，グリル鍋などに広く採用されている。

10.　新調理システム

1）新調理システムとは

新調理システムは，従来からの調理方式であるクックサーブに，真空調理法，クックチルシステム，クックフリーズシステム，外部加工調理品の活用など異なる調理方式や保存方法を組み合わせ，システム化した集中生産の方式である。

現在，喫食者ニーズの多様化への対応，料理の衛生的安全の向上，経済性の改善などを目的に，これらの調理方式の一部が病院，高齢者施設，事業所などに導入されている。また，病院外の調理加工施設で患者給食業務を行う場合の調理方式としては，衛生管理面からクックチルシステム，クックフリーズシステム，真空調理法が原則とされている（「病院，診療所の業務委託について」第四　患者等の食事の提供の業務について(2)調理方式，最終改訂平成 30 年 10 月 30 日）。

2）クックサーブ（cook-serve system）

従来から行われている調理方法で，食材を加熱調理した後，冷凍または冷蔵せずに運搬し，速やかに提供することが前提となっている。

3）真空調理法（vacuum packed pouch cooking）

食材を生，あるいは表面に軽く焦げ色をつけるなどの下処理をした後に，調味液と一緒に専用の

袋に充填して真空包装を行い，58 〜 95℃で一定時間加熱する調理法である。低温加熱のため，食材の重量減少率は小さく，肉，魚料理などは軟かく，ジューシーな仕上がりとなり，調味料の浸透も均一となる。加熱温度，時間が調理品のテクスチャー（食感）を特徴づけるため，加熱温度，時間に対する管理が品質管理の重要なポイントとなる。加熱調理後，急速に冷却，または冷凍してから運搬，保管し，提供時に再加熱（中心温度75℃以上で1分間以上，二枚貝等ノロウイルス汚染のおそれがある食品の場合は85℃以上で90秒間以上）して提供することを前提としている。近年，高齢者施設などでは，主食のかゆを真空調理法により調製，使用しているところが多い。

4）クックチルシステム（cook-chill system）

　加熱調理の直後に，冷水や冷風による急速冷却（90分間以内に中心温度3℃以下まで冷却）を行い，冷蔵（3℃以下）により運搬・保管し，提供直前に再加熱（中心温度75℃以上で1分間以上，二枚貝などノロウイルス汚染のおそれがある食品の場合は85℃以上で90秒間以上）する調理方式である。調理冷却日と消費日を含んで最長5日間の保管が可能であり，食事を提供する時間と加熱調理する時間を切り離すことができる。前もっての調理が可能となるため，調理作業の閑忙差の縮小，労働時間の短縮，選択食などのメニューの多様化などが導入の効果として期待できる。クックチルシステムは，セントラル方式による集中生産方式以外にも，同施設内で調理と調理品の提供を行うコンパクトなシステムを組むことも可能である。

　各料理の急速冷却に要する時間は，料理の大きさ，厚さ，形状により異なる。ブラストチラー（急速冷却機）を用いた冷却方式の場合，冷却所要時間を短縮するためには，1天板の重量を少なくして天板数を多くしたほうが効率的であるが，これは**一次加熱調理**（下ごしらえ後の加熱調理）の生産能力とブラストチラーの能力の関係の中で，冷却方法の標準化として検討する必要がある。

　再加熱機器には，**スチームコンベクションオーブン**，**遠赤外線レンジ**，**湯せん機**などがある。再加熱機器と加熱条件の選択は，再加熱時間と調理品の品質に大きく影響する。再加熱の生産計画は，調理品ごとの再加熱方法と時間，再加熱後配食までの保管方法と温度管理，配食の方法と配食作業時間などの作業工程およびクックチルシステムにおける供食システムの検討が必要となる。

　クックチルシステムで提供する調理品は，調理，急速冷却，冷蔵保存，再加熱，供食の過程で，色，香り，テクスチャー，味，栄養成分などの物理的変化，および化学的変化が生じ，品質に影響する。食材，調理方法によって，変化の程度は異なり，なかでも一次加熱のときの品質レベルは再加熱後の品質に大きく影響する。また，再加熱後の時間経過に伴う品質の低下は，通常の調理法に比べ大きい。給食対象者の食事として，限られた時間内に，おいしく，適温で供するためには，品質管理としての再加熱方法の標準化，および供食システムのマニュアル化が重要である。院外調理における衛生管理指針（ガイドライン）により，クックチルシステム，クックフリーズシステムの衛生管理基準のガイドラインが示されている。

　近年，クックチルシステムの一部を改変したニュークックチルシステムを採り入れる施設も増えている。ニュークックチルシステムは，調理，急速冷却，冷蔵保存まではクックチルと同様であるが，保存の後はチルド状態のまま盛り付け，トレイセット後に再加熱カート（配膳車）で再加熱を行う。盛り付け完了後に最終加熱を行うことにより，盛り付け時の品質低下と二次汚染のリスクを

低減することができ，より安全で温かい食事を提供することが可能となる。

5）クックフリーズシステム（cook-freeze system）

　クックフリーズシステムとは，食材を加熱調理後，急速に冷凍し，冷凍（－18℃）状態で運搬，保管の上，提供時に再加熱（中心温度75℃以上で1分間以上，二枚貝等ノロウイルス汚染のおそれがある食品の場合は85℃以上で90秒間以上）して提供することを前提とした調理方法，またはこれと同等以上の衛生管理の配慮がなされた調理方法である。

6）外部加工品の活用

　外部の食品加工業者の加工した冷凍・チルド状態の調理済み食品を利用することで，既製品をそのまま利用する場合と，仕様書により生産を委託する場合がある。

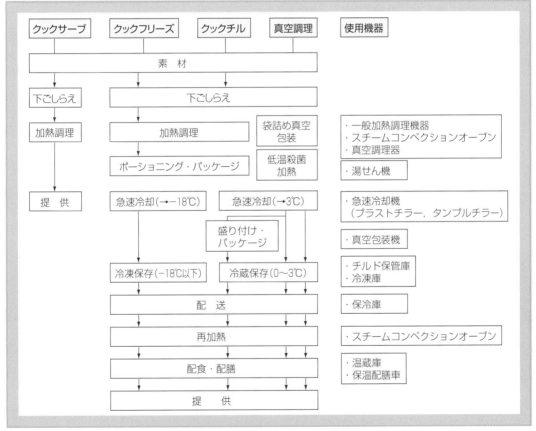

図 3 −19　新調理システムの作業行程

出典）鈴木久乃・太田和枝・殿塚婦美子編：給食管理，p.133，第一出版（2007）を一部改変

■文　　　献

・肥後温子・平野美那世：調理機器総覧，食品資材研究会，1997
・島田淳子・中沢文子・畑江敬子編：調理の基礎と科学，朝倉書店，1993
・長谷川千鶴・梶田武俊・橋本慶子編著：調理学，朝倉書店，1988
・野口　駿：食品と水の科学　第 3 版，幸書房，1992
・キッチンスペシャリストハンドブック編集委員会：キッチンスペシャリストハンドブック，日本住宅設
　備システム協会，1991
・渋川祥子・杉山久仁子：新訂調理科学，同文書院，2011

第4章 食事設計と健康

1. 食事の意義と役割

　心身ともに健康な人生を送る上で，食事の果たす役割は極めて大きい。最近は食料の生産・加工技術が高度化し，付加価値を高めた高品質の農水産物や加工食品が市場に出回るようになり，食べ物の選択肢が広がった。また，消費者の簡便性・利便性へのニーズに対応し，産業ベースによる調理済み食品の大量販売が中食スタイルを後押しする形となり，そう菜類を強化した店舗や宅配サービスなど流通・販売体制も整い，生活者にとって便利な食事環境にある。しかし，その一方で生活習慣病や三大疾病は減少傾向にあるとはいい難く，健康への不安はぬぐえない。また，加速する少子高齢社会の中での家族の食事のあり方が問われ，社会問題となった食物アレルギー児童・生徒への対応策など課題は山積している。心身の糧である食事をどのように設計すれば，各人が健康の維持・増進はもとより，食の安全・安心，よい食習慣の形成，食文化の継承などの今日的課題に対応できるか，主体的に考えていかなければならない。

1）食事設計の基本

　食べ物に求められる基本要件は，安全性・栄養性・嗜好性である。食事設計はこれら三大要件を充足させることが優先されるが，食生活の実際面では経済性や効率性が加わり，さらに日本の食料事情，地域の食習慣・食環境など，食を取り巻く生活全体を視野に入れながら食事計画を立てることになる。食事設計の基本には，以下があげられる。

（1）安　全　性

　食べ物は安全性の確保が第一である。2011（平成23）年に発生した巨大地震と津波，それに伴う放射性物質の流出は，多くの国民の食の安全性への信頼を揺るがせる事態となった。また，国際社会における経済の急速なグローバル化は，食料調達地域の広域化を加速させることになり，食の安全性基準の見直しの必要性など新しい課題も生じている。食料の生産・加工現場から食卓まで一貫

＊＊トレーサビリティ＊＊

　トレーサビリティ（traceability）のトレースは追跡，アビリティは可能の意で，生産履歴の追跡の意味をもっている。食物の生産過程でどのようなものを使っているか，どのような生産管理がなされてきたかなど，流通段階から生産段階までさかのぼって，その食品の履歴情報を追跡することの可能な食管理システムである。食への不安が高まる中，消費者が食の生産の原点に至るまで情報を知り，安全性を確認できる仕組みとされる。同時に，問題が発生したときにその原因を追及できるリスク管理の役割を担っている。

した食の安全対策が必要であり，トレーサビリティ（p.103，コラム：トレーサビリティ 参照）や
HACCP システムなどの環境整備，調理工程・食事提供面の安全性・能率性を重視した調理システ
ムの充実などが求められる。一方，食品の品質鑑別や合理的な食材調達とその保存管理，調理から
喫食時間までの食べ物の衛生的取り扱い，調理器具や用具の適正管理など，作業現場で担当者が迅
速に対応すべき事柄は多い。

（2）栄 養 性

　日常の食事設計では，食べ物の安全性を前提に食べる人の生命・発育・健康・生活活動に必要な
栄養素を過不足なく摂取できる栄養計画が必要である。食事の良否がその人の生涯にわたる健康に
かかわるため，各人が健康状態，生理状態，生活状態を十分に把握した上で，栄養面からの適切な
自己管理が求められる。近年は食品の生理機能性に関する研究が進展し，多くの食品に健康増進や
疾病予防に役立つ機能性成分が明らかにされつつある。これらの新しい知見を食事計画に取り入れ
ていくことも必要である。

（3）嗜 好 性

　人間は五感を通して，個性豊かな食べ物の味，香り，外観を味わい楽しむことができる。食事は
食べる人の嗜好にも配慮し，おいしく，快適に食べられるよう，献立や調理法の工夫も大切とな
る。食材を選択する場合には，加工食品や調理済み食品に偏ることなく，豊かな自然の恵みを受け
た生鮮食品や伝統食品，地域特産物などを取り入れていく。多くの食品に触れることで，味覚感度
をはじめ人間に備わった生得的感覚機能も育ち磨かれていく。

（4）経 済 性

　経済性を考慮しない食事計画は生活経営上成り立たず，食物費と食事計画は不離一体である。最
近の各国の経済連携を主軸とした急速な国際化の流れは，今後の日本の農業や食料政策にも影響を
及ぼすとされ，食料自給力の強化も課題となっている。経済のグローバル化が食料品の価格にどう
影響するか，市場価格の仕組みを含めて経済動向を把握することも重要になる。

　消費支出全体に占める食料支出（食料費）の割合（％）であるエンゲル係数は，終戦直後の 1946
（昭和 21）年に 66.4％であったが，戦後の復興・高度経済成長に低下し，2 人以上の世帯で 1995（平
成 7）年に約 23.5％まで低下した。その後 2000（平成 12）年以降約 23％前後を推移し，2017（平成
29）年は約 26％である[1]。現代の食料費支出は，1980 年代まで食料支出の中心であった「魚介類，
穀類，野菜・海草，肉類，乳卵類，果物」の素材食料系は減少する一方，「外食」が最も多く，次
いで「調理食品」が多く，「野菜・海草」，「肉類」と続く。生鮮食品の購入に際しては，鮮度や品
質とのかかわりで価格の適否を判断し，廃棄部分の多い食品については，廃棄率を考慮に入れた正
味価格の吟味も必要である。保存のきく食品はまとめ買いや共同購入などで計画的に調達するとよ
い。

（5）効 率 性

　調理現場では効率化を目指し，調理をシステム化する方向にある。調理工程のシステム化は，効
率化とともに調理作業に携わる人の作業環境を向上させることにもつながる。一方，自動化を進め
た調理機器類や調理の簡便化を図った多種多様な器具類も多く販売されている中，これらの有効
性，安全性，調理場での収納力などを十分に検討し，選択することが必要である。

（6）食　文　化

　各国にはその地域の自然・風土・産物・歴史・宗教・食習慣を通して育まれてきた食事様式や料理文化がある。年中行事や人生の通過儀礼で行われる特別な食事は，人びとの暮らしそのものを映し出す生活文化である。行事食を通して日本の食文化を継承し，郷土食を通して地域の特産品や地域料理を受け継ぐ姿勢が必要である。また一方で，他国の食文化にも触れる機会が多い中，互いの食文化や食慣習を理解し尊重する姿勢も大切である。

（7）環 境 保 全

　危機的状況にある地球環境問題にも食事作りを通して積極的に取り組まなければならない（p.1参照）。電気・ガスなどエネルギーの省力化，生ごみや残菜の処理，調理排水，食品容器・包装材の廃棄，使用済み排油の活用など，食の環境保全にかかわる身近な課題は多い。環境負荷の少ないエコライフを台所から実現していくことが望まれる。

＊＊現代の食事形態＊＊

　現代の日本人の食事は内食，外食，中食の三つのパターンが挙げられる。**内食**とは家庭で調理をして家庭内で食べる通常の食事のことで（「家庭内食」の略），家庭で手作りした弁当やサンドイッチなどを学校や職場で食べる場合も内食にあたる。**外食**はファミリーレストラン，ホテル，食堂など外食施設を利用して家庭外でとる食事のことをいう。**中食**とはそう菜など調理済み食品，持ち帰り弁当などのテイクアウトの食品を購入して家庭や職場で食べる食事のことで，内食と外食の中間に位置づけられるので中食と呼ぶ。調理操作の大半を施した食材の宅配も中食に入れて考える。

　近年は，女性の社会進出や家庭内での食事担当者の不在，高齢者世帯や単身者世帯の増加，ミニキッチンなど台所の場と設備の問題，価値観の多様化など社会環境の変化から，家庭内で調理する手間を省いて，多少の経済的負担を伴っても外部の食サービスを利用する傾向がある。

2）食生活指針からの提言

　国民の健康増進，生活の質（QOL；quality of life）の向上，食料の安定供給の確保を図るため，2000（平成12）年に文部省（現 文部科学省）・厚生省（現 厚生労働省）・農林水産省の3省により「食生活指針」（dietary guideline）が発表された。この指針は，栄養バランスの偏り，生活習慣病の増加，食料自給率の低下，日本の食文化の継承，食料の無駄や廃棄，食料資源の浪費などの問題に対処するための取り組みを10項目とその実践のための具体的な31項目にまとめている。誰にでもわかりやすく，親しみやすいことばで表現されているのが特徴であり，食事設計の基本にかかわるメッセージといえる。策定から16年が経過し，その間に「食育基本法」の制定（2005（平成17）年），「健康日本21（第二次）」の開始，2016（平成28）年3月には「食育基本法」に基づく「第3次食育推進基本計画」が作成されるなど，食生活に関する幅広い分野での動きを踏まえて，2016（平成28）年6月に一部改正された（表4－1）。

表 4 - 1　食生活指針

食生活指針	食生活指針の実践
食事を楽しみましょう。	・毎日の食事で，健康寿命をのばしましょう。 ・おいしい食事を，味わいながらゆっくりよく噛んで食べましょう。 ・家族の団らんや人との交流を大切に，また，食事づくりに参加しましょう。
1 日の食事のリズムから，健やかな生活リズムを。	・朝食で，いきいきした 1 日を始めましょう。 ・夜食や間食はとりすぎないようにしましょう。 ・飲酒はほどほどにしましょう。
適度な運動とバランスのよい食事で，適正体重の維持を。	・普段から体重を量り，食事量に気をつけましょう。 ・普段から意識して身体を動かすようにしましょう。 ・無理な減量はやめましょう。 ・特に若年女性のやせ，高齢者の低栄養にも気をつけましょう。
主食，主菜，副菜を基本に，食事のバランスを。	・多様な食品を組み合わせましょう。 ・調理方法が偏らないようにしましょう。 ・手作りと外食や加工食品・調理食品を上手に組み合わせましょう。
ごはんなどの穀類をしっかりと。	・穀類を毎食とって，糖質からのエネルギー摂取を適正に保ちましょう。 ・日本の気候・風土に適している米などの穀類を利用しましょう。
野菜・果物，牛乳・乳製品，豆類,魚なども組み合わせて。	・たっぷり野菜と毎日の果物で，ビタミン，ミネラル，食物繊維をとりましょう。 ・牛乳・乳製品，緑黄色野菜，豆類，小魚などで，カルシウムを十分にとりましょう。
食塩は控えめに，脂肪は質と量を考えて。	・食塩の多い食品や料理を控えめにしましょう。食塩摂取量の目標値は，男性で 1 日 8g 未満,女性で 7g 未満とされています。 ・動物，植物，魚由来の脂肪をバランスよくとりましょう。 ・栄養成分表示を見て，食品や外食を選ぶ習慣を身につけましょう。
日本の食文化や地域の産物を活かし，郷土の味の継承を。	・「和食」をはじめとした日本の食文化を大切にして，日々の食生活に活かしましょう。 ・地域の産物や旬の素材を使うとともに，行事食を取り入れながら，自然の恵みや四季の変化を楽しみましょう。 ・食材に関する知識や調理技術を身につけましょう。 ・地域や家庭で受け継がれてきた料理や作法を伝えていきましょう。
食料資源を大切に，無駄や廃棄の少ない食生活を。	・まだ食べられるのに廃棄されている食品ロスを減らしましょう。 ・調理や保存を上手にして，食べ残しのない適量を心がけましょう。 ・賞味期限や消費期限を考えて利用しましょう。
「食」に関する理解を深め，食生活を見直してみましょう。	・子供のころから，食生活を大切にしましょう。 ・家庭や学校，地域で，食品の安全性を含めた「食」に関する知識や理解を深め，望ましい習慣を身につけましょう。 ・家族や仲間と，食生活を考えたり，話し合ったりしてみましょう。 ・自分たちの健康目標をつくり，よりよい食生活を目指しましょう。

出典）文部省（現 文部科学省）・厚生省（現 厚生労働省）・農林水産省，2000 年策定，2016 年一部改正

2.　食事設計と食事摂取基準

　食事計画では，喫食対象者の身体状態や栄養状態，食事摂取状況，生活習慣などを把握し，その状況を基に適正な栄養目標量を設定することが必要である。厚生労働省は，日本人がどのような栄養素をどれだけ摂取すればよいかの指針を「日本人の食事摂取基準」として公表している。

1）日本人の食事摂取基準

「日本人の食事摂取基準」（Dietary Reference Intakes for Japanese）は健康な個人ならびに集団を対象として，国民の健康の保持・増進，生活習慣病の予防を目的に，エネルギーおよび栄養素の摂取量の基準を設定したものである。食事摂取基準は5年ごとに改定され，最新版「日本人の食事摂取基準（2020年版）」は2020（令和2）年度から2024（令和6）年度の5年間を使用期間としている。

2013（平成25）年度に開始した「健康日本21（第二次）」（2013（平成25）年度〜2022（令和4）年度）では，高齢化の進展や糖尿病等有病者数の増加等を踏まえ，主要な生活習慣病の発症予防と重症化予防の徹底を図るとともに，社会生活を営むために必要な機能の維持および向上を図ることなどが基本的方向として掲げられている。「日本人の食事摂取基準（2020年版）」は，栄養に関連した身体・代謝機能の低下の回避の観点から，健康の保持・増進，生活習慣病の発症予防および重症化予防に加え，高齢者の低栄養予防やフレイル予防も視野に入れて策定された。

2）食事摂取基準の指標の考え方

「食事摂取基準」は，エネルギー（熱量）に関しては，エネルギー摂取の過不足の回避を目的とするために，エネルギー収支バランス（エネルギーの摂取量および消費量のバランス）の維持を示す指標として体格（BMI；body mass index）を用い，目標とするBMIの範囲が提示されている。栄養素に関しては表4−2に示すように，三つの目的を掲げて，「推定平均必要量」（EAR），「推奨量」（RDA），「目安量」（AI），「耐容上限量」（UL），「目標量」（DG）の5種類の指標が策定されている。

表4−2　栄養素の指標の目的と種類

目　　的	指　　標
摂取不足の回避	推定平均必要量，推奨量 ＊これらを推定できない場合の代替指標：目安量
過剰摂取による健康障害の回避	耐容上限量
生活習慣病の予防	目標量

「推定平均必要量」（EAR；estimated average requirement）は，ある対象集団に属する半数の人（50％）が必要量を満たす（同時に，50％の人が必要量を満たさない）と推定される摂取量である。したがって，対象者の習慣的な摂取量と推定平均必要量の値が同じ場合には，不足する確率は50％となるので，「推定平均必要量」よりも多く摂取したほうがよいと考えられる。「推奨量」（RDA；recommended dietary allowance）は，ある対象集団に属するほとんどの人（97〜98％）が充足しているとみなされる摂取量（推定平均必要量＋推定平均必要量の変動係数の2倍）である。「目安量」（AI；adequate intake）は，特定の集団におけるある一定の栄養状態を維持するのに十分な摂取量である。十分な科学的根拠が得られず「推定平均必要量」が算定できない栄養素について，不足状態を示す人がほとんどないとみなされる摂取量である。上記の「推定平均必要量」，「推奨量」および「目安量」は，栄養摂取不足からの回避を目的に設定されている。「耐容上限量」（UL；tolerable upper intake level）は，健康障害をもたらすリスクがないとみなされる習慣的な摂取量の上限値である。過剰摂取による健康障害を未然に防ぐ目的で設定されている。「目標量」（DG；tentative dietary goal for preventing life-style related diseases）は，生活習慣病の予防を目的として現在の日

本人が当面の目標とすべき摂取量である。これらの指標を理解するための概念図を図 4 - 1 に示す。

　また，生活習慣病の重症化予防およびフレイル予防を目的とした量を設定できる場合は，発症予防を目的とした量（目標量）とは区別して示されている。「目標量」は，エネルギー産生栄養素バランス（たんぱく質，脂質，炭水化物が，総エネルギー摂取量に占めるべき割合），飽和脂肪酸，食物繊維，ナトリウム（食塩相当量），カリウムに設定されている。

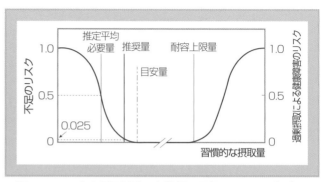

図 4 - 1　食事摂取基準の各指標を理解するための概念図

資料）厚生労働省：「日本人の食事摂取基準（2020 年版）」策定検討会報告書（2019）

3）エネルギーおよび栄養素の食事摂取基準

　a．エネルギー　栄養管理の基本は，エネルギーの収支バランス（エネルギーの摂取量および消費量のバランス）を適切に保つことである。エネルギーの収支バランスの維持を示す指標として，体格（BMI）を用いる（表 4 - 3）。BMI は，個人の体重を身長の 2 乗で除した値 ［体格 BMI= 体重 kg/（身長 m）^{2}］である。なお，エネルギー必要量については，無視できない個人間差が要因として多数存在するため，性・年齢区分・身体活動レベル別に単一の値として示すのは困難であるが，エネルギー必要量の概念は重要であること，目標とする BMI の提示が成人に限られていること，エネルギー必要量に依存することが知られている栄養素の推定平均必要量の算出にあたってエネルギーの必要量の概数が必要となることなどから，年齢別・性別・身体活動レベル別「推定エネルギー必要量」を参考表として策定している（表 4 - 4）。身体活動レベルは，Ⅰ～Ⅲの三つに区分されている（表 4 - 5）。小児の場合には，「推定エネルギー必要量」を参考に，個々人の成長の方向（成長曲線を参照）を見極めながら，適正な判断をすることになる。

表 4 - 3　目標とする BMI の範囲（18 歳以上）

年齢（歳）	目標とする BMI（kg/m^2）
18～49	18.5～24.9
50～64	20.0～24.9
65～74	21.5～24.9
75 以上	21.5～24.9

表 4 - 4　参考表　推定エネルギー必要量（kcal/日）

性　別	男　性			女　性		
身体活動レベル[1]	Ⅰ	Ⅱ	Ⅲ	Ⅰ	Ⅱ	Ⅲ
1～2（歳）	－	950	－	－	900	－
3～5（歳）	－	1,300	－	－	1,250	－
6～7（歳）	1,350	1,550	1,750	1,250	1,450	1,650
8～9（歳）	1,600	1,850	2,100	1,500	1,700	1,900
10～11（歳）	1,950	2,250	2,500	1,850	2,100	2,350
12～14（歳）	2,300	2,600	2,900	2,150	2,400	2,700
15～17（歳）	2,500	2,800	3,150	2,050	2,300	2,550
18～29（歳）	2,300	2,650	3,050	1,700	2,000	2,300
30～49（歳）	2,300	2,700	3,050	1,750	2,050	2,350
50～64（歳）	2,200	2,600	2,950	1,650	1,950	2,250
65～74（歳）	2,050	2,400	2,750	1,550	1,850	2,100
75 以上（歳）[2]	1,800	2,100	－	1,400	1,650	－

注）　1：身体活動レベルは，低い，ふつう，高いの 3 つのレベルとして，それぞれⅠ，Ⅱ，Ⅲで示した。

　　　2：レベルⅡは自立している者，レベルⅠは自宅にいてほとんど外出しない者に相当する。レベルⅠは高齢者施設で自立に近い状態で過ごしている者にも適用できる値である。

資料）表 4 - 3～表 4 - 10，厚生労働省：「日本人の食事摂取基準（2020 年版）」策定検討会報告書（2019）

表 4 - 5　身体活動レベルの活動内容

身体活動レベル[1]	低い（Ⅰ）	ふつう（Ⅱ）	高い（Ⅲ）
	1.50（1.40～1.60）	1.75（1.60～1.90）	2.00（1.90～2.20）
日常生活の内容	生活の大部分が座位で，静的な活動が中心の場合	座位中心の仕事だが，職場内での移動や立位での作業・接客等，通勤・買物での歩行，家事，軽いスポーツのいずれかを含む場合	移動や立位の多い仕事への従事者あるいは，スポーツ等余暇における活発な運動習慣を持っている場合
仕事での1日当たりの合計歩行時間（時間／日）	0.25	0.54	1.00

注）1：代表値。（　　）内はおよその範囲。

　なお，本書では，乳児および妊婦・授乳婦を除く1歳以上の食事摂取基準を取り扱い，エネルギーと各栄養素の摂取基準値については，献立作成時に最小限必要と考えられる数値を本文中の該当箇所に記載した。

b．たんぱく質　食事摂取基準では，「推定平均必要量」「推奨量」および「目標量」が提示されている。たんぱく質は身体の重要な構成成分であり，多様な機能をもつために不足しないよう「推奨量」を確保する（表4－6）。一方，生活習慣病を予防する目的で，総エネルギー摂取量に占めるたんぱく質のエネルギー比率（％）を「目標量」として設定している。

c．脂　質　食事摂取基準（1歳以上）では，脂質，飽和脂肪酸，n-6系脂肪酸，n-3系脂肪酸について基準を設定している。脂質ならびに炭水

表 4 - 6　たんぱく質の食事摂取基準

（推定平均必要量：g／日，推奨量：g／日，目標量：％エネルギー）

性　別	男　性			女　性		
年　齢	推定平均必要量	推奨量	目標量	推定平均必要量	推奨量	目標量
1～2（歳）	15	20	13～20	15	20	13～20
3～5（歳）	20	25	13～20	20	25	13～20
6～7（歳）	25	30	13～20	25	30	13～20
8～9（歳）	30	40	13～20	30	40	13～20
10～11（歳）	40	45	13～20	40	50	13～20
12～14（歳）	50	60	13～20	45	55	13～20
15～17（歳）	50	65	13～20	45	55	13～20
18～29（歳）	50	65	13～20	40	50	13～20
30～49（歳）	50	65	13～20	40	50	13～20
50～64（歳）	50	65	14～20	40	50	14～20
65～74（歳）	50	60	15～20	40	50	15～20
75以上（歳）	50	60	15～20	40	50	15～20

表 4 - 7　エネルギー産生栄養素バランス

（％エネルギー）

性別	男　性				女　性			
	目標量				目標量			
年　齢	たんぱく質	脂　質		炭水化物	たんぱく質	脂　質		炭水化物
		脂　質	飽和脂肪酸			脂　質	飽和脂肪酸	
1～2（歳）	13～20	20～30	―	50～65	13～20	20～30	―	50～65
3～14（歳）	13～20	20～30	10以下	50～65	13～20	20～30	10以下	50～65
15～17（歳）	13～20	20～30	8以下	50～65	13～20	20～30	8以下	50～65
18～49（歳）	13～20	20～30	7以下	50～65	13～20	20～30	7以下	50～65
50～64（歳）	14～20	20～30	7以下	50～65	14～20	20～30	7以下	50～65
65～74（歳）	15～20	20～30	7以下	50～65	15～20	20～30	7以下	50～65
75以上（歳）	15～20	20～30	7以下	50～65	15～20	20～30	7以下	50～65

化物, たんぱく質は, いずれもエネルギー供給源（エネルギー産生栄養素）であることから, 脂質は炭水化物とたんぱく質の摂取量を考慮に入れて設定する必要がある。総エネルギーに占める脂肪エネルギー比率（％エネルギー）として,「目標量」を表4-7のように設定している。また, 飽和脂肪酸についてもエネルギー比率（％）で18歳以上・男女とも7％以下とされる。一方, 必須脂肪酸であるn-6系脂肪酸とn-3系脂肪酸は, 総エネルギー摂取量の影響を受けないよう,「目安量」が絶対量（g/日）で示されている。生活習慣病の発症は, 脂質（総脂質）よりも脂肪酸, 特に飽和脂肪酸の影響を大きく受けるので, 脂質の質, すなわち個々の脂肪酸, 特に飽和脂肪酸に注目しなくてはならない。

d. 炭水化物・食物繊維　炭水化物の「目標量」は, エネルギー比率（％）で1歳以上・男女ともに50～65％と設定している（表4-7参照）。炭水化物のエネルギー比率（％）は, 摂取すべきたんぱく質の必要量（g/日）から算出されるエネルギー量と, 脂質の「目標量」（エネルギー比率20～30％）からのエネルギー量を合算したエネルギー量を, 個人が必要とするエネルギー必要量から差し引いた残余のエネルギー値である（e. エネルギー産生栄養素バランスの算出の手順 参照）。食物繊維については, 心筋梗塞, 肥満などの生活習慣病の発症リスクを低くする目的で, 3歳以上に目標量（下限）が設定されている（表4-8参照）。

e. エネルギー産生栄養素バランス　エネルギーを産生するたんぱく質, 脂質, 炭水化物（アルコールを含む）については, 総エネルギー摂取量に占めるべき割合（％エネルギー）として「目標量」が設定されている（表4-7）。

　エネルギー産生栄養素バランスの算出は, まず, 最初にたんぱく質の摂取量（「推奨量」以上）を定める。たんぱく質の摂取量が決まれば, たんぱく質由来のエネルギー量を算出する。次いで, 脂質の量を決める（飽和脂肪酸, n-6系脂肪酸およびn-3系脂肪酸の摂取量に留意する）。その残余を炭水化物のエネルギー量とする。ただし, それぞれの栄養素の範囲については概ねの値を示したもので, エネルギーおよびその他の栄養素の摂取量に十分に配慮し, それぞれの状況に応じたエネルギー産生栄養素のバランスを考慮する。

f. ビタミン・ミネラル　生活習慣病の発症予防を目的に検討されたミネラルの摂取基準値を食物繊維とともに表4-8に示す。ナトリウムについては, 過剰摂取による生活習慣病の発症予防および重症化予防の観点から, ナトリウムの「目標量」（上限）を従来よりも低く設定し, 食塩相当量として成人男性7.5 g/日未満, 女性6.5 g/日未満としている。食塩相当量（g）はナトリウ

表4-8　食物繊維, 食塩相当量, カリウムの食事摂取基準

年　齢	食物繊維（g/日）		食塩相当量（g/日）		カリウム（mg/日）	
	男 性	女 性	男 性	女 性	男 性	女 性
	目標量	目標量	目標量	目標量	目標量	目標量
1～2 （歳）	‒	‒	3.0 未満	3.0 未満	‒	‒
3～5 （歳）	8 以上	8 以上	3.5 未満	3.5 未満	1,400 以上	1,400 以上
6～7 （歳）	10 以上	10 以上	4.5 未満	4.5 未満	1,800 以上	1,800 以上
8～9 （歳）	11 以上	11 以上	5.0 未満	5.0 未満	2,000 以上	2,000 以上
10～11 （歳）	13 以上	13 以上	6.0 未満	6.0 未満	2,200 以上	2,000 以上
12～14 （歳）	17 以上	17 以上	7.0 未満	6.5 未満	2,400 以上	2,400 以上
15～17 （歳）	19 以上	18 以上	7.5 未満	6.5 未満	3,000 以上	2,600 以上
18～29 （歳）	21 以上	18 以上	7.5 未満	6.5 未満	3,000 以上	2,600 以上
30～49 （歳）	21 以上	18 以上	7.5 未満	6.5 未満	3,000 以上	2,600 以上
50～64 （歳）	21 以上	18 以上	7.5 未満	6.5 未満	3,000 以上	2,600 以上
65～74 （歳）	20 以上	17 以上	7.5 未満	6.5 未満	3,000 以上	2,600 以上
75 以上 （歳）	20 以上	17 以上	7.5 未満	6.5 未満	3,000 以上	2,600 以上

表 4 - 9　その他の栄養素の食事摂取基準

年　齢	カルシウム (mg／日)		鉄 (mg／日)			ビタミンA (µgRE／日)		ビタミンB₁ (mg／日)		ビタミンB₂ (mg／日)		ビタミンC (mg／日)	
	男　性	女　性	男　性	女　性		男　性	女　性	男　性	女　性	男　性	女　性	男　性	女　性
				月経なし	月経あり								
	推奨量	推奨量	推奨量	推奨量	推奨量	推奨量	推奨量	推奨量	推奨量	推奨量	推奨量	推奨量	推奨量
1～2　（歳）	450	400	4.5	4.5	-	400	350	0.5	0.5	0.6	0.5	40	40
3～5　（歳）	600	550	5.5	5.5	-	450	500	0.7	0.7	0.8	0.8	50	50
6～7　（歳）	600	550	5.5	5.5	-	400	400	0.8	0.8	0.9	0.9	60	60
8～9　（歳）	650	750	7.0	7.5	-	500	500	1.0	0.9	1.1	1.0	70	70
10～11（歳）	700	750	8.5	8.5	12.0	600	600	1.2	1.1	1.4	1.3	85	85
12～14（歳）	1,000	800	10.0	8.5	12.0	800	700	1.4	1.3	1.6	1.4	100	100
15～17（歳）	800	650	10.0	7.0	10.5	900	650	1.5	1.2	1.7	1.4	100	100
18～29（歳）	800	650	7.5	6.5	10.5	850	650	1.4	1.1	1.6	1.2	100	100
30～49（歳）	750	650	7.5	6.5	10.5	900	700	1.4	1.1	1.6	1.2	100	100
50～64（歳）	750	650	7.5	6.5	11.0	900	700	1.3	1.1	1.5	1.2	100	100
65～74（歳）	750	650	7.5	6.0	-	850	700	1.3	1.1	1.5	1.2	100	100
75以上（歳）	700	600	7.0	6.0	-	800	650	1.2	0.9	1.3	1.0	100	100

ム（mg）×2.54/1,000 で算出する。カリウムについては，ナトリウムの尿中排泄作用や高血圧予防を中心とした生活習慣病の発症予防を目的に，「目標量」が3歳以上から策定されている。

　食事改善や給食計画で考慮されるその他のビタミン，ミネラルについて，食事摂取基準を表4 - 9に示す。カルシウムは成人（18歳以上）に，鉄とビタミンAは1歳以上に，「推奨量」とともに「耐容上限量」が設定されている。

4）食事摂取基準の活用方法

　a．食事改善への活用　「食事摂取基準」を個人の食事改善に用いる際の基本的な考え方を表4 - 10に示す。まず，個々人が食事摂取状態（あるいは栄養状態）を評価し，それに基づいて食事改善の計画を立てるのが望ましい。食事状況や栄養状態の評価に代わる方法として，エネルギー摂取量が適切であるか否かを体重の変化量の測定または体格（BMI）（p.108，表4 - 3参照）で判断する。測定したBMIが目標とするBMIの範囲を下回っていれば摂取エネルギーが不足していないか，上回っていれば「過剰」のおそれがないか，他の要因も含めて総合的に判断する。BMIが目標とする基準の範囲を超えた場合は身体活動（エネルギー消費量）を増やし，下回った場合はエネルギー摂取量を増やして体重の増加を目指す。

　b．食事摂取基準とPDCAサイクル　食事摂取基準を活用する場合は，PDCAサイクル（plan-do-check-act cycle）に基づいて行うことを基本としている（図4 - 2）。まず，食事摂取状況のアセスメントにより，エネルギー・栄養素の摂取量が適切かどうかを評価する。食事評価に基づき，食事改善計画の立案，食事改善を実施し，それらの検証を行う。検証を行う際には，食事評価を行う。検証結果を踏まえ，計画や実施の内容を改善する。食事摂取，すなわちエネルギーおよび各栄養素の摂取状況を評価するためには，食事調査によって得られる摂取量と食事摂取基準の各指標で示されている値を比較することによって行うことができる。また，食事調査からエネルギーおよび各栄養素の摂取量を推定する際には，食品成分表を用いて栄養価計算を行う。そのため，食品成分表の栄養素量と実際にその摂取量を推定しようとする食品の中に含まれる栄養素量は必ずしも同じではなく，そうした誤差の存在を理解した上で対応しなければならない。

表 4 -10　個人の食事改善を目的として食事摂取基準を活用する場合の基本的事項

目　　的	用いる情報	食事摂取状況のアセスメント	食事改善の計画と実施
エネルギー摂取の過不足の評価	体重変化量 BMI	・体重変化量を測定 ・測定された BMI が，目標とする BMI の範囲を下回っていれば「不足」，上回っていれば「過剰」のおそれがないか，他の要因も含め，総合的に判断	・BMI が目標とする範囲内に留まること，又はその方向に体重が改善することを目的として立案 （留意点）おおむね4週間ごとに体重を計測記録し，16週間以上フォローを行う
栄養素の摂取不足の評価	推定平均必要量 推奨量 目安量	・測定された摂取量と推定平均必要量及び推奨量から不足の可能性とその確率を推定 ・目安量を用いる場合は，測定された摂取量と目安量を比較し，不足していないことを確認	・推奨量よりも摂取量が少ない場合は，推奨量を目指す計画を立案 ・摂取量が目安量付近かそれ以上であれば，その量を維持する計画を立案 （留意点）測定された摂取量が目安量を下回っている場合は，不足の有無やその程度を判断できない
栄養素の過剰摂取の評価	耐容上限量	・測定された摂取量と耐容上限量から過剰摂取の可能性の有無を推定	・耐容上限量を超えて摂取している場合は耐容上限量未満になるための計画を立案 （留意点）耐容上限量を超えた摂取は避けるべきであり，それを超えて摂取していることが明らかになった場合は，問題を解決するために速やかに計画を修正，実施
生活習慣病の予防を目的とした評価	目標量	・測定された摂取量と目標量を比較。ただし，発症予防を目的としている生活習慣病が関連する他の栄養関連因子及び非栄養性の関連因子の存在とその程度も測定し，これらを総合的に考慮した上で評価	・摂取量が目標量の範囲に入ることを目的とした計画を立案 （留意点）発症予防を目的としている生活習慣病が関連する他の栄養関連因子及び非栄養性の関連因子の存在と程度を明らかにし，これらを総合的に考慮した上で，対象とする栄養素の摂取量の改善の程度を判断。また，生活習慣病の特徴から考えて，長い年月にわたって実施可能な改善計画の立案と実施が望ましい

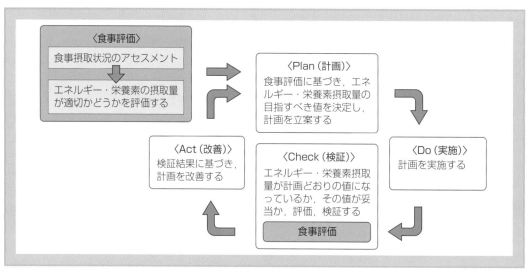

図 4 -2　食事摂取基準の活用と PDCA サイクル

資料）厚生労働省：「日本人の食事摂取基準（2020 年版）」策定検討会報告書（2019）

3.　食品成分表の理解と活用

1）食品成分表の目的

　「食品成分表」は，わが国で常用される食品の成分に関する基礎データを文部科学省科学技術・学術審議会資源調査分科会が編纂したもので，学校給食，病院給食などの給食管理，食事指導や治療食など栄養指導での活用をはじめ，一般家庭でも健康志向から広く用いられている。さらに，行政や教育・研究分野でも基礎資料として幅広く活用されている。最新版は 2020（令和 2）年 12 月に公表された「日本食品標準成分表 2020 年版（八訂）」（以下，「食品成分表 2020（八訂）」とする）である。1950（昭和 25）年の初版発行以来，成分項目や食品数の充実を図りながら改訂されてきた。

2）食品成分表の活用

（1）食品群と配列順

　「食品成分表 2020（八訂）」の食品数は 2,478 食品で，1. 穀類，2. いも及びでん粉類，3. 砂糖及び甘味類，4. 豆類，5. 種実類，6. 野菜類，7. 果実類，8. きのこ類，9. 藻類，10. 魚介類，11. 肉類，12. 卵類，13. 乳類，14. 油脂類，15. 菓子類，16. し好飲料類，17. 調味料及び香辛料類，18. 調理済み流通食品類の 18 食品群に分類され，配列は植物性食品，動物性食品，加工食品の順である。

（2）食品番号

　収載されているすべての食品には 5 桁の食品番号が振られている。はじめの 2 桁が食品群，後の3 桁が小分類または細分（類）である。

（3）成分項目の内容

　「食品成分表 2020（八訂）」に記載されている成分項目と単位を表 4 - 11 に示す。

　食品のエネルギー値は，可食部 100 g 当たりの「アミノ酸組成によるたんぱく質」（アミノ酸組成から計算したたんぱく質），「脂肪酸のトリアシルグリセロール当量」（各脂肪酸をトリアシルグリセロールに換算して合計した値），「利用可能炭水化物（単糖当量）」（でん粉，ぶどう糖，果糖，ガラクトース，しょ糖，麦芽糖，乳糖，トレハロース等を単糖に換算して合計した値），糖アルコール，食物繊維総量，有機酸及びアルコールの量（g）に各成分のエネルギー換算係数を乗じて算出され，kJ（キロジュール），kcal（キロカロリー）で記載されている。

　食塩相当量は，ナトリウム量から次の式により算出されている。

　　　食塩相当量（g）＝ナトリウム（mg）× 1/1,000（g/mg）× 2.54

　備考欄には，食品の別名，廃棄部位，加工食品材料名，主原材料の配合割合，添加物のほか，本表に未収載の成分（硝酸イオン，テオブロミン，カフェイン，タンニン，ポリフェノール，酢酸，しょ糖，調理油など）が記載されている。

（4）成分値の表示

　各食品の成分値は，「年間を通じて普通に摂取する場合の全国的な平均値」であり，「1 食品 1 標準成分値」が可食部 100 g 当たりの数値で示されている。

表 4 −11　「食品成分表 2020(八訂)」の収載成分項目等と単位

食品番号	索引番号	食品名	廃棄率	エネルギー		水分	たんぱく質			脂質			炭水化物							有機酸	灰分
							アミノ酸組成によるたんぱく質	たんぱく質	脂肪酸のトリアシルグリセロール当量	コレステロール	脂質	利用可能炭水化物			食物繊維総量	糖アルコール	炭水化物			
												利用可能炭水化物（単糖当量）	利用可能炭水化物（質量計）	差引き法による利用可能炭水化物						
		単位	%	kJ	kcal	g			g	mg			g								

無機質												ビタミン							
ナトリウム	カリウム	カルシウム	マグネシウム	リン	鉄	亜鉛	銅	マンガン	ヨウ素	セレン	クロム	モリブデン	ビタミンA					ビタミンD	
													レチノール	α-カロテン	β-カロテン	β-クリプトキサンチン	β-カロテン当量	レチノール活性当量	
mg									μg										

ビタミン															アルコール	食塩相当量	備考
ビタミンE				ビタミンK	ビタミンB1	ビタミンB2	ナイアシン	ナイアシン当量	ビタミンB6	ビタミンB12	葉酸	パントテン酸	ビオチン	ビタミンC			
α-トコフェロール	β-トコフェロール	γ-トコフェロール	δ-トコフェロール														
mg				μg	mg					μg		mg	μg	mg	g	g	

注）可食部 100g 当たり

（5）数値の表示方法

　表4−12 に，可食部 100 g 当たりの成分値の表示方法を示す。献立作成での数値の取り扱い（数値の丸め方）もこれに準拠するとよい。記号別では，0：分析値が最少記載値の I/10 未満（ヨウ素，セレン，クロム，モリブデンおよびビオチンにあっては 3/10 未満）または未検出，Tr：微量，トレース，(0)：推定量 0，(Tr)：推定値微量（Tr：トレースと読む），－：未測定，である。Tr は，最小

表 4 −12　数値の表示方法

項　　　目		単位	最小表示の位	数値の丸め方等
エネルギー		kJ, kcal	1の位	小数第 1 位を四捨五入
水分，アミノ酸組成によるたんぱく質，たんぱく質，脂肪酸のトリアシルグリセロール当量，脂質，利用可能炭水化物（単糖当量），炭水化物，灰分		g	小数第 1 位	小数第 2 位を四捨五入
無機質	ナトリウム，カリウム，カルシウム，マグネシウム，リン	mg	1の位	整数表示では，大きい位から 3 桁目を四捨五入して有効数字 2 桁。ただし，10 未満は小数第 1 位を四捨五入　小数表示では，最小表示の位の一つ下の位を四捨五入
	鉄，亜鉛		小数第 1 位	
	銅，マンガン		小数第 2 位	
ビタミン	A　レチノール活性当量	μg	1の位	
	B1	mg	小数第 2 位	
	C	mg	1の位	
食塩相当量		g	小数第 1 位	小数第 2 位を四捨五入

資料）文部科学省：日本食品標準成分表 2020 年版（八訂）

記載量の 1/10 以上含まれているが 5/10 未満であることを示す。ただし，食塩相当量の 0 は，算出値が最小記載量（0.1g）の 5/10 未満であることを示す。

（6）ビタミンAとビタミンE，ナイアシンの栄養価計算

ビタミンAの栄養価の算定はレチノール活性当量の数値を用いる。レチノール活性当量はレチノールとβ-カロテン当量に係数 1/12 を乗じたものの合計である。

$$レチノール活性当量（\mu gRAE）＝レチノール（\mu g）＋1/12\beta-カロテン当量（\mu g）$$

$$\beta-カロテン当量（\mu g）＝\beta-カロテン（\mu g）＋1/2\alpha-カロテン（\mu g）＋1/2\beta-クリプトキサンチン（\mu g）$$

ビタミンEの栄養価算出にはα-トコフェロールの数値を用いる。

ナイアシンの栄養価の算定はナイアシン当量の数値を用いる。

$$ナイアシン当量（mgNE）＝ナイアシン（mg）＋1/60 トリプトファン（mg）$$

（7）廃　棄　率

食品の廃棄率は，通常の食習慣において廃棄される部分を食品全体あるいは購入形態に対する質量の割合（％）で示したものである。食品成分表では食品名に次ぐ最初の収載項目欄に，10％未満は 1 刻み，10％以上は 5 刻みの数値で表示されている。廃棄率（％）を利用して，原材料質量（食品材料購入量）が算出できる。可食部とは食品全体から廃棄部位を差し引いた残りである。

$$廃棄部を含めた原材料質量（g）＝\frac{調理前の可食部質量（g）\times100}{100-廃棄率（\%）}$$

（8）緑黄色野菜

緑黄色野菜として取り扱うのは，β-カロテン含量が $600\,\mu g/100\,g$ 以上のものと，β-カロテン含量が $600\,\mu g/100\,g$ 未満であっても摂取量および頻度などを勘案し，トマト，ピーマンなど一部の野菜が加えられている（表4－13）。

表 4 －13　緑黄色野菜

あさつき	ぎょうじゃにんにく	だいこん（葉）	ながさきはくさい	のびる	糸みつば
あしたば	きょうな	〈たいさい類〉	なずな	パクチョイ	みぶな
アスパラガス	キンサイ	つまみな	〈なばな類〉	バジル	めキャベツ
いんげんまめ	クレソン	たいさい	和種なばな	パセリ	めたで
（さやいんげん）	ケール	たかな	洋種なばな	〈ピーマン類〉	モロヘイヤ
エンダイブ	こごみ	〈たまねぎ類〉	〈にら類〉	青ピーマン	ようさい
〈えんどう類〉	こまつな	葉たまねぎ	にら	赤ピーマン	よめな
トウミョウ（茎	さんとうさい	たらのめ	花にら	トマピー	よもぎ
葉，芽ばえ）	ししとう	チンゲンサイ	〈にんじん類〉	ひのな	ルッコラ
さやえんどう	しそ（葉，実）	つくし	葉にんじん	ひろしまな	〈レタス類〉
おおさかしろな	じゅうろくささげ	つるな	にんじん	ふだんそう	サラダな
おかひじき	しゅんぎく	つるむらさき	きんとき	ブロッコリー（花	リーフレタス
オクラ	すぐきな（葉）	とうがらし（葉・	ミニキャロット	序，芽ばえ）	サニーレタス
かぶ（葉）	せり	果実）	茎にんにく	ほうれんそう	レタス（水耕栽
〈かぼちゃ類〉	タアサイ	〈トマト類〉	〈ねぎ類〉	みずかけな	培）
日本かぼちゃ	〈だいこん類〉	トマト	葉ねぎ	〈みつば類〉	サンチュ
西洋かぼちゃ	かいわれだいこん	ミニトマト	こねぎ	切りみつば	わけぎ
からしな	葉だいこん	とんぶり	のざわな	根みつば	

注）従来「緑黄色野菜」として分類されているものに，「日本食品標準成分表 2015 年版（七訂）」において "可食部 100 g あたりβ-カロテン含量が 600 μg 以上のもの" を追加したもの。

資料）厚生労働省健康局健康課長通知，平成 28 年 3 月 30 日

（9）肉の部位

　肉の各部位は，原則として「脂身つき」「皮下脂肪なし」「赤肉」「脂身」に細分化されている（図4-3）。「脂身つき」が一般的な販売形態で，「皮下脂肪なし」は「脂身つき」から皮下脂肪を除いたもの，「赤肉」は脂身つきから皮下脂肪だけでなく，キッチンばさみなどで筋間脂肪も除去したものである。

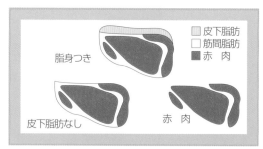

図4-3　肉類の皮下脂肪，筋間脂肪，赤肉の模式図
資料）渡邊智子,鈴木亜夕帆編,食べ物と健康　食事設計と栄養・調理，p.20，南江堂（2014）

3）「調理した食品」について

（1）食品成分表での取り扱い

　「調理した食品」は，各食品ごとに100g当たりの成分値として記載されている。「食品成分表2020（八訂）」に収載された「調理した食品」の調理方法と食品群別の数を表4-14に示す。併せて，「調理方法の概要」，「調理による重量変化率」，「調理による成分変化率区分別一覧」ならびに栄養価計算への利用式が記載されている。

　調理操作は一般調理（小規模調理）とされ，加熱調理（水煮，ゆで，炊き，蒸し，電子レンジ調理，焼き，油炒め，ソテー，素揚げ，魚介類のフライ・から揚げ，肉類のとんかつ・から揚げ，さつまいも，なす，魚介類の天ぷら，スイートコーンの電子レンジ調理，にんじんのグラッセなど），非加熱調理（生（刺

表4-14　「食品成分表2020（八訂）」の「調理した食品」の調理方法と食品群別の数

食品群	数	内　訳
1 穀　　類	48	ゆで12，炊き29，焼き2，ソテー2，揚げ2，フライ1
2 いも及びでん粉類	27	ゆで・水煮16，蒸し4，素揚げ3，天ぷら1，電子レンジ調理2，焼き1
4 豆　　類	19	ゆで・水煮16，油抜き1，湯戻し1，焼き1
5 種実類	5	ゆで4，いり1
6 野菜類	158	ゆで94，焼き2，甘煮1，おろし5，塩漬13，ぬかみそ漬け6，油炒め28，素揚げ2，天ぷら1，水さらし2，塩抜き1，電子レンジ調理2，グラッセ1
7 果実類	2	焼き2
8 きのこ類	28	ゆで15，甘煮1，焼き1，油炒め8，素揚げ1，天ぷら2
9 藻　　類	16	ゆで・水煮4，油炒め2，水戻し3，塩抜き7
10 魚介類	101	生（刺身）1，ゆで・水煮34，焼き47，蒸し3，から揚げ1，フライ5，天ぷら6，ソテー2，電子レンジ調理2
11 肉　　類	68	ゆで29，焼き30，から揚げ2，とんかつ2，天ぷら1，フライ3，ソテー1
12 卵　　類	9	ゆで・水煮4，焼き3，油炒め1，素揚げ1
合　　計	481	

身），水さらし，水戻し，塩漬，ぬかみそ漬）である。マカロニ・スパゲッティのゆで，にんじんのグラッセ，塩漬およびぬかみそ漬を除き調味料は添加されていない。

（2）「調理した食品」の成分値を用いた栄養価計算

　調理後の成分値は，調理前の食品の成分値との整合性を考慮し，原則として調理による成分変化率を求めて，これを調理前の成分値に乗じて算出されている。「調理した食品」の成分値を栄養価の計算に活用する方法として，重量変化率を用いた計算式を示す。「調理した食品の成分値」は食

品成分表に記載されている該当食品の成分値であり，「調理前の可食部質量」は献立の調理前の食品質量である。この式を用いれば，調理による成分の増減を考慮した計算が可能になり，実際の摂取栄養量に近似する。

調理した食品全質量に対する成分量(g)

$$= 調理した食品の成分値(g/可食部100\,g) \times \frac{調理前の可食部質量(g)}{100(g)} \times \frac{重量変化率(\%)}{100}$$

揚げもの（素揚げ，天ぷら，フライ）について，生の素材100 gに対して使われた衣などの質量，調理による脂質量の増減など，炒めもの（油いため，ソテー）について，生の素材100 gに対して使われた油の量，調理による脂質量の増減なども示されている。魚介類，肉類のように生の食材中の脂質量が多い食品の場合，揚げたり，炒めたりすることによって食材中の脂質が溶出する。この溶出量が調理による油の吸着量を上回る食品は，調理によって食材の脂質量が減少するため，脂質量の増減は負の値となる。

（3）調理済み流通食品の成分値

食品成分表2020（八訂）」では，従来の冷凍食品，レトルト食品のうち，主要な調理済み食品を記載していた18群「調理加工食品類」の内容を改め，食品会社や配食サービス事業者が製造販売する調理食品を「調理済み流通食品」としてその成分値が記載されている。「調理済み流通食品」には，家庭内で食事の副食（主菜・副菜）として利用される「そう菜」を含む。収載されたレシピは，複数の製造業者のものを使用しているため，食材および調味料などが重複しており，そのままレシピの雛形としては使用できないが，中食を多用する場合の栄養摂取状況を評価する際には，参照資料として活用できる。

4. 食品と食事構成

ヒトは生まれ育った環境や文化，社会的変化の影響を受けながら，さまざまな食品を調理・加工することにより食事を摂取している。食品を調理すること，特に火を用いることはヒトが行う特徴的な作業であり，これにより人びとは食品に嗜好性を付与し，安全性を高め，消化・吸収の向上を可能にした。ヒトが生命を維持し，心身ともに健康的に過ごすためには，さまざまな食品を使用した栄養バランスの良い食事をおいしく，楽しく食べることである。したがって，献立作成→調理作業→食卓構成を担う「調理」は私たちの食生活を豊かにするためにも欠かすことができない作業である。

食品には多くの種類が存在し，利用する目的により動物性・植物性食品といった大別的な分類，生産形態による分類，主要な栄養素による分類が行われている。ここでは栄養素による分類が行われている食品群，および栄養のバランスがとれた食事を摂取する指針となる食事バランスガイドについて述べる。

1）食品群—栄養成分の特徴による分類—

食生活において栄養のバランスがとれた食事を摂取するためには，「どのような食品を，どのぐ

らい摂取すればよいのか」という指標が必要である。この指標となるのが食品を栄養的特徴で群分けした「食品群」である。食品群には簡便で使いやすい「三色食品群」，「4つの食品群」，「六つの基礎食品群」および，栄養士や管理栄養士が献立作成や栄養価計算で使用する日本食品標準成分表で用いられている「18食品群」による分類がある。また，食事療法用としては糖尿病食事療法のための食品交換表や腎臓病食品交換表がある（表4－15）。

表 4 －15　各食品群

三色食品群			4つの食品群			
色	食品群	働　き	群	食品群	働　き	
赤	魚介類，肉類，卵類，牛乳・乳製品，豆類	体をつくる	1	乳・乳製品類，卵類	栄養を完全にする	
黄	穀類，油脂類，いも類，砂糖	力や体温のもとになる	2	魚介類，肉類，豆・豆製品	肉や血をつくる	
緑	緑黄色野菜，淡色野菜，藻類，きのこ類	体の調子をととのえる	3	緑黄色野菜，淡色野菜，いも類，果実	体の調子をよくする	
			4	穀類，油脂類，砂糖	力や体温となる	

六つの基礎食品群			
群	食品群	働　き	主な栄養素
1	魚，肉，卵，だいず・大豆製品	骨や筋肉などをつくる エネルギー源となる	たんぱく質
2	牛乳・乳製品，小魚，海藻	骨・歯をつくる 体の各機能を調節する	カルシウム
3	緑黄色野菜	皮膚や粘膜を保護する 体の各機能を調節する	カロテン （600 μg 以上）
4	その他の野菜，果実	体の各機能を調節する	ビタミンC
5	穀類，いも類，砂糖	エネルギー源となる 体の各機能を調節する	糖質
6	油脂	エネルギー源となる	脂質

資料）「4つの食品群」については，香川明夫監修：七訂 食品成分表 2019 資料編，女子栄養大学出版部，p.73（2019）を参考にして作成

（1）三色食品群による分類

　食品に含まれる主な栄養素の働きを赤・黄・緑の3色で群分けしたものである。1952（昭和27）年に広島県庁の岡田正美氏が提唱し，（社）栄養改善普及会の近藤とし子氏が普及に努めた。各群（色）の主な働きは，赤群は体をつくる，黄群は力や体温のもとになる，緑群は体の調子をととのえるである。各群の食品を組み合わせて，3色そろった内容にすることによりバランスのとれた食事となる。色分けによる分類で簡単でわかりやすいことから，保育所や幼稚園，小学校などの食育で活用されている。

（2）4つの食品群による分類

　1956（昭和31）年に女子栄養大学の香川綾氏が提唱したものである。特徴は，日本人の食生活で

栄養的に必要性が高い乳・乳製品と卵が第1群となっている点である。その他の食品は栄養素が似ているもので分別が行われており，第2群は魚介類，肉類および豆・豆製品，第3群は野菜，いも類，果実，第4群は穀類，油脂類，砂糖で構成されている。

（3）六つの基礎食品群による分類

1958（昭和33）年に厚生省保健医療局（現 厚生労働省）が日本人の栄養知識の向上を図ることを目的に栄養教育の教材として作成した。栄養成分が似ている食品を六つの群に分けている。食事において各群の食品を偏ることなく二つ〜三つ組み合わせて摂取することで，過不足なく栄養素を摂取することができる。各群の主な栄養素は，第1群：たんぱく質の供給源となるもの，第2群：主にカルシウムの供給源となるもの，第3群：カロテン量が100g中に600μg以上含有し，主にカロテン供給源となるもの，第4群：ビタミンCの供給源となるもの，第5群：糖質の供給源となるもの，第6群：脂質の供給源となるもので構成されている。六つの基礎食品群は学校での食育，一般的な栄養指導などで活用されている。

2）食事バランスガイドの内容と活用方法

食事バランスガイドは2005（平成17）年に厚生労働省・農林水産省によって作成された。健全な食生活を送るための目標として「食生活指針」（p.106，表4−1参照）がある。食事バランスガイドは，食生活指針の目標の実現に向けて具体的な行動変容を促すため，一日に「何を」「どれだけ」食べたらよいのかを料理で示したツールである。食品群は食品の特徴的な栄養素ごとに群分けているのに対し，食事バランスガイドは料理をベースとして五つの摂取区分に分け，各区分で摂取する量をイラスト付きで示している（図4−4）。性別・年齢・生活活動強度によって各区分の摂取目安量が示されている（図4−5）。内容がシンプルなため，誰でも簡単に適切な食事内容や量を判断す

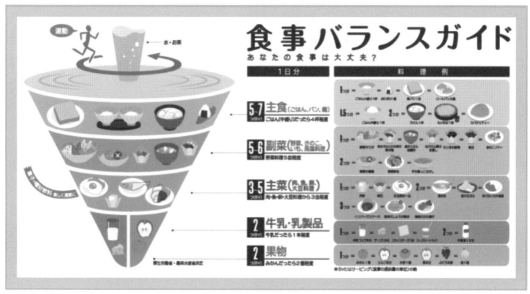

図 4−4　食事バランスガイド

出典）農林水産省：「食事バランスガイドについて」（http://www.maff.go.jp/j/balance_guide/kakudaizu.html）

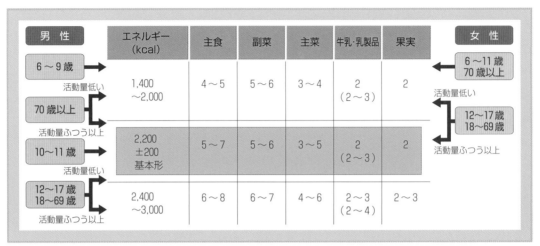

図 4 - 5　年齢・性別・活動量の違いによる摂取量の目安

注）単位：つ（SV）　＊ SV とはサービング

ることができる。わが国では中高年男性の肥満の増加，若い女性のやせ，生活習慣病など食生活に関するさまざまな問題がある。食生活への関心の低い人を中心に，多くの人びとが食材の購入時や外食時に食事バランスガイドを活用して食生活の改善を図るためにも，食の専門家が食事バランスガイドの目的および活用法を理解して普及させていくことが望まれる。

（1）食事バランスガイドの構成内容

　食事バランスガイドはわかりやすさ，活用のしやすさを考慮して「何を」「どれだけ食べればよいのか」を料理で示している。イラストは「コマ」をイメージして作成され，料理区分を主食，副菜，主菜，牛乳・乳製品，果物の五つの区分で分けている。上から順番に摂取量が多いものを示している。単位は「1つ（SV）」（SV：Serving）として表記し，各料理の 1 回（皿）当たりの標準的な量を示している。身体の主要な構成成分であり，食事の際に摂取するものとしてコマの中心である軸には水分・茶が示されている。菓子・嗜好飲料は健康的な食生活のために目安量を示す必要がないことから，適度に楽しむという意味でヒモで示された。油脂や調味料はコマの中に示されていないため，各料理の脂質や食塩については考慮する必要がある。また，健康的な食生活には運動も重要であることから，運動の必要性についてコマ（食事バランス）の安定的な回転で示した。

　主食は炭水化物の供給源とし，1 SV 当たりの炭水化物を約 40 g とした。副菜は各種ビタミン，ミネラルおよび食物繊維の供給源となる野菜等とし，1 SV 当たり食品重量を約 70 g とした。主菜はたんぱく質の供給源とし，1 SV 当たりのたんぱく質量を約 6 g とした。牛乳・乳製品はカルシウムの供給源とし，1 SV 当たりのカルシウムを約 100 mg とした。果物はビタミン C やカリウムの供給源とし，1 SV 当たりの食品の重量を約 100 g とした。菓子・嗜好飲料は一日の摂取量として 200 kcal までを目安とし摂りすぎにならないように注意する。

　食事バランスガイドは「食事」として摂取したときの栄養バランスを基本として作成されているため，栄養指導で利用する際はその特性を理解し，食品の重量や栄養素量など細かい数値は対象者の食への興味・関心に合わせて適宜用いるようにする。

（2）食事バランスガイドの使用方法

　食事バランスガイドを栄養指導や食育で活用するためには，栄養士や管理栄養士が目的や利用方法を熟知し，対象者に説明できることが求められる。食事バランスガイドの使用方法を以下にまとめた。

① 年齢，性別，一日の活動量から，図4-5を参考にしてエネルギーの目安と各料理区分の適量範囲を確認する。「活動量低い」は一日をほとんど座って過ごす，「活動量ふつう以上」は主に座り仕事だが，軽いスポーツ等を行っていることを示している。

② 各料理区分における摂取の目安を参考にして料理を選択する。

③ 一日に食べた食事の「SV」を数えて，食事内容が適正であったか確認する。数日を通して少ない区分は意識して摂取し，多い区分は減らすことで食事バランスを整える。

④ 食事内容の評価は毎日作成する食事バランスガイドで行い，身体の評価は体重測定などで行う。

　食事バランスガイドは対象者の目的・生活習慣にあわせて無理のない範囲で継続的に活用することで，食生活の見直しと改善を図る。

5. 献立作成

　献立とは供食の目的に合わせて，その食事で提供する料理名や料理の組み合わせを示したものである。献立は摂取目的，料理様式，摂取形態，供食形態によって分類することができる（表4-16）。

　献立作成は喫食者の年齢構成，身体的，生活習慣などの特徴や嗜好性を把握して栄養バランスのとれた内容に配慮する。また，調理施設や設備の安全性，調理人の作業効率，予算を踏まえた食品の購入など，給食施設の環境や経営も考慮する必要がある。教育現場では給食を生きた教材として

表 4 -16　献立の分類

摂取目的別	料理様式別	摂取形態別
日常食 　乳・幼児期食，学童期食 　思春期食，成人期食，高齢期食 供応食 行事食 特別栄養食 　妊産・授乳婦食，治療食 　スポーツ栄養食，労働栄養食 特定給食施設食 　学校給食，事業所給食 　福祉施設給食，病院給食 　自衛隊給食	日本料理 　本膳料理，会席料理 　懐石料理，精進料理 　普茶料理など 西洋料理 　フランス料理，イタリア料理 　ドイツ料理，スペイン料理 　ロシア料理など 中国料理 　北京料理，広東料理 　上海料理，四川料理など その他の料理 　折衷料理 　エスニック料理 　フュージョン料理	内食（内食事） 　家庭内で調理して，食べる食事 外食（外食事） 　家庭外の飲食施設で食べる食事 中食（中間食） 　惣菜，弁当など調理済み食品を 　購入し，家庭や職場で食べる食事 **供食形態別** 定食形式 カフェテリア形式 アラカルト形式 バイキング形式 ディナー形式 ブッフェ形式など

食育で活用するため，健康・味覚・食感・環境・食文化など健全な食生活を培う力を身に着ける媒体としての側面も求められる。

1) 献立作成に必要なもの

献立作成を行うときは喫食者の特性に適した（1）給与栄養目標量，（2）食品群別荷重平均成分表，（3）食品構成表を用いる。献立作成において（1）～（3）の役割を理解することにより，献立作成業務の効率化につながる。

(1) 給与栄養目標量の設定

給与栄養目標量は提供する給食の栄養量の目標値を示したものであり，喫食者の年齢，性別，身体活動レベル，生活状況を把握し，日本人の食事摂取基準を参考にして設定する。給与栄養目標量の設定量の例を表4-17に示した。設定した給与栄養目標量は，喫食者の生活や食習慣を考慮して朝食・昼食（間食）・夕食に配分する。配分には3食均等（朝食：昼食：夕食＝1：1：1），朝食が少なくて昼食や夕食が多い場合（朝食：昼食：夕食＝1：1.5：1.5）がある。

表 4 - 17 給与栄養目標量の設定例（2,000 kcal/日食・女性18～29歳）

	エネルギー (kcal)	たんぱく質 (g)	脂質 (g)	炭水化物 (g)	カルシウム (mg)	鉄 (mg) 月経なし	鉄 (mg) 月経あり	ビタミンA (μgRAE)	ビタミンB₁ (mg)	ビタミンB₂ (mg)	ビタミンC (mg)	食物繊維 (g)	食塩相当量 (g)
EAR（推定平均必要量）	2,000	40.0			550	5.5	8.5	450	0.9	1.0	85		1.5
RDA（推奨量）		50.0			650	6.5	10.5	650	1.1	1.2	100		
AI（目安量）		〜											〜
DG（目標量，下限）			44.4	250.0	〜	〜	〜	〜				18以上	
DG（目標量，上限）		100.0	66.7	325.0									6.5未満
UL（耐用上限量）					2,500	40	40	2,700					

資料）食事摂取基準の実践・運用を考える会：日本人の食事摂取基準（2015年版）の実践・運用　特定給食施設等における栄養・食事管理－演習付－, p.61, 第一出版（2018），厚生労働省：「日本人の食事摂取基準（2020年版）」策定検討会報告書（2019）を参考にして作成

(2) 食品群別荷重平均成分表の作成

食品群別荷重平均成分は，食品群ごとに使用した食品の構成割合から求めた各食品群100 g当たりのエネルギー・栄養素の値である。施設ごとの一定期間内に使用した食品の重量から求めるため，その施設が使用した食品の実績が示される。この方法で求めた値を表にしたものが，**食品群別荷重平均成分表**である。食品群別荷重平均成分表の作成方法の流れを以下に示す。

① 施設における過去のある一定期間に使用した各食品の使用量を求める。

② 食品群ごとに使用量の合計を求める。

③ ②で求めた食品群ごとの合計量を100％とし，各食品の使用量から食品群に占める各食品の構成比率を求める。

④ 食品群100 gに占める各食品の使用量を③の構成比率より求める。（③で求めた構成比率（％）を（g）に変換すると使用量となる）。

⑤ ④で求めた各食品の使用量をもとに，日本食品標準成分表を用いて各食品のエネルギー・栄養素量を求める。

⑥　食品群ごとに算出した各食品のエネルギー・栄養素量の合計が食品群別荷重平均成分値となる。この成分値をまとめたものが，食品群別荷重平均成分表である。

（3）食品構成表の作成

食品構成表は給与栄養目標量に基づいたエネルギー・栄養素の摂取および喫食者の満足度を考慮して，食品群別に使用量を示したものである（表4−18）。給与栄養目標量を基準に作成するため，これを用いて献立を立てることにより，各食品の栄養計算を行わなくても栄養バランスを確認することができる。食品構成表の作成には給与栄養目標量と食品群別荷重平均成分表が必要となる。食品構成表の作成の流れを以下に示す。

①　栄養比率：食事摂取基準の炭水化物，たんぱく質，脂質の配分比をもとに（表4−19），給与栄養目標量の総エネルギー量から炭水化物，たんぱく質，脂質の配分比率を求める。

②　主食になる穀類の使用量：穀類エネルギー比率（50～60%）（総エネルギー量（kcal）に占める

表 4 − 18　食品構成例（2,000 kcal/日食）

食品群		重量(g)	エネルギー(kcal)	たんぱく質(g)	脂質(g)	炭水化物(g)	カルシウム(mg)	鉄(mg)	ビタミンA(μgRAE)	ビタミンB₁(mg)	ビタミンB₂(mg)	ビタミンC(mg)	食物繊維(g)	食塩相当量(g)
穀類	米	170	603.5	10.5	2.2	131.2	10	1.4	0	0.17	0.00	0	1.4	0.0
	パン類	50	138	4.7	1.5	35.5	10	0.4	0	0.05	0.05	0	0.8	0.6
	めん類	30	61.2	1.8	0.4	21.3	3	0.2	0	0.00	0.00	0	0.5	0.2
	その他の穀類	30	114.6	3.1	3.1	25.1	49	0.6	0	0.06	0.00	1	1.2	0.1
いも類	いもおよびでんぷん類	50	57	0.7	0.1	13.6	6	0.3	0	0.05	0.05	14	0.8	0.0
	こんにゃく類	5	0.05	0.0	0.0	1.1	0	0.0	0	0.00	0.00	0	0.1	0.0
砂糖類		15	54	0.0	0.0	14.7	0	0.0	0	0.00	0.00	0	0.0	0.0
豆類	みそ	10	21.7	1.0	0.3	0.4	8	0.3	0	0.01	0.01	0	0.6	0.6
	豆・大豆製品	40	54.8	3.8	2.6	9.2	55	0.8	0	0.05	0.00	0	1.4	0.0
種実類		15	91.65	3.1	8.4	2.5	112	1.0	2	0.06	0.03	0	0.2	0.0
野菜類	緑黄色野菜	150	46.5	2.1	0.3	9.3	65	1.2	420	0.11	0.14	45	3.3	0.2
	その他の野菜ときのこ類	250	72.5	3.5	0.5	15.8	60	1.0	15	0.10	0.15	30	5.5	0.0
果実類		150	85.5	0.9	0.5	23.7	131	0.3	24	0.06	0.08	44	1.7	0.0
藻類		5	1.8	0.2	0.0	2.1	12	0.3	6	0.00	0.01	0	0.5	0.1
魚類	生もの	60	70.8	11.6	2.3	0.1	15	0.6	23	0.06	0.10	1	0.0	0.2
	加工品	5	4.8	1.0	0.1	0.0	13	0.1	0	0.00	0.00	0	0.0	0.1
肉類	生もの	55	108.9	10.4	6.9	0.0	3	0.5	8	0.19	0.10	1	0.0	0.1
	加工品	5	17.1	1.3	1.3	0.2	0	0.0	0	0.02	0.01	0	0.0	0.1
卵類		50	76	6.2	5.2	0.2	26	0.9	80	0.03	0.22	0	0.0	0.2
乳類	牛乳	150	100.5	5.0	5.7	7.2	165	0.0	57	0.06	0.23	2	0.0	0.1
	乳製品	20	22	1.0	1.6	1.3	30	0.2	15	0.01	0.03	0	0.0	0.1
油脂類	動物性	10	74.5	0.1	8.1	0.7	0	0.0	51	0.00	0.00	0	0.0	0.1
	植物性	10	89.5	0.0	9.7	0.7	0	0.0	0	0.00	0.00	0	0.0	0.0
菓子類		0	0	0.0	0.0	0.0	0	0.0	0	0.00	0.00	0	0.0	0.0
調味料類		30	29.4	0.9	0.3	2.4	9	0.4	0	0.01	0.02	12	0.9	3.7
合　計			1,996	72.8	61.1	318.2	784	10.1	701	1.09	1.16	148	18.8	6.5

資料）松月弘恵・韓　順子・亀山良子：トレーニングガイド　PDCAによる給食マネジメント実習，p 21，医歯薬出版（2019）
坂本裕子・森美奈子：栄養士・管理栄養士をめざす人の調理・献立作成の基礎，p.93，化学同人（2017）
上地加容子・片山直美編著：給食のための基礎からの献立作成，p.44，建帛社（2016）
食事摂取基準の実践・運用を考える会：日本人の食事摂取基準（2015年版）の実践・運用　特定給食施設等における栄養・食事管理−演習付き−，p.61，第一出版（2018）を参考にして作成

穀類由来のエネルギー量の割合²⁾）より穀類から摂取するエネルギー量を計算して，主食となる穀類（米，パン，めん類など）の使用量を求める。

③ 主菜になるたんぱく質の使用量：動物性食品（肉・魚・卵・乳類）から摂取するたんぱく質量は，たんぱく質摂取量のうち動物性た

表 4 −19 エネルギー産生栄養素バランス（％エネルギー）

年　齢	男性および女性			
	目標量			
	たんぱく質	脂　質		炭水化物
		脂　質	飽和脂肪酸	
18〜49歳	13〜20	20〜30	7以下	50〜65

参考）厚生労働省：「日本人の食事摂取基準（2020 年版）」策定検討会報告書（2019）を参考にして作成

んぱく質比（総たんぱく質量（g）に占める動物性食品由来のたんぱく質量（g）の割合）が 40〜50％になるように求める。植物性たんぱく質量はたんぱく質量から，動物性たんぱく質量を差し引いて求める。

④ 副菜になる食品の使用量：給与栄養目標量のビタミン・ミネラル・食物繊維の摂取量を満たすように，野菜（緑黄色野菜：120 g/ 日，淡色野菜 230 g/ 日），果実，きのこ類，藻類の使用量を求める。

⑤ 油脂の使用量：給与栄養目標量の脂質量から各食品群の脂質の合計量を差し引いて油脂類の使用量を求める。その際，油脂の質（脂肪酸）にも配慮する。

⑥ 砂糖や調味料の使用量：給与栄養目標量のエネルギー量から各食品群のエネルギーの合計量を差し引いて砂糖類や調味量の使用量を求める。

⑦ 確認作業：給与栄養目標量の充足率，栄養比率（PFC バランス，穀類エネルギー比，動物性たんぱく質比）を確認する。

2）献立作成の手順

献立はバランスのとれた食事として食生活指針に記載されている，料理の組み合わせと配膳の例を図 4 − 6 の(1)〜(4)に示した。主食，主菜，副菜の組み合わせを基本とする。(1)基本の配膳には，主食にご飯，汁物にみそ汁，主菜にさんまなどの焼き魚，副菜に切干大根のように野菜を使った煮物，副々菜には青菜のお浸しやわかめの酢の物などがある。(2)の主菜と副菜，汁物が 1 品の料理には，鶏肉やさけが入ったシチュー，主食にパン，副菜には野菜のサラダ，きのこを使ったマリネ，デザートには季節の果実などがある。(3)主菜と副菜が 1 品の料理には，とんかつと付け合わせの千切りキャベツやトマト，主食にご飯，汁物にみそ汁，副菜に煮物などがある。(4)のめん類料理に示した主食と主菜には，肉や卵が入った煮込みうどんやそば，副菜にごま和えなどの和え物，副々菜に煮びたしなどがある。汁物やデザートは塩分やエネルギーの取り過ぎを考慮して献立のバランスに合わせて適宜用いる。

集団給食では 1 食ごとに献立をたてるのではなく，期間献立を作成する（表4 − 20）。期間内に提供する給食は，主食（ご飯・パン・めん），主菜に使用する食品（肉・魚・卵・豆類），料理方法（焼き物，揚げ物，炒め物，煮物），料理形式（和食・洋食・中華），味つけが続かないように工夫する。また，行事食の実施や旬の食品を取り入れて，給食への満足度を高める内容とする。一日の食事の

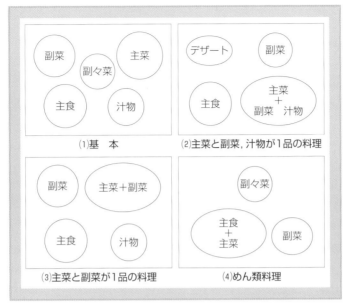

図 4 − 6　料理の組み合わせ（配膳方法）

資料）坂本裕子・森美奈子：栄養士・管理栄養士をめざす人の調理・献立作成の
　　　基礎，化学同人（2017）より一部改変

配分比率は 3 食の均等割
り，昼や夕食が多い配分も
あるが，必要な栄養素が摂
取できるように対象者の生
活習慣や施設に合わせて調
整する。
　献立の作成は主食に用い

表 4 −20　期間献立例

	月	火	水	木	金
主　　食	めん	ご飯	パン	ご飯	ご飯
主　　菜	肉	魚・だいず	卵	肉	魚
主菜の料理様式	中華	和食	洋食	和食	洋食
主菜の調理法	炒め	焼き・煮	焼き	揚げ	焼き

る穀類，主菜で使用する食品，調理法，味つけを決めてから，これらに適した副菜を選択するとバ
ランスのとれた内容となる。献立作成の流れを以下に示す。

① 主　食：ご飯，めん，パンのいずれかを選択する。主食からは総エネルギーの約 50 ％が摂取
　できるように使用量を設定する。

② 主　菜：たんぱく質源となる肉・魚・卵・大豆製品を用いる。肉は使用する部位により脂質が
　多くなるため，見た目のボリュームで満足度が得られるように食品を組み合わせて使用したり，
　下処理や調理法を工夫することで脂質の摂りすぎを防ぐ。

③ 副　菜：ビタミン・ミネラル・食物繊維の摂取を目的とし，主菜で不足している栄養素を補え
　る食品を選ぶ。主菜とのバランスを考えて，調理法や味付け，出来上がりの彩りに配慮した内容
　とする。また，旬の食品を使用して季節感を出す。

④ 汁　物：塩分のとりすぎを考慮して朝・昼・夕食すべてにつけることは控える。

⑤ 果実とデザート：果実からビタミンやミネラル，乳製品を使用したデザートからはカルシウム
　を補給することができる。食事の満足感を得る楽しみとして提供する。

＊＊日本人の長寿を支える「健康な食事」＊＊

　2015（平成27）年に厚生労働省から，日本人の長寿を支える「健康な食事」に関する定義や実現に向けた内容が公表された。これによると日本人の長寿を支える「健康な食事」とは，健康な心身の維持・増進に必要とされる栄養バランスを基本とする食生活が，無理なく持続している状態であるとしている[3]。さらに，このような「健康な食事」を実現するためには，日本の伝統的な食文化の良さを引き継ぐとともに，さまざまな食材を組み合わせて調理するなど，おいしさや楽しさも伴っていることが求められている。栄養バランスに配慮した食事の構成として主食・主菜・副菜を組み合わせた食事が推奨されている。

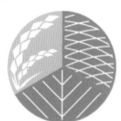

「主食・主菜・副菜」を
組み合わせた食事推奨の
シンボルマーク

資料）厚生労働省：「主食・主菜・副菜」を組み合わせた食事推奨のシンボルマーク使用マニュアル（2015）

3）献立の確認作業

　献立作成から食事提供までの円滑な作業，喫食者の満足度および，給食運営の点から献立の確認作業を行う。主な確認作業の内容を以下に示す。
① 給与栄養目標量を満たしている。
② 食品構成表に基づいて作成した内容になっている。
③ 朝・昼・夕飯のバランスがとれている。
④ 喫食者の嗜好性，食習慣，健康状態に配慮した内容になっている。
⑤ 給食費の予算内で提供できる内容になっている。
⑥ 調理施設，調理機器，調理員の人数や技能で実施できる内容になっている。
⑦ 調理法や味つけが重ならず，使用する食品が偏って使用されていない。
⑧ 料理の見た目（彩り，量，盛り付け）が満足感を与える内容になっている。

6. ライフステージと食生活

　ヒトのライフステージは，乳児期・幼児期・学童期・思春期・成人期・高齢期に区分することができる。各ライフステージの身体的特徴や生活環境を考慮した食事を摂取することが，次のライフステージの健全な食生活の構築や健康へとつながる。

1）乳　児　期

　乳児期は出生から満1歳未満をいう。この時期は生涯でもっとも成長が著しく，生後3か月で体重は出生時の約2倍，身長は1歳で約1.5倍になる。そのため，健康の維持だけでなく，成長に必要な栄養も摂取することが重要である。「日本人の食事摂取基準（2020年版）」ではこの時期の年齢区分を0〜5か月と6〜11か月としている[4]。乳児期の前半は母乳や人工乳から栄養を摂取す

るが，成長に伴い乳汁だけでは必要な栄養が不足する。そのため，消化機能が発達してくる5，6か月頃から離乳食を開始する。離乳期は抵抗力が弱いため，衛生面に配慮し，食品の風味を生かした薄味を基本とする。摂食機能や食物アレルギーに配慮しながら徐々に食形態を変化させ，摂取する食品の種類を増やしていく。摂食機能の発達は個人差が大きいため，離乳食は一人ひとりの子どもの発達に合わせて進めていく。

2）幼　児　期

　幼児期は1〜6歳頃までをいう。この時期は乳児期に比べて身体の成長速度は緩やかになるが，精神機能や運動機能は著しく発達する。消化機能が未発達であるのに対して運動量は増加するため，必要となるエネルギーや栄養素量が多く，食事だけで必要量を摂取することが難しい。そのため，一日に必要なエネルギーや栄養素量の10〜20%を間食から摂取する。間食は食事で不足した栄養素の補給や不足しがちなカルシウムや鉄が摂取できる内容とし，使用する食品は乳製品，豆類，果実，いも類など栄養価が高い食品を使ったものが望ましい。3歳頃になると乳歯が生えそろうため，さまざまな硬さの食品を使用して咀嚼力をつける工夫を行う。幼児期の食事は食品本来の風味やだしを利用した味つけとし，刺激物や香辛料の使用は控える。子どもにとって食べることが楽しいと感じられるように，食品の切り方，彩り，盛り付けにも配慮することで食への興味・関心が高まる内容とする。

3）学童期・思春期

　学童期は一般的に6〜11歳をいい，思春期は9〜18歳をいう。WHO（世界保健機関）の定義では，思春期は第二次性徴の開始から完了までの期間としている。学童期後半から思春期にかけて成長速度が増大し，思春期は特に身体の発達とともに第二次性徴が現れ，男性では声変わりや骨格筋の発達，女性では月経の開始，乳房の発達がみられる。男女ともに基礎代謝量が最大となり，身体活動量の増加に伴い必要なエネルギー量や栄養素量が増える。糖の代謝やエネルギー代謝の補酵素であるビタミン B_1 や B_2，骨の形成に必要であり，思春期前半で蓄積量が最大となるカルシウム，成長による需要の増大や女性では月経による損失もある鉄は意識して摂取する。男女ともに学童期に比べて思春期になると朝食の欠食率が増加する傾向にある（表4−21）。

　この時期は社会とのかかわりが広がり，学校やメディアを通して食に関する情報に触れる機会が増える。自分自身で正しい食習慣を形成するためには，あふれる情報の中から正しい内容を選択する力を身につけることが大切である。そのためにも栄養教諭・学校栄養職員は各年代の食生活上の

表 4 −21　平成 29 年国民・健康栄養調査　朝食欠食率（%）*

	1〜6歳	7〜14歳	15〜19歳	20〜29歳	30〜39歳	40〜49歳	50〜59歳	60〜69歳	70歳以上
男性	7.6	3.7	14.9	30.6	23.3	25.8	19.4	7.6	3.4
女性	5.1	6.9	11.3	23.6	15.1	15.3	11.4	8.1	3.7

注）＊：欠食率は「菓子・果物などのみ」，「錠剤などのみ」，「何も食べない」を含む。
出典）厚生労働省：平成29年国民・健康栄養調査「第1部　栄養素等摂取状況調査の結果，第10表　朝，昼，夕別にみた1日
　　の食事状況—朝・昼・夕別，食事状況，年齢階級別，人数，割合—総数・男性・女性，1歳以上」（2018）より一部改変

問題を把握し，これらの問題解決に向けた食育の実施が求められる。

4）成　人　期

　成人期は一般的に青年期（18 ～ 29 歳），壮年期（30 ～ 49 歳），中年期（50 ～ 64 歳）に区分される。この時期は就職や結婚，出産などによりライフスタイルが大きく変化し，社会や家庭では自立や責任が求められる。このようなライフスタイルの変化は生活習慣の乱れ，栄養バランスが偏った食事，運動不足，ストレスの増加を招きやすくなる。その結果，肥満，高血圧，糖尿病，脂質異常症などの生活習慣病の発症リスクが高まる。男女ともに 20 ～ 40 代は朝食欠食率が高く，この年代は幼児期や学童期の保護者世代でもあるため，子どもの食生活への影響も懸念される。また，女性はこの時期に更年期へと移行し，女性ホルモンの分泌バランスが崩れ，月経周期が不規則になり閉経を迎える。更年期では身体の変化だけでなく，精神面や心理面にも影響を及ぼす。この時期は老化による身体的および精神的な変化を認識し，各自のライフスタイルを考慮した適切な食生活を送ることが生活習慣病の予防や重症化抑制および，次のライフステージにおける健康寿命（健康で自立した生活を送ることができると期待される年数[2]）を延ばすためにも大切である。

5）高　齢　期

　65 ～ 74 歳を前期高齢者，75 歳以上を後期高齢者としており，「日本人の食事摂取基準（2020 年版）」においても同様に二つの区分に分けられている[4]。加齢による身体機能の低下や精神機能の変化は個人差が大きい。感覚機能である味覚では塩味に対する閾値（刺激を感知できる最小刺激量[2]）が高くなり，濃い味つけを好むようになる。塩分が多い食事は血圧の上昇を引き起こすことから，濃い味つけにならないように注意する必要がある。咀嚼・嚥下機能では歯の欠損による咀嚼力の低下，筋力の低下や唾液分泌量の減少，脳血管疾患の後遺症などにより嚥下機能が低下する。咀嚼・嚥下機能の低下は食事の摂取量や食欲不振を誘発することから，調理操作では食品をやわらかく煮込む，とろみをつける，ペースト状にするなど摂食・嚥下機能に適した工夫が求められる。高齢者は生活活動や食欲の低下により低栄養になりやすいため，食事ではエネルギー不足に配慮し，たんぱく質を適量摂取することが重要である。日常生活の楽しみとして，高齢期における食事が果たす役割は大きい。おいしさは五感（味覚・触覚・嗅覚・視覚・聴覚）を刺激されることで感じるため，いつまでも口から食事を摂取できるように健康寿命に配慮した食生活を心がけることが大切である。

6）妊娠・授乳期

　近年，若い女性のやせが問題となっている。妊娠前や妊娠期に低栄養状態の女性から生まれてくる子どもは，将来，生活習慣病の発症リスクが高くなるといわれている。したがって，妊娠前から自らの食生活に配慮し，適正体重を保つことが重要である。妊娠期における栄養量の摂取は，エネルギーおよび一部の栄養素（たんぱく質，ビタミン A，B_1，B_2，B_6，B_{12}，葉酸，ビタミン C，マグネシウム，鉄，亜鉛，銅，ヨウ素，セレン）において各年齢の食事摂取基準に付加量が設定されている。

　母乳には新生児に必要な栄養素だけでなく感染防御因子も含まれ，性状，成分量，分泌量は初

乳・移行乳・成乳と経日的に変化する。授乳期は母乳生成のためにエネルギーや栄養素が多く必要となるため，妊娠期と同様に，エネルギーおよび一部の栄養素で付加量が設定されている。

7. 食生活と生活習慣病

　日本人の食生活は戦後深刻な食糧難となり，多くの国民が栄養失調の状態であったが，昭和30年代に入り急激に経済が成長して食生活も向上した。摂取する食品では米，いも類，だいずなどの植物性食品は減少し，肉類，鶏卵，牛乳・乳製品，魚介類の摂取量が増え，いわゆる食生活の洋風化が進んだ。また，食事も家庭で作るものから外部へと広がり，ファミリーレストランやファストフードでの外食やスーパーで購入した惣菜を家で食べる中食の利用が高まった。このような食生活の変化により，特に，脂質の摂取量が増加した。食生活の変化とともに，現代は複雑な社会環境による心身へのストレス，利便性の向上による活動量の低下，運動不足などにより生活習慣病の発症が問題となっている。

　内臓脂肪蓄積型肥満に加えて，脂質代謝異常・高血圧・高血糖が重複して発症し，心血管疾患や脳血管疾患の発症リスクが高まる状態をメタボリックシンドロームという（図4-7）。メタボリックシンドロームの発症には内臓脂肪蓄積型肥満が基盤にあることから，肥満を予防することが重要であり，そのためには運動習慣ともに食生活の見直しと改善が必要となる。

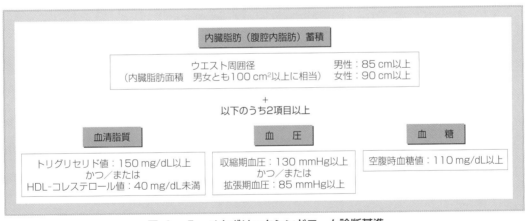

図 4 - 7　メタボリックシンドローム診断基準

出典）メタボリックシンドローム診断基準検討委員会：メタボリックシンドロームの定義と診断基準，日本内科学会誌，94(4)，pp.188-203（2005）より一部改変

1）脂肪酸と食生活

　油脂は1gあたり9kcalある効率的なエネルギー供給源であるが，多量に摂取するとエネルギー過多となり肥満を引き起こす原因となる。調理において油脂を利用することは，高温短時間調理を可能とし，脂溶性ビタミンの吸収率も向上する。また，クッキーなどへのショートニング性の付

与，香気性が生成されるなど，おいしさにも影響を及ぼしている。さらに，いろいろな種類の油脂を摂取することは必須脂肪酸の摂取を可能とする。油脂の性質は構成している脂肪酸の種類が関係しているため，それぞれの脂肪酸の性質を理解して油脂を利用することが健康でおいしい食生活を送るためにも大切である。

（1）飽和脂肪酸

飽和脂肪酸にはミリスチン酸，ラウリン酸，ステアリン酸，パルミチン酸があり，肉類（牛脂や豚脂），乳製品，やし油，パーム油に多く含まれ，体内でも合成される。これらの脂肪酸を多く含む油脂の過剰摂取は，血清総コレステロール，LDL-コレステロールの増加やインスリン抵抗性を誘発させる。しかし，肉類や乳製品はエネルギー源であるとともに，たんぱく質源にもなるため，肉類では使用する部位の選定や脂肪部分の除去，また調理法を工夫して適量の摂取を心がけることが大切である。

（2）一価不飽和脂肪酸

一価不飽和脂肪酸にはオレイン酸があり，オリーブ油やなたね油に多く含まれる。体内で合成されるため必須脂肪酸ではない。オレイン酸は悪玉であるLDL-コレステロールを増加させず，善玉であるHDL-コレステロールを低下させないため，飽和脂肪酸に比べて血清脂質への影響が少ない。しかし，一価不飽和脂肪酸の過剰摂取により肥満や冠動脈疾患へのリスクが高まることが懸念されていることから，多量に摂取するのは注意が必要である。オリーブ油を多く摂取する地中海地方では生活習慣病の発症が少ないことから，オリーブ油の機能性が注目されるようになった。近年，日本においてもオリーブ油を多用しているイタリア料理が広く浸透している。血清脂質への影響が少なくても，エネルギー源であるため摂りすぎには注意する必要がある。

（3）n-6系脂肪酸

n-6系脂肪酸にはリノール酸，アラキドン酸，γ-リノレン酸があり，リノール酸は大豆油，とうもろこし油，綿実油に多く含まれる。リノール酸は体内で合成されないため必須脂肪酸であり，アラキドン酸もリノール酸から生成されるが，微量であるため必須脂肪酸といわれる。アラキドン酸から生成される生理活性物質には，血栓の形成や炎症を促進するものがある。この物質はn-3系の脂肪酸であるエイコサペンタエン酸（EPA）から生成される生理活性物質と対照的な作用を有

＊＊トランス脂肪酸について＊＊

トランス脂肪酸は牛や羊などの反すう動物の肉や乳にも含まれているが，加工食品に利用されている多くは工業的に水素添加を行うことで生成されたものである。このように生成された脂質は適度なやわらかさをもつマーガリンやショートニングの原料として利用されている。

トランス脂肪酸の過剰摂取は，心筋梗塞などの冠動脈疾患が増加する可能性が高いとされており，肥満やアレルギー性疾患についても関連が認められている。WHO（世界保健機関）は，トランス脂肪酸の摂取を総エネルギー摂取量の1%未満に抑えるよう提示している。日本人のトランス脂肪酸の摂取量はWHOの基準値は下回っているが，これらの脂質を多く含む食品の多量摂取は今後も注意する必要がある[5]。

することから，n-6 系と n-3 系の脂肪酸の摂取はバランスを考慮する必要がある。

（4）n-3 系脂肪酸

n-3 系脂肪酸には α－リノレン酸，EPA，ドコサヘキサエン酸（DHA）がある。α－リノレン酸はえごま油，亜麻仁油に含まれ，EPA や DHA は魚類に含まれる。α－リノレン酸は体内で合成することができず，EPA や DHA は α－リノレン酸から生成されるが，生成量が少ないため，いずれの脂肪酸も必須脂肪酸といわれる。近年，日本人の食生活の変化により魚介類の摂取に比べて肉類の摂取が増加している[6]。EPA や DHA は生活習慣病の予防効果を有することから（表4－22），魚介類の積極的な摂取が望まれる。

表 4 −22　EPA と DHA の生活習慣病に関係する主な生理作用

生理作用	関連する疾患
血圧を低下させる	高血圧，動脈硬化，心疾患
血小板が固まるのを防ぐ	動脈硬化，脳梗塞，心筋梗塞
血中中性脂肪を低下させる	高中性脂肪血症，心疾患
体脂肪の蓄積を防ぐ	肥満，糖尿病

出典）川端輝江：「EPA と DHA の生理作用，そのメカニズム」，食と医療　WINTER-SPRING　Vol 4，p.17，講談社（2018）より一部改変

2）糖尿病予防と食生活

糖尿病はインスリンの分泌障害あるいはインスリン作用の低下（インスリン抵抗性）により，慢性的な高血糖状態を症状とした疾患である。糖尿病は1型，2型，その他の特定の機序によるもの，妊娠糖尿病の四つに分類され，成人期以降に発症する糖尿病の多くは2型糖尿病である。発症の初期はほとんど自覚症状がないため，適切な治療を行わないと代謝異常から腎症，網膜症，動脈硬化症などの合併症を引き起こし，QOL（quality of life：生活の質）が低下する。「令和元年国民健康・栄養調査結果」（2020 年）では，過去 10 年間において糖尿病が強く疑われる者の割合は大きく変化していないが，高齢者では割合が高い[7]。

内臓脂肪蓄積型肥満では脂肪細胞は肥大化し，肥大化した脂肪細胞からは悪玉のアディポサイトカイン（脂肪細胞から分泌される情報伝達たんぱく質[2]）や遊離脂肪酸が分泌され，インスリン抵抗性が誘発される。このことから，糖尿病の予防には基盤となる内臓脂肪蓄積型肥満を防ぐことが重要となる。肥満の防止には脂肪が少ない食品を用い，食物繊維が多い野菜，きのこ，海藻を利用して適正なエネルギー摂取となる食事が基本となる。また，食べる順番を食物繊維が多い食品→たんぱく質・脂質が多い食品→炭水化物が多い食品にすることで，食後の急激な血糖上昇を防ぐ。

3）高血圧症予防と食生活

血圧は心臓から血管へ送り出された血液の動脈にかかる圧力である。診察室での測定時に収縮期血圧が 140 mmHg 以上，拡張期血圧が 90 mmHg 以上あるいは両方高い状態が高血圧である[8]。高血圧は本態性高血圧と二次性高血圧に分類され，本態性高血圧の原因には遺伝的要因や食生活，ストレス，運動不足，喫煙などが関係している。高血圧の発症初期は自覚症状がほとんどないため，放置すると動脈硬化が進行し脳血管疾患，虚血性心疾患などの合併症を併発するリスクが高まる。高血圧症は肥満との関連が強く，肥満により肥大化した脂肪細胞から分泌されるアンジオテンシノーゲンの分泌増加とインスリン抵抗性による高インスリン血症が高血圧症の原因として考えられ

ている[9]。このことから，肥満を伴う高血圧症では食生活の改善や運動により減量を行うことで血圧の低下が期待できる。また，高血圧を誘発する要因として食塩摂取量があげられる。「令和元年国民健康・栄養調査結果」では20歳以上の男性の食塩摂取量は10.9 g/日，女性が9.3 g/日であり[7]，いずれも「日本人の食事摂取基準（2020年版）」の18歳以上の男性7.5 g/日，女性6.5 g/日未満を上回る[4]。塩は料理においしさを付与する基本的な調味料であり，しょうゆやみそにも含まれることから，和食には欠かすことができない。2013（平成25）年12月に「和食」はユネスコ無形文化遺産に登録され，注目されるようになると同時に保護・伝承する必要性が生じた。和食は季節や土地のさまざまな食品を使用し，食品が有する本来の味を大切にする料理である。したがって，いつの時代においても「和食は健康によい」と認めてもらうためにだしや香味野菜をうまく利用し，塩分を減らしてもおいしく食べることができる調理が求められる（表4－23）。

表4－23　減塩のこつ

1	新鮮な食材を用いる
2	香辛料，香味野菜や果実の酸味を利用する
3	低塩の調味料を使う
4	具だくさんのみそ汁とする
5	外食や加工食品を控える
6	漬物は控える
7	むやみに調味料を使わない
8	めん類の汁は残す

資料）日本高血圧学会：さあ減塩！〜減塩委員会から一般のみなさまへ，「減塩のコツと塩分の多い食品・料理」（2011）を用いて作成

＊＊各食品のGI値＊＊

グリセミック・インデックス（GI）値とは炭水化物が消化されてグルコースに変化する速さを相対的に表している数値である[2]。GI値が高い食品は摂取後の血糖が上昇しやすいことを表している。各食品のGI値を表に示す。

食品名	GI値	食品名	GI値
〈穀類〉		〈果実類〉	
白パン	75±2	オレンジ・生	43±3
白ご飯	73±4	バナナ・生	51±3
玄米ご飯	68±4	パインアップル・生	59±8
大麦	28±2	すいか・生	76±4
スパゲッティ	48±5	りんご・生	36±2
うどん	55±7	〈菓子類・甘味〉	
〈いも・野菜類〉		チョコレート	40±3
さつまいも・ゆで	63±6	ポテトチップス	56±3
かぼちゃ・ゆで	64±7	せんべい	87±2
じゃがいも・ゆで	78±4	はちみつ	61±3
にんじん・ゆで	39±4	ブドウ糖	103±3

出典）Fiona S. Atkinson, RD, Kaye Foster-Powell, RD and Jennie C. Brand-Miller, PHD：International Tables of Glycemic Index and Glycemic Load Values: 2008, Diabetes Care, 31(12), p.2282(2008)より一部改変

　私たちの食生活に欠かすことができない，脂質・糖質・塩は質や量を考慮せずに必要以上に摂取すると生活習慣病の発症リスクを高める。生活習慣病の予防を踏まえた，健康でおいしい食事を提供するためにも食品・栄養・調理操作の特性を理解し，それらの知識を活用した調理技能を身につけることが食の専門家として栄養士・管理栄養士には求められる。

8. 料理様式と食事構成

　世界各地には，その地域の気候，風土，産物を背景にした多くの料理があり，長い歴史の中で系統化，形式化されて特有の食文化を築いてきた。現在の世界の料理様式を大別すると，日本料理，中国料理，西洋料理の三様式に分けることができる。日本人の日常の食事は和・洋・中の三様式混合が定着しており，ブッフェパーティなどにも折衷献立がみられる。一方で，2013（平成25）年12月，「自然を尊ぶ」という日本人の気質に基づいた「食」に関する「習わし」が，「和食：日本人の伝統的な食文化」としてユネスコ（国連教育科学文化機関）の無形文化遺産に登録され，食文化としての日本料理の特性や伝統的な食べ方が長所として見直されている。山海に囲まれ，豊かな自然の中で育まれた米，魚，野菜などの産物を大切にし，素材の持ち味を活かす調理法や献立の立て方など，健康志向の中で改めてそのよさが指摘されている。

1）料理様式別の食事構成

（1）日本料理
a．特徴　わが国は，気候，風土，地形などから稲作が発達し，米を中心に季節の新鮮な野菜，魚介類，海藻類，だいずとその加工品が多く用いられてきた。料理には季節感が尊重され，四季折々の旬の素材の持ち味を生かしたうす味の調味，こんぶ，かつお節，干ししいたけ，煮干しなどから抽出した「だし」のうま味の活用，刺身に代表される「包丁さばき」と称される繊細な技，色彩や形の美しさを尊ぶ素材の組み合わせ，山海の自然を表し草木の花芽を添える風情のある盛り付け，料理の器の多様性と芸術性などが日本料理の特徴である。

b．調理法　刺身，酢の物など調理法は新鮮な素材を活かした，なま物料理が特徴である。加熱調理は煮物，焼き物，蒸し物が多く，一般に油脂類の使用は少ない。調味では甘酸塩苦辛の五味の調和を大切にし，調味料には，食塩，しょうゆ，みそなどの塩味料，砂糖，みりん，水あめなどの甘味料，食酢，梅酢，柑橘類の絞り汁などの酸味料，清酒，みりんなどの発酵うま味料が多く用いられる。風味を添える香辛料として，素材の持ち味を引き立てるための生鮮風味のわさび，しょうが，ゆず，しそ，木の芽などが重用される。

c．献立形式　日本の料理は本膳料理を基礎として発達してきたが，現在は本膳の伝統的献立形式を受け継ぎながら，会席料理を主流に，懐石料理，精進料理，普茶料理などが一般化している（p.121，表4 – 16参照）。献立形式は一汁三菜，二汁五菜，三汁七菜などと称して，料理は汁と菜の品数で表される。この場合，飯と香の物は品数に数えていない。基本献立は飯，汁，なま物，煮物，焼き物の一汁三菜で構成され，なま物は刺身あるいは生魚や野菜を調味酢で和えた料理を指している。日本料理の盛り付けは，一人分ずつ銘々の器や椀に盛る個人盛り付けが原則である。配膳

ならびにサービスは，料理の大半を膳に並べる同時平面的配膳（サービス）と，順を追って料理を
一品ずつ提供する時系列的配膳（サービス）がある。

　　ｄ．会席料理　　　現在，日本で最も普及している客膳用の供応食は会席料理形式である。酒をお
いしく味わうための酒宴中心の会席料理献立は，前菜→向付（刺身）→椀（吸物）→焼物→煮物→小鉢
（酢の物）→飯・みそ汁・香の物→水菓子の順序で，料理が時系列に供される。飯・みそ汁（止め
椀）・香の物の３品は，酒宴が終わったところで同時に出される。

（２）中 国 料 理

　　ａ．特　徴　　　中国は国土が広大であり，地域によって気候・風土・産物などが異なる上に，長
い歴史と文化の影響を受け，各地域に特色のある料理が受け継がれている。古来から，食を通じて
不老長寿を願い，「医食同源」，「薬食一如」を食生活の基本としてきた。健康のためにあらゆるも
のを食べ物として利用する中国思想が根強く，山海の珍味である特殊乾物をはじめ，料理素材は豊
富で，獣鳥類も内臓，軟骨，皮，脚に至るまで余すところなく利用される。中国特有の多種類の発
酵調味料や香辛料により，こくのある複合味が作り出されている。

　　ｂ．調理法　　　なま物の料理は少なく加熱が主体で，調理には油脂を多く用いる。ねぎ，しょう
が，とうがらし，にんにくなどを油脂と併用する料理が多く，この独特の調理技術で油っこさを感
じさせない。乾燥材料（つばめの巣，ふかひれ，あわびなど）を戻す技術もすぐれている。下ごしら
えにでんぷんを使い，素材のうま味を逃がさず，でんぷんのとろみで濃厚なうま味をからめ，料理
を冷めにくくするなど，至るところででんぷんが効果的に用いられている。主な調理器具は中華
鍋，蒸籠（中華せいろ），中華包丁で，少ない器具で大半の料理が完成するなど合理的である。

　　ｃ．献立形式　　　中国料理は菜と点心に大別される。菜は前菜と大菜の総称であり，点心は一品
で軽い食事代わりになるもの（鹹点心），菓子または菓子代わりの甘味のもの（甜点心）をいう。

＊＊日 本 料 理＊＊

① **懐石と懐石料理**：懐石は，茶事の前に客をもてなす軽い食事のことで，別名を茶懐石ともい
う。濃茶をおいしく味わうために量的には控えめに，季節の素材を活かす料理が特徴である。折敷
（膳）には，飯，汁（みそ仕立て），向付（刺身，膾）が同時に並ぶ。続いて，椀盛（汁気の多い煮物）
→焼き物→箸洗い（小吸物）→八寸（白木の折敷に盛られた酒の肴）→強肴（酒を勧める気持ちを込め
た料理）の順に時系列の給仕法がとられ，湯桶（おこげに湯をそそぐ）と香の物で終わる。日本料理
店で出される懐石料理は，素朴な茶懐石を取り入れ簡素な雰囲気を特徴とするが，茶懐石と異なる
点は酒宴で始まり，料理の最後は飯，汁，香の物となり，箸洗い，八寸，湯桶は省かれる。すなわ
ち，向付，椀盛，焼き物，みそ汁の一汁三菜が懐石料理の基本献立である。

② **精進料理**：鎌倉時代に中国から禅宗とともに寺院にもち込まれた料理形式で，庶民にも法事な
ど仏事料理として普及した。魚，肉などの動物性食品を使わず，野菜，海藻，豆腐・だいず製品，
穀類など植物性食品のみを材料に用いる。飯，みそ汁，煮物，焼き物，揚げ物，和え物を組み合わ
せた一汁三菜を基本献立とする。植物性食品で食事を構成するので，欧米食に偏重した現代では健
康食とのイメージがある。中国式を取り入れた精進料理が普茶料理である。４人で一卓を囲み，中
国式に一皿に盛られた料理を取り分けて，箸，ちりれんげで食べる。

献立構成は，前菜→大菜（主要な料理）→湯菜（スープ）→点心（飯，かゆ，めん，まんじゅうなど）→甜菜（デザート）で，順次供される。前菜は冷料理の数種類盛り合わせで，主要料理の前に供される。前菜に次ぐ大菜は温かい料理が主で，炒菜（炒め物料理），炸菜（揚げ物料理），溜菜（あんかけ料理），蒸菜（蒸し物），煨菜（煮込み料理），烤菜（直火焼き料理），拌菜（和え物料理）が適宜組み合わされ，湯菜（スープ料理），点心で食事が終了する。一般に，料理は冷から温へ，塩味から甘味料理へ，あっさりした海鮮料理からこってりした濃厚料理へ，からりとした揚げ物から煮物へと組み立てられる。偶数を尊ぶために，宴席料理は前菜2〜4品，大菜4〜8品，点心2〜4品の合計6〜10品の皿数とされる。料理は大皿に盛り付け（正式には一卓8〜10人），食卓を囲んで各自が取り分けて食べるが，近年は一人分ずつ皿に盛るウエスタンスタイル（西洋料理風）もみられる。

　　d．飲茶　　茶とともに点心で軽食や間食をする食事様式である。餃子，焼売，肉包子，粽子などの鹹点心や，杏仁豆腐，花酥などの甜点心を好みで選び，竜井茶や茉莉花茶をはじめ料理に合う茶を選んで飲食する。

（3）西洋料理

　　a．特徴　　西洋料理の代表はフランス料理である。獣鳥肉類，乳・乳製品を主材料とするが，野菜や果実も広く用いられる。食用に適する肉の種類は限られており，食肉加工品や内臓も多く利用される。主食，副食という食体系はなく，一皿一皿の料理が独立性をもち，各料理にふさわしいワインが供される。肉料理，魚料理，デザートなどの料理ごとに，それぞれナイフ，フォークなどのカトラリーが整えられるのも特徴である。

　　b．調理法　　調理では油脂類（バター，オリーブ油）が多く使用される。調味の基本は食塩で，メインディッシュの肉料理には矯臭，消臭の目的で多種類の香辛料（スパイス）や香草（ハーブ）が効果的に利用される。主材料としての獣鳥肉は種類が少ないため，その単一さをさまざまな料理用ソースでカバーし，外観や味に変化をもたせている。調理操作はオーブン，蒸し焼きが主流である。

　　c．献立形式　　献立は，前菜からスープへ，またはこのいずれかで始まり，獣鳥肉料理を献立の頂点に置き，野菜料理と続いてデザートで終わる。正餐（dinner）ではオードブル→スープ→魚料理（ポアソン）→肉料理（アントレ）→シャーベット（ソルベ）→獣鳥肉のロースト（ロティ）→野菜料理（サラダ）→甘味生菓子（アントルメ）→果物→コーヒーの順に時系列で供される。カジュアルな食事では，肉か魚のいずれか，または2〜3種を一皿に盛り合わせるランチ形式が多い。

2）供食と食事環境

（1）配膳

　　食事を快適で合理的なものにするために，一定のルールに従って料理や食器・食具を食卓に並べることを配膳という。配膳の方法は料理様式によって異なるが，基本的には料理が食べやすいこと，サービスがしやすいこと，食卓が清潔で楽しく感じられることである。図4-8に日常食と各料理様式別の基本配膳を示す。日常食の和風配膳では，飯茶碗が左側，汁椀が右側，箸は手にとりやすいよう箸先を左側に置く。箸をつける回数の多い主菜の皿は，汁椀に手が触れずに安心して食べられるよう汁物の上方に置く。副菜が複数の場合は，大きい器（副菜）が飯茶碗（主食）の上方，小さい器（副々菜）が食器の間に入る。主食がパンの場合には，パンを食卓の中央に盛って供し，

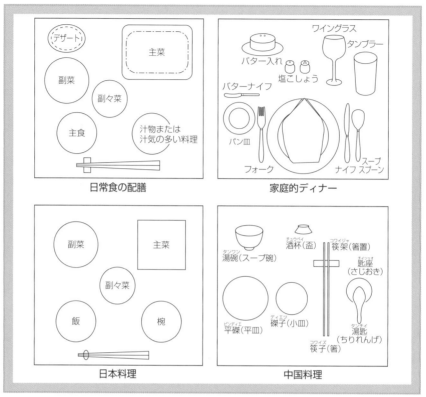

図 4 - 8　基本的な配膳

個人用パン皿は左上方に置く。飯茶碗の位置には主菜または主食兼主菜の料理（スパゲッティなど），スープは汁椀の位置，サラダは中央の副菜の位置に置く。

（2）供 食 形 式

a．ブッフェ（buffet）　セルフサービスの立食形式で，料理の品数は供食目的や規模に応じて調節する。料理は正餐のコース料理に準じ，テーブルには料理が食べやすいよう前菜→魚・肉料理→サラダの順に配置する。それぞれの料理にサーバーをつけ，取り皿，フォーク，箸，タンブラー，ワイングラスを数か所に分けて並べる。デザート，果物，飲み物は別のテーブルに用意する。

b．カフェテリア（cafeteria）　主食，主菜，副菜，デザートなどをそれぞれ単品料理として数種類ずつ準備し，1食の献立になるよう喫食者が選んで食事を組み立てる形式をいう。最近は，事業所給食や学校給食などで定食方式と並んで，カフェテリア方式の供食形式が増えている。

c．バイキング（viking）　セルフサービスの形式はブッフェと同じであるが，食事をする席は決まっていて，テーブルセッティングが必要である。魚の酢漬けや燻製，サンドイッチなどオードブル的な料理をテーブルに並べ，各自が取り皿にとる。スカンジナビア半島の料理に由来しており，日本では北欧から海賊（Viking）を連想して名づけられた。

（3）食 事 環 境

食事環境を快適に整えることは，食事をおいしく食べるだけにとどまらず，食物の消化・吸収を高め，食事行動を安定させる上でも役立ち，ひいては肥満予防や免疫能を高めるなど健康の維持に

も影響する。とりわけ，心地よい食事の環境づくりは，高齢者や病人など生理機能の衰えによる食欲不振をカバーし，精神的な満足感や安心感をもたらし，QOLを高めることになる。食事環境を構成する基本的な要素を図4‐9に示した。快適な食事空間は人間，時間，空間の三間の調和によってもたらされる。食事目的や喫食者に合わせた心地よい三間の調和のために，各要素について工夫をしていくことが必要である。

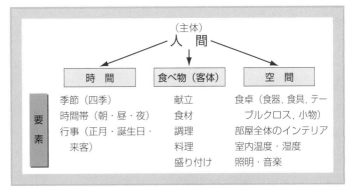

図 4 – 9　食事環境の構成要素

3) 行事食と郷土食

　食べ物には，行事食や郷土食のように生活上の慣習や地域社会と直結したものがある。表4‐24に主な年中行事と食を示した。正月のおせち料理，彼岸のおはぎなど年中行事にちなんだ**行事食**，誕生祝い，還暦など個人や家族の人生の節目における**通過儀礼食**など，ハレの食事は日常の生活に変化をもたらせ，楽しみや親睦を深めるものとして意義深い。また，**郷土食**はその地域の産物を活かし，そこに暮らす人の知恵と工夫によって創造された料理であり，料理名を聞いて地域を限定できるものもある。地産地消の食生活が環境保全の面からも推奨されている。

4) 食器・食具と食品包装材

(1) 食器・食具の選択基準

　食事に使う器具は，食べ物を盛るために使う食器と，食べ物を取り分けたり，口に運ぶための食具（カトラリー，箸など）に分けられるが，これらは料理を活かし，食欲をそそる演出の役目をもつ。形，材質，色彩は料理様式により特色があるが，選択の基準は共通している。①形，大きさ，色彩が料理と調和し，料理をひきたてるもの，②手，指，口に触れたとき違和感がなく，心地よい材質のもの，③熱，酸，塩，油に対して強い材質で，衛生的な取り扱いができるもの，④熱伝導性が少なく，保温性があるもの，⑤手に持ったときに適度な重量感で，配膳や後片付けの際の取り扱いや持ち運びに支障のないもの，などである。

(2) 食器・食具の材質

　a．焼き物　　食器の素材の中心は陶磁器であり，原料配合，焼き温度によって表4‐25のように分類できる。陶器は粘土を原料にし，やや低温で焼いたもので多孔質であり，釉薬をかけて吸水性を防いでいる。たたくと濁音を発し，透光性はほとんどない。磁器は，日本の有田焼などの硬質磁器と，軟質磁器に分けられる。**硬質磁器**は，陶石にカオリンを含む粘土や長石などを混ぜた磁土を原料とし，高温で焼き締めたもので，白色で硬く，吸水性はなく，透光性があり，たたくと金属性の音がする。軟質磁器のボーンチャイナは，カオリンの代わりに牛骨灰を混ぜたもので，淡いミ

表 4 - 24　年中行事と食

行　　事	月　　　日	料理・食品	由来・特徴など
お正月	1 月 1 日～3 日	おせち料理，雑煮，鏡もち，お屠蘇，若水，大副茶	宮中では歳旦祭。歳神さまと食を共にし，息災と五穀豊穣を祈る。雑煮は地域によって異なる。
人日の節句	1 月 7 日	七草粥	日本の若菜摘みと中国の人日の風習から。
鏡開き	1 月 11 日	鏡もち入りのあずき汁粉	正月に歳神さまにお供えした鏡もちを割り（割りは忌みことばのため開き），汁粉に入れて食べ，一家の円満を願う。
小正月	1 月 15 日	あずき粥，赤飯	1 月 15 日の上元にあずき粥を食べ，一年中の邪気を祓う。
節　分	2 月 2 日か 3 日	いり豆，いわし	季節の変わり目の立春の前日。邪気・災難を祓い，福善を願う。
上巳の節句（桃の節句，ひな祭り）	3 月 3 日	白酒，菱もち，はまぐりの潮汁	平安期の雛遊びと中国の厄除け・上巳の神事・祓いの合体。女の子の節句。
灌仏会（花祭り）	4 月 8 日	甘茶	釈迦の誕生日。
端午の節句（こどもの日）	5 月 5 日	柏もち，ちまき，しょうぶ酒	男の子の節句。菖蒲湯に入り，邪気を祓う。
七夕の節句	7 月 7 日	そうめん	牽牛：農事，織姫：養蚕や糸を司る星が 1 年に 1 回会える日とされる星祭。願いごとを書いた短冊を笹につるす。
盂蘭盆会	8 月 13 日～15 日	精進料理	精霊棚や仏壇にお飾りとお供えをする。
重陽の節句（菊の節句）	9 月 9 日	菊酒，菊の花びら	9 が二つ並び，不老長寿の意でめでたい日。
月見（中秋の名月）（十五夜）	8 月 15 日	月見団子，さといも	秋の草花，さといも，月見団子などを供え，獲り入れの無事を祈り，澄んだ丸い月をめでる風習。
月見（十三夜）	9 月 13 日	月見団子，かき，くり，えだまめ	後の月，名残の月，豆名月，栗名月ともいう。
お彼岸	3 月 18 日頃と 9 月 20 日頃の 1 週間	ぼたもち，おはぎ	花や季節のものをお供えし，先祖の供養，墓参りをする。
クリスマス	12 月 25 日	ローストチキン，クリスマスケーキなど	イエス・キリストの降誕を祝う祝日。日本でも年中行事として浸透してきた。
冬　至	12 月 22 日か 23 日	かぼちゃ	冬至にかぼちゃを食べ，ゆず湯に入ると風邪をひかないといわれる。
大晦日	12 月 31 日	年越しそば	人生をそばのように細く長く生きることを願う。

表 4 - 25 焼き物の性質

	土 器	炻 器	陶 器	磁 器
原 料	粘土	粘土	粘土	石（カオリンなど）
焼成温度	700～800℃	1,200～1,300℃	1,100～1,200℃	1,200～1,400℃
釉 薬	かけない	自然釉	かける	かける
吸水性	あり	わずかにあり	あり	なし
透明性	不透明	不透明	不透明	透明
代表産地	（縄文土器，ほうらくなど）	備前，信楽，常滑，越前，丹波，ジャスパーウェア	瀬戸，美濃，萩，唐津，マジョルカ，デルフト，ファイアンス	有田，九谷，清水，中国（景徳鎮），ヨーロッパ
特 徴	もろい。水漏れしやすい	焼き締め。有色生地。水漏れしない	土もの。水につけると吸水	石もの。白地に絵付け。透光性

ルク色のやわらかい光沢が特徴である。炻器は，陶器と磁器の中間の焼き物で，鉄,アルカリなど不純物を含んだ粘土を原料とし，釉薬をかけずに高温で焼き締めたもので,不透明で吸水性がない。

b. 漆 器 木材などの素地の上に漆の樹液を塗って作られる。漆は酸，アルカリ，塩，アルコールに強く，耐熱性，防腐性に優れている。熱伝導率が小さいため，熱い汁物を入れても持ちやすく，口に触れても感触がよい。独特の光沢としっとりした触感があるが，高温に触れる時間が長いと変色することがある。主に和食器の汁椀，盆，重箱，箸などに用いられる。

c. 金属器 金，銀，銅，錫，アルミニウム，洋銀，ステンレス鋼製がある。ステンレスは強度が最も高く，安価なためレストランや家庭用に用いられる。アルミニウムは熱伝導はよいが酸，アルカリ，食塩に弱く，アルマイト加工して使われる。銀製は光沢に優れ，熱伝導率が金属の中で最も大きいが，酸に弱く傷つきやすい。特に，銀器や銅器は反応して錆びやすい。金属器の輝きは料理を豪華に見せ，冷製料理に効果的である。

d. ガラス器 壊れやすいこと，熱伝導率が小さく温度変化に弱いことが欠点であるが，透明な外観と清涼感が好まれ，飲み物やサラダの器に適する。耐熱性のガラスセラミックスは電子レンジやオーブンにも対応できる。熱処理の温度によって乳白色の不透明なものや透明なものがある。

e. 木器・竹器 木，竹製の食器は，水分がしみ込みやすいので，漆や塗料を塗ったものもある。竹製品に漆を塗ったものを藍胎漆器という。生地のまま用いると風情がある。汚れをしみこませないために懐紙を敷いたり，あらかじめ水で湿らせる。揚げ物や焼き物を盛るのに適している。

f. プラスチック製食器 プラスチック（合成樹脂）は熱硬化性と熱可塑性に大別される。前者にはメラミン，後者にはポリプロピレンなどが属する。耐熱性の優れた素材が開発され，冷凍保存から直接オーブンなどでの加熱容器として使用できるものもある。種類が多く材質によって取り扱いに相違がある（表4 - 26）。給食施設などで広く利用されている。また，自助食器として底に傾斜がついたもので食べ物がすくいやすい皿，こぼれないコップなどの食器が市販されている。

（3）食 具

a. 箸 類 主に日本料理や中国料理に用いられる。各種塗り箸，赤杉の利休箸（茶懐石用；

表 4 −26　食器の素材別性質・性能比較表

素　材	耐熱温度	表面硬度	耐薬品性			漂白剤			熱い食事を盛り付けたとき	耐衝撃性	重　さ
			酸	アルカリ	シンナー	食用油	酸素系	塩素系			
アルマイト	－	比較的軟らかい	×	○	○	○	×	×	手に持てず，口にするのも難しい。食事が冷めやすい	壊れないが，変形しやすい	軽い
ポリプロピレン	120	比較的軟らかい	○	○	○	○	○	×	持ちやすく口にすることができ，保温力もある	適度の弾力があり，変形しない	軽い
ポリカーボネート	130	比較的硬い	○	△	×	○	○	○	持ちやすく口にすることができ，保温力もある	適度の弾力があり，変形しない	比較的軽い
メラミン	120	硬い	△	○	○	○	○	×	やや熱いが，手で持ち口にすることができる	変形しないが，破損することがある	やや重い
強化磁器	－	非常に硬い	○	○	○	○	○	○	手に持てず，口にすることもややむずかしい	破損しやすい	重い
超耐熱ABS	140	比較的硬い	○	○	×	○	○	×	持ちやすく口にすることができ，保温力もある	破損しにくい	やや重い
FRP	140	比較的硬い	○	○	○	○	○	○	熱伝導度はやや高い	破損しにくい	やや重い
強化ナイロン	290	比較的硬い	○	○	○	○	○	×	熱伝導度は低い	衝撃に強く破損しにくい	軽い
ジアリルフタレート	180	硬い	○	○	○	○	○	○	熱伝導度はやや高い	変形しないが破損することがある	軽い
ポリサルフォン	170	比較的硬い	○	○	○	○	○	○	持ちやすく口にすることができ，保温力もある	適度の弾力があり，変形しない	比較的軽い

資料）三信化工株式会社「02総合カタログ」を一部改変

千利休が考案した箸），柳箸（祝い用：白色，折れにくい），天そげ箸（食事用：取り箸用，割箸より長い）などがある。

　ｂ．カトラリー　　英語の cutlery は刃物類を意味するが，日本ではシルバーと呼ばれるナイフ，フォーク，スプーン類を指す。銀製が高級とされる。ナイフ，フォーク，スプーンなどの個人用のカトラリー，多人数用のレードル類，サラダサーバー，カービングナイフ・フォーク，ケーキサーバーなどがある。

　ｃ．自助食具　　握力が低下したり利き手が使えないなど食事に支障をきたす場合でも，食べやすいようバネつきの箸や折り曲げスプーンなどが開発されている（図4−10）。また，食器を固定させるものや滑り止めマットなど補助具が市販されている。

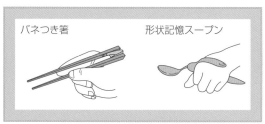

図 4 −10　自助食具の例（箸とスプーン）

（4）食品用包装材

　食品包装の主な役割は，①食品を外界から遮断して微生物や有害物から守り，衛生上の安全性を保つ，②脂肪の酸化やビタミンの分解，変色など成分変化を遅らせる，③水分や香気などの蒸散に

よる風味の低下を防ぐことである。包装材によって，気体（ガス，水蒸気）の透過性や耐熱性に違いがある。電子レンジ用包装材には耐熱温度が高く，マイクロ波を吸収しないなど機能性が求められる。　最近は付加価値をつけた機能性フィルムが開発され，例えば，発生したエチレンを吸収させるために大谷石やサンゴの粉を練り込んだもの，結露防止のために界面活性剤で処理されたもの，銀ゼオライト，ヒノキオール，アリルイソチオシアネートなど抗菌性物質を練り込んだものがある。高齢社会の到来と消費者の便利さから，ハサミを使わずに開けられる簡易封性（イージーオープン），中身を使い切れない場合に再封（リクロース）できる製品も多い。

（5）包装材の廃棄とリサイクル

ごみは環境問題の元凶といわれる。2017（平成29）年度の資料（令和元年版　環境・循環型社会・生物多様性白書）によると，ごみの総排出量は4,289万t（一人一日当たり920g）と年々減少はしているが，うち生活系ごみが2,988万t（69.7％），事務系ごみが1,301万t（30.3％）であり，家庭から出るごみの量は多い。ごみ総排出量のうちで，容器包装廃棄物の占める割合は湿重量比率で20.9％，容量比率で56.6％となっており，その中でも，特に紙とプラスチックの排出量が多い。両素材を合わせるとごみ全体に占める排出率は湿重量比率で15.9％，容量比率に至っては52.2％とごみ全体の約5割を占めている。商品のパック化や過剰包装の影響がみられる。

1995（平成7）年6月に「容器包装リサイクル法」（「容器包装に係る分別収集及び再商品化の促進等に関する法律」）が公布され，容器包装材に関しては再利用・再資源化が義務づけられた。対象はスチール缶，アルミ缶，ガラスびん，紙パック，ペットボトルであり，2000（平成12）年からプラスチック製容器包装，段ボール，紙製容器包装が追加された。リサイクル対象容器包装には再商品化が法律的に義務づけられているものに識別マークの表示が義務づけられており，再商品化義務のないものには表示を省略（自主的表示）することができる。

詰め替え容器には地球にやさしく，環境保全に役立つよう配慮された商品があり，これはエコマーク商品としてエコマークがついている。また，家庭ごみを減らすという立場から，エコ・クッキングが推進されている。エコ・クッキングは，エコ（ecological：生態学的，economical：経済的）とクッキング（cooking）を合わせた造語であり，家庭生活に直結した身近な「台所から地球を考える」ための取り組みとして提唱された。

■文　　　献

1）薬師寺哲郎・中川　隆編著：フードシステム入門―基礎からの食料経済学―，p.17，建帛社，2019
2）女子栄養大学管理栄養士国家試験対策委員会編：管理栄養士国家試験　受験必修キーワード集，女子栄養大学出版部，2016
3）厚生労働省：日本人の長寿を支える「健康な食事」のリーフレット，2015
4）厚生労働省：「日本人の食事摂取基準（2020年版）」策定検討会報告書，2019
5）農林水産省：すぐにわかる脂肪酸，2018
6）水産庁：水産物消費の状況，2019
7）厚生労働省：令和元年国民・健康栄養調査結果の概要，2020
8）日本高血圧学会高血圧治療ガイドライン作成委員会編：高血圧治療ガイドライン2019，p.19，ライフサイエンス出版，2019

9）加藤秀夫・出口佳奈絵：「食塩摂取と高血圧」，食と医療 2019 WINTER-SPRING Vol 8，p.48，講談社，2019
・厚生労働省：「日本人の食事摂取基準（2020 年版）」，2019
・山崎英恵編集：Visual 栄養学テキストシリーズ 食べ物と健康Ⅳ 調理学 食品の調理と食事設計，中山書店，2018
・第一出版編集部編集：厚生労働省・農林水産省決定 食事バランスガイドフードガイド（仮称）検討会報告書，第一出版，2006
・公益社団法人日本栄養士会監修：「食事バランスガイド」を活用した栄養教育・食育実践マニュアル，第一出版，2012
・上地加容子・片山直美編著：給食のための基礎からの献立作成－大量調理の基本から評価まで－，建帛社，2016
・笹田陽子編著：給食経営管理論，光生館，2015
・小川雄二編著：子どもの食と栄養演習 第 4 版，建帛社，2017
・栢下 淳・上西一弘編：栄養科学イラストレイテッド 応用栄養学，羊土社，2015
・江原絢子編著：和食と食育 和食のこころを受け継ぎそして次世代へ，アイ・ケイコーポレーション，2014
・本田佳子編集：Visual 栄養学テキスト 臨床栄養学 Ⅱ 各論，中山書店，2016
・医療情報科学研究所編集：病気が見える vol.3 糖尿病・代謝・内分泌，メディクメディア，2011
・川手由香：「高血圧症患者の栄養療法」，Nutrition Care，12(1)，メディカル出版，2019
・水品義之・菊崎泰枝・小西洋太郎編：栄養科学イラストレイテッド 食品学Ⅰ 食べ物と健康—食品の成分と機能を学ぶ，羊土社，2015
・金田喜久：アラキドン酸の生合成・代謝と生理作用，食と医療 2018 WINTER-SPRING Vol.4，pp.23-29，2018
・文部科学省：日本食品標準成分表 2020 年版（八訂），2020
・フードデザイン研究会編：食卓のコーディネート［基礎］，優しい食卓，2003
・環境省：令和元年度 環境・循環型社会・生物多様性白書，2019

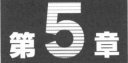

第5章 おいしさの形成と健康への影響
―食材の調理プロセスでの変化と栄養機能―

I 炭水化物を多く含む食品

1. 炭水化物の種類と調理プロセスでの変化

1) 食品中の炭水化物の種類

炭水化物を多く含む食品には，穀類，いも類，豆類などがあり，生体内では主にエネルギー源として利用される重要な成分である。食品成分表では，炭水化物の成分値には食物繊維も含まれる。炭水化物は単糖類，少糖類（オリゴ糖），多糖類に大別される（表5-I-1）。

表 5-I-1　炭水化物の分類

単糖類	六炭糖（C6）	グルコース（ブドウ糖），フルクトース（果糖），ガラクトース，マンノース
少糖類 （オリゴ糖）	二糖類 三糖類 四糖類	スクロース（ショ糖），マルトース（麦芽糖），ラクトース（乳糖） ラフィノース スタキオース
多糖類	消化されるもの 消化されないもの	でんぷん，グリコーゲン セルロース，イヌリン，グルコマンナン，ペクチン，寒天，アルギン酸

（1）単 糖 類

単糖類は炭水化物の基本構成単位で，消化酵素によりこれ以上分解されない。主な単糖類として，グルコース，フルクトース，ガラクトース，マンノースがある。グルコース（ブドウ糖）は動・植物のエネルギー源である。スクロース，マルトース，ラクトースなどの二糖類，およびでんぷん，グリコーゲン，セルロースなどの多糖類の構成糖である。血液中には血糖として，グルコースが0.1%程度存在する。フルクトースははちみつに多く含まれ，グルコースと結合してスクロース（ショ糖）を構成する。ガラクトース，マンノースは単独ではなく多糖類の構成糖として食品中に存在する。

（2）少糖類：二糖類

二糖類には，スクロース（ショ糖），マルトース（麦芽糖），ラクトース（乳糖）がある。スクロースは果実，花蜜などの植物界に広く存在し，特にさとうきびやさとうだいこんに15%程度含まれている。砂糖の主成分である。マルトースは発芽種子，特に麦芽に多く含まれ，水あめの甘味の成分であり，スクロースの約30%の甘味を有する。でんぷん，グリコーゲンをアミラーゼで加水分解することで得られる。ラクトースは動物の乳汁中にのみ存在し，人乳中に約7%，牛乳中に約

4.5％含まれている。乳糖分解酵素であるラクターゼが欠損する人は，乳糖の加水分解が阻害されて吸収不全となり下痢などの胃腸障害の症状が生じる（乳糖不耐症）。

（3）多　糖　類

　単糖類が多数結合したものが**多糖類**である。でんぷんやグリコーゲンのように消化されて生物のエネルギー源となるもの，セルロースやペクチンなどのように主に植物組織の骨格材料となるもの，また，寒天，グルコマンナン，アルギン酸などはゲル化剤として食品の加工上，重要視されている。

2）でんぷん

（1）でんぷんの構造

　でんぷんは無色，無味，無臭の粉末で冷水に不溶性の結晶性粒子で，水よりも重く，水中で沈殿する。植物は光合成により，二酸化炭素と水からでんぷんを合成し，米，小麦，とうもろこしなどの穀類，じゃがいも，さつまいもなどのいも類，あずき，そらまめなどの豆類の貯蔵組織などに蓄積される。でんぷんはアミロースとアミロペクチンから成る。アミロースとアミロペクチンの構造を図5－Ⅰ－1に示した。この2種類の多糖類のアミロース鎖は，でんぷん粒子中で不規則に存在しているのではなく，部分的に規則正しく配列されていることがX線回折により明らかとなった。この結晶構造をミセル構造，あるいは微結晶構造という。アミロースはα-1,4結合でグルコースが数百から数千個結合し，グルコース単位間は水素結合のため，らせん状に巻くヘリックス構造をとる。アミロペクチンはアミロースの直鎖分子のところどころからα-1,6結合により枝分かれした別のアミロース単位を含む構造で，分子量は数千万から数億とアミロースよりもはるかに大きい分子である。アミロペクチンのモデルとしては図5－Ⅰ－1に示した房状モデルが一般的である。

　各種でんぷんは，含まれるアミロースとアミロペクチンの比率は食品により異なる。表5－Ⅰ－2に，食品でんぷんに含まれるアミロースとアミロペクチンの含有率を示した。もち米やもち種のとうもろこしのでんぷんは，ほとんどがアミロペクチンである。

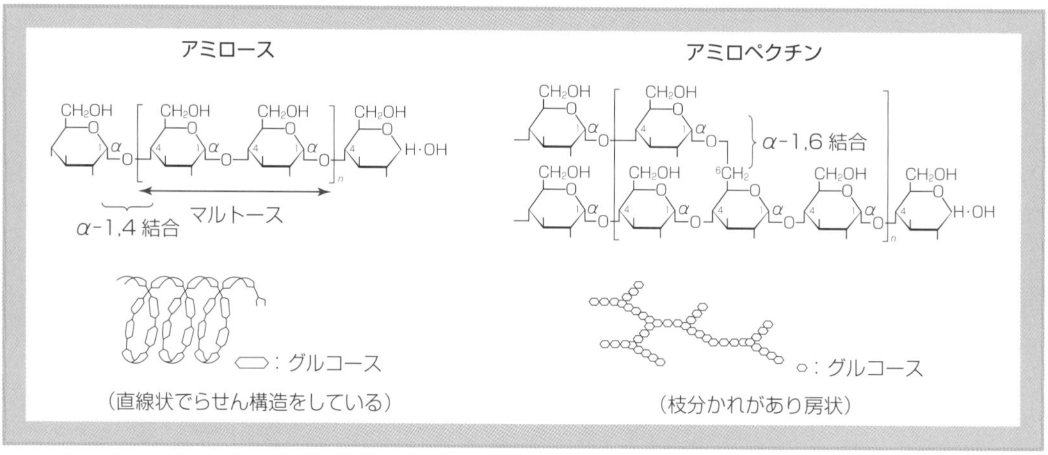

図 5 － Ⅰ － 1　アミロースとアミロペクチンの構造

（2）でんぷんの糊化

ミセル構造を有する生でんぷん（β‐でんぷん）は，そのままの状態では消化酵素の作用をほとんど受けない。生でんぷんを水に懸濁させると，水分が40～50%になるまで可逆的に吸水する。懸濁液を加熱すると，熱エネルギーによりでんぷんの分子運動が活発になり不可逆的な変化が起こる。すなわち，最初に非結

表 5 − Ⅰ − 2　食品に含まれるでんぷん中のアミロースとアミロペクチンの含有率

食品名	アミロース（%）	アミロペクチン（%）
米（うるち）	17	83
米（もち）	0	100
とうもろこし（うるち）	21	79
とうもろこし（もち）	0	100
小　麦	24	76
じゃがいも	22	78
タピオカ	17	83
そ　ば	100	0

晶性部分の水素結合が弱まり隙間ができ，そこに水が入り込み，でんぷん分子と水和する。続いて結晶部分にも同様な変化が起こり，その結果でんぷん粒が膨潤する。さらに加熱し続けると，でんぷん粒は崩壊し糊状になる。このように，生でんぷんに水を加え加熱したときにでんぷんが膨潤し，糊状に変化する現象を**糊化（α化）**という。こうした現象は米を炊飯したときやパンを焼いたときに起こり，ご飯やパンのおいしさ，栄養価に大きく影響する。糊化でんぷんはミセル構造が消失して消化酵素の作用を受けやすくなり，消化しやすくなる。

糊化でんぷんは中性からアルカリ性側では安定であるが，pH 5 以下になると粘度が急激に低下する。これはアルカリ側では，でんぷん分子同士が水素結合しにくくなるからである。また，一般に水分が少ないと糊化温度が上昇し，多いと低下する。調味料添加の影響として，でんぷんに砂糖を30%まで添加する場合は，砂糖の量が多くなるに従い粘度および透明度が増し，冷却するとゲル強度が増加し，老化が抑制される。でんぷんへの砂糖添加率が50%以上の場合，砂糖の親水性によりでんぷん粒の吸水阻害が生じるため，粘度は低下する。じゃがいもでんぷんに食塩を添加すると粘度は低下する。しかし，とうもろこしでんぷんやタピオカでんぷんには，影響は少なく，でんぷんの種類により，その影響は異なる。じゃがいもでんぷんに油を添加するとでんぷん粒の膨潤，糊化が抑制されるが，でんぷん糊液の粘度は高くなる。食塩，しょうゆ，食酢だけを加えた場合は粘度が低下するが，油と共存することで粘度の低下が抑制される。

（3）でんぷんのゲル化

濃度の高いでんぷん糊液を急激に冷却すると凝固し，ゲル化する。ゲル強度はでんぷん粒子が最大に膨潤したもの，すなわち最高粘度に達したときに冷却したものが一番大きい。長時間加熱したり撹拌しすぎると，粒子の崩壊が起こり，ゲル強度も小さくなる。ゲル強度はでんぷんの種類により異なり，米，小麦，とうもろこしなどの種実でんぷんは老化しやすいため硬く不透明なゲル，じゃがいも，さつまいも，くずなどの根茎でんぷんは老化しにくく粘着性，弾力性が大きく，透明なゲルとなる。

（4）でんぷんの老化（retrogradation）

糊化したでんぷんを室温に放置すると白濁してくる。さらに時間がたつと離水して沈殿が起こる。このような変化をでんぷんの老化という。老化はでんぷんの分子が温度低下に伴い，運動性を失い部分的にミセルのような構造に戻るためである。アミロースは，アミロペクチンよりも老化し

やすい。また，老化したアミロースは再加熱しても元の状態に戻らないが，アミロペクチンは糊化状態に戻る。糊化でんぷんは，一般に温度は60℃以上，0℃以下では老化は起こらず，0～5℃が最も老化しやすい。したがって，急速凍結を行えば老化を防ぐことができる。また，自由水があると，でんぷん分子間での水素結合が起こりやすくなり分子同士が会合し，その結果老化する。老化しやすい水分は30～60％である。

（5）でんぷんのデキストリン化

でんぷんに水を加えずに150～160℃に加熱することで，でんぷん分子が切断されデキストリンが生成される。この現象をデキストリン化という。デキストリンはでんぷん部分加水分解物であるので老化することなく，水に溶けやすい。デキストリンのでんぷんの分解度をDE（dextrose equivalent）で表す。DE100とは，でんぷんがすべてブドウ糖に分解されたものである。DE10～20をマルトデキストリン，DE20～40を粉あめと分類する。デキストリンはDEが高くなると粘性は低下する。ブラウンソースの調製時に，小麦粉を150℃で炒めるとソースの粘性が低下するのは，小麦粉中のでんぷんの一部がデキストリン化するためである。

（6）α化でんぷん

でんぷんを糊化し老化する前に乾燥，粉末にしたものである。冷水にも容易に溶けるので，液体に溶かし，加熱せずにとろみがつく。嚥下に障害がある人の誤嚥防止のために発売されている市販とろみ調整食品の原料にもなっている。

（7）でんぷんの調理機能

でんぷんは適量の水とともに加熱し，糊液やゲルの状態に調理される。したがって，でんぷん糊液の流動特性，でんぷんゲルに外力を加えたときの抵抗や壊れ方などの性質と同時に，透明感やつやなどの外観も重要なものとなる。

a．低濃度でんぷん糊液　　低濃度のでんぷん糊液は加熱することで透明または半透明となり，日本料理や中華料理などのとろみづけとして用いられる。

　ⅰ）うすくず汁・かきたま汁　　でんぷん懸濁液を加熱すると60℃付近で糊になり始め，さらに高温で透明感のある粘度の高い液状になる。じゃがいもでんぷん0.8～1.5％の糊液は，少しとろみのあるうすくず汁やかきたま汁などの汁物として利用される。汁に粘度を付加することで対流が抑制され保温がよくなり，また，具材が沈むことを防止する。じゃがいもでんぷんを添加することにより，卵が薄膜状になりやすく，かきたま汁の理想とされる「むら雲」を思わせる状態に仕上げることができる。

　ⅱ）くずあん・溜菜　　日本料理の煮物や中国料理の溜菜などには，3～6％濃度のじゃがいもやくずでんぷんが用いられる。このような調理にでんぷんでとろみをつけることで，口当たりがよく，ボリューム感が増し，外観につややかさが加わる。また，調味液に粘性があるため調味液と具材を同時に絡めて食べることができ，煮汁中に溶出した成分を無駄なく摂取できる。

b．高濃度のでんぷん糊液　　高濃度のでんぷん糊液は，冷却するとゲル化する。この機能を生かした調理品として，ブラマンジェ，ごま豆腐，くず桜などがある。

　ⅰ）ブラマンジェ　　ブラマンジェ（フランス語で白い食べ物の意味）には，ゲル形成能が高いコーンスターチ（とうもろこしでんぷん）が用いられている。コーンスターチはじゃがいもでん

ぷんやかんしょでんぷんに比べ，粒子が小さく，糊化温度は 65 ～ 70℃とやや高い。糊液にした
ときの粘性は小さく，透明感のない白さとなり，ゲル化しやすい。ブラマンジェは牛乳，砂糖，
バニラエッセンス，および液体の 10 ～ 15％にあたるコーンスターチをよく混ぜ合わせ，100℃
近くまで加熱してでんぷんを糊化させ冷やしたものである。コーンスターチは液体が水の場合，
糊化温度は 65 ～ 70℃であるが，牛乳中では 5℃ほど高くなり，砂糖が加わることでさらに高い
温度で糊化が完了する。

ⅱ）ごま豆腐　　ごま豆腐にはくずでんぷんが使用されている。乳化されたごま油がゲル中に
分散しているので，なめらかで弾力性のある食感がある。

ⅲ）タピオカパール　　キャッサバいものでんぷんを少量の水とともに加熱回転ローラーで撹
拌すると半糊化状態の球状のでんぷんが得られる。これを乾燥させたのがタピオカパールで，保
存性がよく，スープの浮き実，ゼリー，飲料などに用いられる。

2. 米と炊飯の科学

1）米の種類と調理性

　米の種類は，形状により日本型（ジャポニカ／短粒米／縦横
比 1：1.7 ～ 1.8））とインド型（インディカ／長粒米／縦横比 1：
2.5）に大きく分類される（図 5 － Ⅰ － 2）。日本人は，適度な
粘りを有する日本型米を好み，粘りの少ないインド型米は白
飯よりもピラフとして調理されるほうが好まれる。また，米
はでんぷんの構造の違いからもち米とうるち米に分類され，
もち米のでんぷんはアミロペクチンのみで構成されている
が，うるち米のでんぷんはアミロースとアミロペクチンによ
り構成されている（p.145，表 5 － Ⅰ － 2 参照）。米の栽培法で
は，水稲（水田），陸稲（畑）に分類される。また，水分含量
では，硬質米（水分 15％以下），軟質米（水分 16％前後）に分
類される。

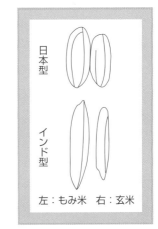

図 5 － Ⅰ － 2　日本型（ジャポニカ
　　　　　　　種）とインド型（イ
　　　　　　　ンディカ種）の形状

（1）米の組織

　米を精白し外皮（籾殻）のみを除去したものが玄米である。
玄米は果皮，種皮，糊粉層のぬか，およびでんぷん貯蔵組織である胚乳部と胚芽から成っている
（図 5 － Ⅰ － 3）。玄米のままでは，食味および消化性が劣るため，搗精しぬかを取り除き，炊飯し
精白米飯として食べることが多い。米（水稲）の搗精による分類と，搗精度の異なる米のビタミン
類の含量を表 5 － Ⅰ － 3 に示した。搗精が進み，玄米，半つき米，七分つき米，精白米と歩留まり
が小さくなるに従い，ビタミン B_1，ビタミン B_2，ナイアシン，ビタミン B_6 などのビタミン類の含
量は減少する。一般に日本では，玄米を 90 ～ 91％くらい搗精したものを精白米として炊飯して食
べていることが多い。

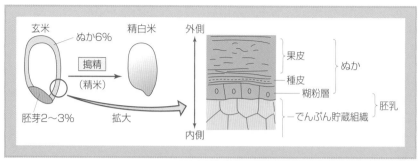

図 5 − Ⅰ − 3　米粒の構造

表 5 − Ⅰ − 3　米の搗精による分類とビタミン類の含量の変化

搗精度による分類	歩留まり (%)	ビタミンB$_1$ (mg/100 g)	ビタミンB$_2$ (mg/100 g)	ナイアシン (mg/100 g)	ビタミンB$_6$ (mg/100 g)
玄　米	100	0.41	0.04	6.3	0.45
半つき米	95 〜 96	0.30	0.03	3.5	0.28
七分つき米	92 〜 94	0.24	0.03	1.7	0.20
精白米	90 〜 91	0.08	0.02	1.2	0.12
はいが精米	91 〜 93	0.23	0.03	3.1	0.22

出典）文部科学省：日本食品標準成分表 2020 年版（八訂）（2020）

2）炊　　飯

　炊飯とは米の代表的な調理方法であり，水分 14 〜 15％の米に水を加え加熱して炊きあげる過程をいう。炊飯は煮る，蒸すなどの複合操作であり，炊きあがったときにほとんどの水分が米粒に吸収された状態であり，炊き干し法ともいわれる。

　a．洗　米　米の表面に付着するぬかやごみを除去することを目的とし，米粒表面が損傷して溶出したでんぷんなども取り除く。とぎ洗いは水溶性のビタミンB群などの流出は大きいが，光沢，香り，味のよい米飯が得られる。洗米することにより，米重量の約 10％の水が吸収されるため，ぬか臭さが残らない程度にたっぷりの水で手早く洗うことが大切である。最近では精白米の表面に付着したぬかを取り除き，洗米せずに炊飯できる無洗米も利用されている。無洗米は洗米による吸水がないので，加水量を精白米よりも約 5％ほど増やして炊飯する。

　b．加水量　精白米の水分は 15.5％であり，その飯の水分は 60.0％である。このことより，米飯の重量は精白米重量の 2.2 〜 2.4 倍となり，精白米重量の 1.2 〜 1.4 倍の水が加えられたことになる。炊飯中の蒸発量 10 〜 15％を考慮し，加水量は米重量の 1.5 倍，米容積の 1.2 倍が標準である。

　c．浸漬（吸水）　米粒の表面組織は硬く，米内部への水の浸透が遅いため加熱前に浸漬し，米粒の中心部まで十分に吸水させる必要がある。米粒に十分に吸水させることで，加熱時の熱伝導をよくし，米粒組織内のでんぷんの糊化を促進する。吸水速度は水温が高いほうが早く，夏期は冬期よりも水温が高いため，米の吸水率は夏期のほうが早い浸漬時間で飽和状態になる。浸漬による米粒の吸水率は最大 25 〜 30％で，浸漬後 30 分間で急速に吸水し，約 2 時間後に飽和状態となる

（図5－Ⅰ－4）。浸漬時間が長すぎると，米の表面組織が壊れやすくなり味も悪くなるので，水温により30分～2時間の間で浸漬することが望ましい。

　ｄ．加　熱　　炊飯操作における加熱は，米飯のおいしさに大きく影響を与える工程である。炊飯における加熱工程は図5－Ⅰ－5のように4段階に分けられる。これらの工程を経ることで，米のでんぷんは糊化され，焦げがなく，味香がよく，外観，食感のよい米飯を炊くことができる。

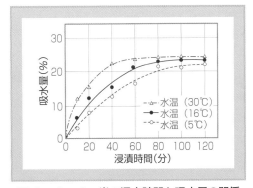

図5－Ⅰ－4　米の浸水時間と吸水量の関係
出典）松元文子ほか：調理と米，p.87，学建書院（1979）

　ⅰ）温度上昇期　　加水した米が沸騰するまでの加熱工程で米は水分を吸収しながら膨潤し，60～65℃で糊化が開始する。沸騰するまでの火力は強火または中火で，10分間前後で沸騰させる。大量の米を炊く場合，定量の沸騰水に米を入れて炊き，再沸騰するまでの時間を短縮し，鍋内の温度差を少なくして均一な飯を炊きあげる湯炊き法が適している。

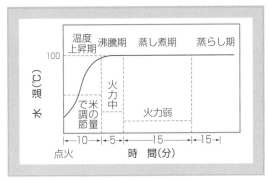

図5－Ⅰ－5　炊飯の加熱曲線

　ⅱ）沸騰期　　吸水，糊化がさらに進み，米粒表面からでんぷんが溶出して炊飯液は粘りが生じる。炊飯液がふきこぼれず，沸騰を維持できる程度の中火で5～7分間程度加熱する。

　ⅲ）蒸し煮期　　弱火で鍋内の温度を下げないように15分間程度保つ。この時期は炊き水の対流による米粒の移動はなくなり，わずかに残った炊き水が米粒の間を上下して蒸し加熱の状態で熱を伝え，米粒内部まで糊化させる。火力をごく弱火にしないと焦げやすい。

　ⅳ）蒸らし期　　消火後，蓋をあけずにそのまましばらく置き，飯粒表面に残っている水分を完全に吸収させて均一でふっくらした状態の米飯にする。したがって，飯粒の中心部までの糊化を十分に行うため，10～15分間，鍋内の温度が下がらないように維持する時期である。蒸らし終了後はすぐに蓋をあけ，軽く混ぜ，余分な蒸気を逃がす。

3）粥

　粥は，米を多量の水で炊いたもので，高齢者食，病人食，幼児食の主食として用いられている。全粥は，米容量の5倍（重量の6.3倍）の水を加え，厚手の鍋で沸騰後約40～50分間，静かに加熱する。加水量により，七分粥（米容量の7倍），五分粥（米容量の10倍），三分粥（米容量の20倍）の種類がある。おもゆは五分粥，あるいは三分粥の粥飯粒を取り除いたものである。

4）味付け飯

（1）炊き込み飯

　米に食塩やしょうゆ，酒などの調味料，および獣鳥魚介類，野菜などの具材を加え炊きあげた米飯である。食塩やしょうゆは吸水を妨げるため（図5−Ⅰ−6），芯ができやすく，水っぽい米飯となりやすい。これを防ぐには浸漬を水だけで行い，十分に吸水した後，加熱直前に調味する。また，しょうゆ添加の場合，沸騰時の泡立ちが白飯よりも少ないため，沸騰を見逃しやすく焦がしやすいので，火加減には注意を要する。

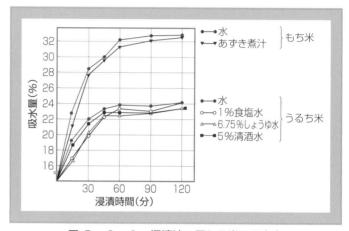

図5−Ⅰ−6　浸漬液の異なる米の吸水率
出典）貝沼やす子・調理科学研究会編：調理科学, p.248, 光生館（1984）

調味は食塩に換算し，米飯の0.6〜0.7％，米重量の1.5％，また，加水量の1％が適当である。清酒を加水量の5％程度添加することで，米飯の風味は増加する。

（2）す　し　飯

　すし飯は白飯を蒸らした後，合わせ酢を混ぜて味をつけたものである。炊飯後に合わせ酢を加えるので，加水量を米の重量の1.2〜1.3倍，米容量の1.1倍とし，やや硬めに炊き，また，蒸らし時間は短めの約5分程度とする。米飯が熱いうちに合わせ酢をかけ，粘りがでないよう切るように手早く混ぜ，飯粒内部に合わせ酢を十分浸透させる。その後，うちわであおぎ急冷して，余分な水分を蒸発させることでつやがでる。このとき，すし桶を用いると余分な水分を桶が吸収するので，より効果的である。

（3）炒　め　飯

　米を油脂で炒めて炊いたものをピラフという。また，米飯を油脂で炒めたものが炒飯である。ピラフは洗米後水切りした後，油脂で炒めてから，米重量の1.3倍の熱いスープストックを加えてかために炊きあげる。使用する油脂量は米重量の7％程度である。米を炒めることで米表面の糊化が始まり，油脂と糊化でんぷんの層が米粒表面を覆うことで，米粒中心部への吸水や熱の浸透が悪くなり，芯のある米飯になりやすい。熱いスープストックを加え，蒸し煮期を長くすると十分に糊化することができる。

5）もち米の調理

　もち米のでんぷんはアミロペクチンのみであり，うるち米に比べて吸水量が多く，2時間の浸漬で30〜40％吸水する（図5−Ⅰ−6）。一般にもち米は蒸し加熱を行いこわ飯を作るが，炊く方法もある。こわ飯のできあがり重量はもち米の1.6〜1.9倍であり，蒸発水分量10％を加えた加水量

は，もち米重量の 0.7 ～ 1.0 倍となる。米でんぷんは 30 ％以上の水分があれば加熱により糊化するので，こわ飯は一般的に蒸す方法がとられている。蒸す場合，もち米を 2 時間以上浸漬すれば吸水量は 40 ％程度になるので，糊化するのに必要な水分として十分であるが，適度な硬さのこわ飯にするには吸水量が不足している。そこで，強火で 40 ～ 50 分間蒸している間に 2 ～ 3 回のふり水を行う。

6）米粉の調理

　米粉にはうるち米の粉である上新粉，もち米の粉である白玉粉があり，もちやだんごなどの和菓子の原料となる。上新粉はうるち米を洗い乾燥させた後，少量の水を加えて粉砕，製粉後ふるい分け，粒度を整えたものである。上新粉の粒度が細かい方が吸水性は大きい。上新粉は水でこねても粘りが出ず，まとめにくい。上新粉の重量の 0.9 ～ 1.1 倍の熱湯でこねると吸水量が増し，米でんぷんの一部が膨潤糊化するため粘りを有し，まとまりやすくなる。これをこねて丸めた後，よく熱が通るように平らにし，さらに 15 ～ 20 分蒸した後，再度こねて粘りをだし，だんごや和菓子を作る。だんごでは，こね回数が多いほど生地は軟らかくなめらかになる。白玉粉はもち米を洗い一夜浸漬した後水挽きし，粒度を 80 ～ 100 メッシュ通過にそろえ，さらに圧縮・乾燥させたものである。白玉粉は粗い塊状となっているため 80 ～ 90 ％の水を加えてかたまりをつぶし，均一に吸水した後よくこね，耳たぶぐらいの硬さにする。熱湯を加えるとかたまりの表層部が糊化し，内部まで水分が浸透しないために水を加える。こねた後，成形して沸騰水中でゆでて冷水にとる。

3. 小麦粉と小麦粉製品の科学

1）小麦粉の調理性

　小麦はイネ科の植物の種子である。小麦は播種時期により，冬小麦と春小麦があり，外皮の色により赤小麦と白小麦に分けられる。さらに，粒質がガラス質の硬い硬質小麦，粒が不透明で紛状質で軟らかい軟質小麦に分けられる。軟質小麦で比較的硬いものを中間質小麦という。硬質小麦はたんぱく質含量が多く，中間質小麦は中程度，軟質小麦のたんぱく質含量は少ない。小麦の 90 ％がアメリカやオーストラリアから輸入されている。

　小麦の構造を図 5 － Ⅰ － 7 に示した。外皮が強靭であるため，米のように粒のまま調理して食べることはない。また，図 5 － Ⅰ － 7 に示した小麦の横断面からもわかるように，胚乳部に硬い外皮がくい込んでおり，取り除くことが困難である。小麦は胚乳部を

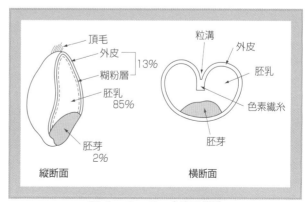

図 5 － Ⅰ － 7　小麦の構造

製粉機で粉砕し，ふるいで外皮を取り除く操作を繰り返し，最後に細かく粉砕して小麦粉にする。外皮だけを胚乳部から完全に分離できないので，得られる小麦粉の歩留まりは 75 ～ 78％である。

（1）小麦粉の種類と用途

　小麦粉の約 70 ～ 75％がでんぷんであり，8 ～ 13％がたんぱく質であり，ビタミン類は B_1 とナイアシン以外はきわめて少ない。小麦粉はたんぱく質含量により薄力粉，中力粉，準強力粉，強力粉に分けられ，用途に応じて使い分けられる（表 5 － I － 4）。

表 5 － I － 4　小麦粉の分類と用途

種　類	たんぱく質含量（％）	グルテンの質	粒　度	原料小麦	主な用途
薄力粉	7.0 ～ 8.5	軟弱	細かい	粉状質	ケーキ，クッキー，天ぷらの衣，ルー
中力粉	8.5 ～ 10.5	軟	やや細かい	中間質および粉状質	うどん，そうめん
準強力粉	10.5 ～ 11.5	強い	やや粗い	中間質およびガラス質	中華めん，菓子パン
強力粉	11.5 ～ 13.5	強靱	粗い	ガラス質	食パン，ふ
デュラム粉	11.5 ～ 12.5	柔軟	きわめて粗い	ガラス質	マカロニ，スパゲッティ

（2）グルテンの形成

　小麦粉のたんぱく質は，水に不溶性のグリアジンとグルテニン（約85％），および水溶性のアルブミンとグロブリン（約15％）から成っている。グリアジンとグルテニンはほぼ同量ずつ含まれ，吸水させるとグリアジンは流動性と粘着性を生じ，糸状に伸びる。一方，グルテニンは吸水すると硬いゴム様の弾力性をもつ物質となる（図5－I－8）。

　小麦粉に水を加えてこねると，グルテニンとグリアジンは吸水・膨潤し，からみあい，粘弾性のある網目構造を形成する（図5－I－9）。

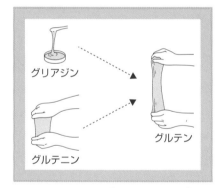

図 5 － I － 8　グルテンとその成分

（3）小麦粉生地の性状

　小麦粉に水を加えて混ねつしたものを小麦粉生地という。そのうち小麦粉に 50％前後の水を加えて混ねつした生地をドウといい，パンやめんの生地となる。さらに小麦粉に 100 ～ 250％の水を加えた流動性のある生地をバッターといい，天ぷらの衣やケーキの生地となる。これらの小麦粉生地の硬さは，加水量以外に水温，こね程度，ねかし，添加材料などにより異なる。

　a．水　温　　水温は高いほうがグルテンの形成はよいが，70℃以上になるとグルテンは熱変性し，でんぷんも糊化するので生地は硬くなる。30 ～ 40℃がグルテン形成に適している。

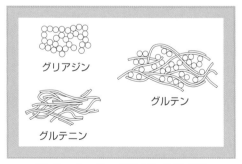

図 5 － I － 9　グルテンの模式図

出典）Huebner, F. R. : Backers Dig., vol 51, p.154（1977）

b．混ねつとねかし　加水直後のドウは硬くて引っ張るとすぐちぎれるが，混ねつを続けると生地はなめらかになり，伸びやすくなる。混ねつが過剰になると，網目構造が崩れ，品質低下の原因となる。こねた生地をねかすと，伸張抵抗は低下し，伸張度は増大する（図5－Ⅰ－10）。同時に小麦粉中のプロテアーゼによってグルテンの網目構造が緩和され，アミラーゼがでんぷんに作用して軟らかくなる。めん類やぎょうざの皮をねかし操作により生地を伸ばしやすく，成形しやすくするのはこのためである。

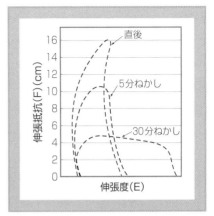

図5－Ⅰ－10　ドウのねかし効果（エキステンソグラム）

出典）松元文子ほか，家政誌，11，p.349（1960）

c．添加材料の影響

ⅰ）食塩　食塩はグリアジンの粘性を促し，グルテンの網目構造を緻密にする。生地の粘弾性や伸展性が増大し，生地のつなぎと伸びがよくなるため，めん類には1〜1.5％，ぎょうざやしゅうまいの皮には0.2〜0.7％，パン類には1〜2％程度の食塩を加えることが多い。一方，天ぷらの衣やケーキ類などにはグルテンの形成は好ましくないので，食塩は添加しない。

ⅱ）砂糖　砂糖は親水性が大きいため，生地中の水分を奪いグルテン形成を阻害するため，砂糖を添加することで生地の粘弾性は低下するが伸展性は増す。クッキーなどは，もろい食感となり，食感は向上する。また，砂糖の適度な添加により食品の膨化はよくなり，ほどよい焼き色を与える。

ⅲ）油脂　油脂は疎水性であるため，たんぱく質と水の接触を妨げるためグルテンの形成を阻害する。しかし，生地はなめらかになり，伸展性も向上する。

ⅳ）卵・牛乳　卵黄中のレシチンは乳化力をもつため，材料を均一に分散させ膨化性を増す。牛乳は含有する脂肪分が生地になめらかさと安定性を与える。ホットケーキやスポンジケーキの焼き色や風味を良くする。焼き色は牛乳中のアミノ酸と還元糖が反応するアミノカルボニル反応（p.37，コラム：アミノカルボニル反応とカラメル化反応　参照）によるものである。

ⅴ）アルカリ　グルテニンはかん水（炭酸ナトリウムや炭酸カリウムを溶解したアルカリ性の液体）を用いると伸展性を促し歯切れが向上する。中華めんはこの原理を応用したものであり，中華めんの黄色はアルカリ性により小麦粉中のフラボノイド系色素が変化したものである。

ⅵ）添加順序　添加する材料の順番は，グルテン形成へ大きく影響を与える。小麦粉に砂糖や油脂を添加してから水を加えるとグルテン量は減少するが，ドウ形成のあとに加えても影響しない。クッキーやスポンジケーキなどグルテン形成を抑えたい場合，すべての材料を混合してから最後に小麦粉を加える。パン類やめん類など十分なグルテン形成を必要とする場合には，先に小麦粉と水を混合する。

2）小麦粉の調理

　小麦粉の主成分はたんぱく質とでんぷんであるため，小麦粉調理はいずれの成分に重点をおくかにより，表5-I-5のように分類される。

表 5-I-5　小麦粉の調理特性と調理例

利用する主成分	主な調理特性	調理例
グルテンを主としてでんぷんを副とする	粘弾性，伸展性，可塑性	めん類，パスタ，ぎょうざの皮，しゅうまいの皮
	スポンジ状組織の形成	パン，中華まんじゅうの皮
でんぷんを主としてグルテンを副とする	スポンジ状組織の形成	スポンジケーキ，揚げ物の衣
	糊化でんぷんの粘性	ソース，スープ
	でんぷんの吸水性，糊化膜	ムニエル，から揚げ
	接着性（つなぎ）	肉だんご，つみれ

（1）膨化による調理

　小麦粉生地の膨化調理は，ドウやバッターをスポンジ状の多孔質な状態に膨化させ，軟らかいテクスチャーにする場合が多い。また，それに伴い食感，色，風味なども向上する。膨化の方法には，化学膨化剤によるもの，イーストによるもの，気泡や蒸気圧によるものがある。

　a．化学膨化剤による膨化　　重曹（NaHCO$_3$，炭酸水素ナトリウム）や炭酸アンモニウムは水を加えると CO_2 を発生し，加熱によりさらに CO_2 の発生が盛んになり，生地を膨化させる。重曹単独の添加では生地はアルカリ性となり，小麦粉中のフラボノイド系色素が黄変し，苦味も出て後味が悪くなる。これに，酸性剤（中和，およびガス発生促進剤）と分散剤（でんぷん）を混ぜたものがベーキングパウダーである。ベーキングパウダーは水分の多いものの膨化剤としてはアンモニアが残ることがあるので適さず，ドーナッツやクッキーの膨化剤に適している。グルテンの形成には CO_2 による膨化を抑えるため好ましくないので，生地は手早く混ぜる必要がある。

　b．イースト（パン酵母）による膨化　　イーストがアルコール発酵により少量の糖をエネルギー源として繁殖するときに発生する炭酸ガス（CO_2）の圧力により生地を膨化する。適温は28～30℃で，高温でイーストは失活し，低温では発酵しにくい。内部からの強い圧力により膨化するため，粘弾性の強い強力粉を用いる。パンや中華まんじゅう，ピッツァなどに利用される。

　c．気泡による膨化　　スポンジケーキは，小麦粉，卵，砂糖を主原料とした多孔質状の組織（スポンジケーキ）を形成しているものである。全卵や卵白を攪拌すると卵たんぱく質であるオボアルブミン，オボグロブリンやオボトランスフェリンが不溶性の膜を形成し空気を抱き込んだ気泡となる。スポンジケーキの膨化は，生地中に抱き込んだ多量の気泡の空気の熱膨張と気泡を核とした水蒸気圧によるものである。この生地を160℃程度のオーブンで加熱して焼きあげると，多孔質でふんわりとした軟らかい弾力性のある食感のものとなる。グルテンの形成が多いと気泡は十分に熱膨張ができず膨化が小さくなるので，たんぱく質が少ない薄力粉が適している。

　d．蒸気圧による膨化　　生地中に含まれる空気の熱膨張と加熱時に発生する水蒸気圧を利用し

たもので，空洞状に膨化したシューや，層状に膨化したパイがある。シューはシュー生地の蒸気圧の膨化に加え伸展性を利用したものである。

（2）ル　ー

ルーは薄力粉を油脂（バター）などで炒めたもので，小麦粉の粘性を利用し，ソースやスープになめらかさと濃度を与える。加熱の温度により，ホワイトルー（加熱温度120～130℃），ブロンドルー（加熱温度140～150℃），ブラウンルー（加熱温度170～190℃）の3種類に分けられる。小麦粉を炒めるとでんぷん粒の周囲を油が取り囲み，でんぷんの膨潤が抑制され，粘度が低下する。また，たんぱく質は変性してグルテンを形成しないため，粘性の低いさらっとした食感を与える。図5－Ⅰ－11のように加熱が進むに従い，でんぷんの一部がデキストリン化し，可溶性となるため粘度は低下し，粘りのないなめらかなソースとなる。小麦粉とバターを練り合わせてつなぎに用いる合わせバターをブール・マニエといい，ソースに粘度を与える

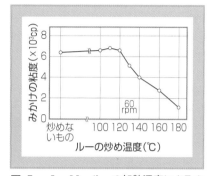

図5－Ⅰ－11　ルーの加熱温度によるホワイトソースの粘度変化

出典）赤羽ひろ（松本幸雄・山野善正編）：食品の物性　第9集，p.22，食品資材研究会（1983）

簡便な方法である。ソース調製時に，ルーに牛乳やスープストックを加えて混合するときは，混合温度をでんぷんの糊化温度以下（50～60℃）にすると，よく分散できダマになりにくい。ダマは高濃度のでんぷんが部分的に糊化するためにできるものである。

（3）め　ん　類

ドウの粘性と伸展性を利用したもので，日本めん，中華めん，マカロニ類がある。日本めんは，中力粉を用い，食塩水を加えてこねたもので，太さ，形状からうどん，ひやむぎ，そうめんなどに分類される。手打ちめんの加水量は約50％で，1.5～2％程度の食塩を加えてこねる。食塩の添加はグルテンの形成を促進し，こしのある食感が得られる。マカロニ，スパゲッティ類はデュラム小麦や強力粉から作られる。マカロニ類には吸水性があるので，ゆでた後の水洗いはしない。

（4）天ぷらの衣

天ぷらは小麦粉に水と卵を加えて作った衣で材料の表面を覆い，高温の油で揚げる。このとき，衣の水分が油に置換されることで，からっとした歯触りのよい食感となる。衣の調製時にグルテンが形成されると，グルテンの結合力が強いため水と油の置換が妨げられ，軽い食感の衣とならないので，冷水（15℃程度）で手早く混ぜ，すぐに材料に衣をつけて揚げ，グルテン形成を抑えることが重要である。天ぷらの衣には，グルテン含量の少ない薄力粉を用いる。小麦粉に対する水分量は，小麦粉1に対し1.5～2倍で，また，水の25～30％の卵液を用いると，水だけの場合よりもグルテン形成が抑えられ，加熱すると多孔質になり歯触りのよい食感となる。衣に重曹を加えるとCO_2が発生し水分の蒸発量が多くなるため，時間が経過しても軟らかくなりにくいが，色の濃い，硬い衣となり食感は落ちる。

4. いも類・豆類の科学

1) い　も　類

　いも類は穀類と同様，でんぷんを主成分とする。水分が70〜80％含まれているので，蒸す，ゆでる，揚げる，焼くなどの加熱調理方法で，いも自身の水分により，いもに含まれるでんぷんは糊化する。いもに含まれているビタミンCは加熱に比較的強いので，加熱による損失は少ない。これは細胞内のでんぷんの糊化によりビタミンCの溶出が妨げられることや，細胞内のビタミンCが外部の酸素と触れることが少ないためである。

　a．じゃがいも　　食用となる部分は，地下茎の先端にできた塊茎である。じゃがいもの主成分はでんぷん（約14〜18％）であるが，ビタミンB_1やビタミンCが多く，糖分や食物繊維が少なく，味が淡泊であるため，さつまいもに比べ利用範囲が広い。じゃがいもには粉質のものと粘質のものがある。粉質のものには男爵や農林1号があり，粘質のものにはメークインや紅丸がある。粉質のものはでんぷん含有量が多く，糊化すると細胞内圧が高くなり，細胞が剥離しやすくなるため，粉ふきいもやマッシュポテトに適している。一方，粘質のものはでんぷん含有量が少ないため，煮くずれしにくいので煮物に適している。外皮の緑変部や芽には，グリコアルカロイド（ソラニン）が含まれている。特に家庭菜園で栽培したものや未熟ないもに注意が必要で，食中毒が起こりやすい。調理にあたっては，ソラニンを高濃度に含む芽や皮を除去すること，十分に加熱することが重要である。いもの切り口は空気に触れると褐変する。これはいも中のチロシナーゼによって，アミノ酸の一種であるチロシンからメラニン色素が形成されるためである。チロシナーゼは水溶性であるから，いもを水に浸しておくと溶出するため褐変を防ぐことができる。

　じゃがいもを加熱すると細胞内のでんぷん粒は膨潤・糊化し，細胞膜に圧力をかける。また，細胞膜のペクチンは加熱により水溶化，流動し，わずかな力で細胞は分離する。これが煮くずれの原因である。粉ふきいもは表面の細胞が細胞単位で分離したものであり，マッシュポテトはいも全体が細胞単位に分離したものである。加熱したいもを冷めてから裏ごしすると粘る。これはペクチンが流動性を失い，再び細胞間が破れ，糊化でんぷんが流出するためである。したがって，いもを裏ごしする場合は熱いうちに行う必要がある。また，新じゃがいもは，未熟なプロトペクチンが多く，熱しても水に水溶性であるため細胞が分離しにくく，粉ふきいもには不適である。

　b．さつまいも　　さつまいもは糖分，カロテンや食物繊維が多く含まれ，甘味が強いため，副食としてよりも菓子類に利用されることが多い。

　さつまいもには，糖化作用が強力なβ－アミラーゼが多く含まれている。貯蔵中や加熱中に，この酵素作用ででんぷんが分解されて麦芽糖になるので，甘味が強くなる。酵素活性の適温は50〜55℃であるが，70℃くらいまで酵素活性は続く。甘味の強さは加熱方法により異なり，電子レンジ加熱のように短時間加熱ではアミラーゼは速やかに失活し，糖量は少なく甘味は弱くなる。焼きいもの場合は水分の減少と糖化酵素が作用する温度が長く保持されるため，甘味が強くなる。さつまいもを切ると，切り口から樹脂配糖体のヤラピンという白色乳状の粘液が出る。水に不溶で空気に触れると黒くなる。これは酵素による褐変で，いもに含まれる酵素のポリフェノールオキシダーゼ

が基質であるクロロゲン酸に作用し，キノン体を生じるためである。この酵素は水によく溶けるので，水に十分浸けることで褐変を防ぐことができる。外側から少し入ったところに維管束があり，そこまでの内皮にヤラピン，ポリフェノールオキシダーゼ，クロロゲン酸が含まれている。

　きんとんなど，さつまいもの黄色を活かし，色濃く料理する際には，皮を厚くむき，内皮を完全に除去するとよい。また，くちなしの実を用いて，くちなしのカロテノイド色素により着色したり，煮るときに0.5％くらいの焼きミョウバン溶液を用いると，ミョウバンの中のアルミニウムイオンがさつまいものフラボノイド色素に作用して塩をつくり，美しい黄色になる。また，ミョウバンはいも煮くずれを防ぐ。細胞壁のペクチンがアルミニウムイオンと結合して，ペクチンが可溶化しにくくなるためである。クロロゲン酸はアルカリ性の条件下では緑色に発色することがあり，さつまいもを重曹の入った衣につけて揚げたり，重曹入りの蒸しパンにさつまいもを入れたときには，反応して緑色に変色することがある。

　c．さといも　　さといもには，親いもを食べるもの，子いもを食べるもの，および両方を食べるものがある。親いもは粘性が少なく粉質で，子いもは軟らかく粘性が高い。さといもは特有のぬめりがある。このぬめりの原因である粘質物は，ガラクトースなどの糖がたんぱく質と結合した糖たんぱく質で，なめらかな食感を有するが，加熱すると組織より溶出し，ふきこぼれや調味料の浸透を妨げる原因となる。加熱前に塩もみして，一度ゆでこぼした後，十分に水洗いをして粘質物を除去してから再加熱する。皮をむくとき手がかゆくなるのは，針状のシュウ酸カルシウムが皮膚を刺激するためである。手に塩や酢をつけてむく，または加熱後に皮をむくとよい。

　d．やまいも　　やまいもには野生種のじねんじょ，栽培種のながいも，いちょういもなどがある。主成分はでんぷんと粘質物であり，粘質物はマンナンとたんぱく質が結合した糖たんぱく質である。加熱すると粘性を失うが，生のまますりおろして組織を破壊すると，粘性，弾性，曳糸性を示す。また，アミラーゼ活性が強いので，でんぷん食品としては例外的に生で食べることができるため，粘質物を活かした「とろろ」として食される。やまいもの粘質物には起泡性があるので，はんぺん，かるかんなどの膨化に用いられている。やまいもはチロシンと酵素チロシナーゼを含むため，褐変しやすいので，皮をむいたらすぐに水または酢水につけ，酸素との接触を防ぐ。また，とろろの粘弾性を利用し，摂食機能が低下した高齢者の介護食に，刻み食をまとめる目的で利用されている[1]。

2）豆　　　類

　豆類は種実の子葉部を食用とする。豆類の種子を発芽させた豆もやしなど野菜類のように利用する未熟豆に対し，一般に豆というときは完熟豆を乾燥させたものをいう。豆類はその成分により，たんぱく質と脂質が多いだいずやらっかせいなど，および炭水化物とたんぱく質に富み脂質の少ないあずき，いんげんまめ，えんどうなどに分けられる。たんぱく質は20〜35％と穀類に比べ量が多く，大部分がグロブリンで，穀類に不足するリジンを比較的多く含む。ビタミンB$_1$，ビタミンB$_2$，カルシウムの供給源としても優れている。脂質はリノール酸を多く含み，動脈硬化の原因であるコレステロール沈着を防ぐ。女性ホルモンに似た作用をもつイソフラボンは女性の更年期障害や骨粗鬆症の予防効果は認められている。

a．豆の吸水　豆類の水分は約 15％程度で乾物であるため，一般に水に浸漬させ吸水させて加熱する。吸水させた豆は軟化するまでの加熱時間が短く，豆全体が均一に煮える。吸水の状態は豆の種類により異なる（図 5－Ⅰ－12）。だいず，いんげんまめ，うずらまめなどは初期の吸水が速やかで，浸漬後 5～6時間でほぼ最大吸水量に達し，その後はゆっくりと吸水する。あずきは種皮が硬く，水に浸漬しても種皮からはほとんど吸水しない。側面の胚座から少しずつ吸水し，内部の子葉が先に膨潤することで胴割れを起こし，でんぷんが溶出して腐敗の原因となるため，あずきは浸漬せずに加熱する。

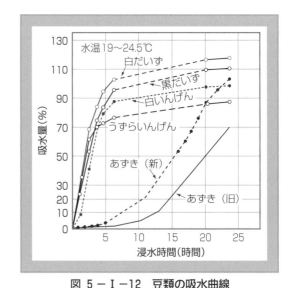

図 5－Ⅰ－12　豆類の吸水曲線

出典）松元文子ほか：四訂　調理実験，p.74，柴田書店（1997）

b．煮　豆　豆を 4～5 倍の水に 5～8時間浸漬して，膨潤，吸水させてから浸漬水とともに，豆が軟らかくなるまで加熱する。豆が空気にふれるとしわがよるため，加熱中は豆が煮汁から出ないように注意する。でんぷん含量の多い豆類の煮豆は，調味料は豆が軟らかくなったところで加え，砂糖量の多い甘煮では数回に分けて加える。高濃度の砂糖液で長時間加熱すると硬くなるので，煮汁は別にして煮詰め，豆を浸して味を含ませる。だいずは薄い食塩水（0.3～0.7％）に浸漬し，そのまま加熱すると軟らかくなりやすく，味への影響も少ない。これは大豆たんぱく質（グリシニン）が塩溶液に溶解する性質による。だいずや黒豆を煮る場合，調味料を加えた液に豆を浸漬，吸水させ，そのまま加熱軟化させる。黒豆はアントシアン系色素を含んでいるので，鉄鍋や鉄くぎを用いて煮るとアントシアン系色素クリサンテミンと鉄イオンが結合して錯塩をつくり，美しい黒色となる。

c．あ　ん　でんぷんの多い豆（あずきやいんげん豆など）からつくられ，和菓子などに利用される。あんは，煮熟豆の子葉部分が細胞単位にばらばらになったものである。細胞膜は丈夫でしっかりした形を保っており，内部は糊化したでんぷんが充満している。豆を軟らかくゆでてつぶし，裏ごし，種皮を除いたものがこしあんである。砂糖が入ってないものを生あんといい，砂糖を加えて練り上げたものが練りあんである。種皮ごとつぶしたものを，つぶしあんという。こしあんを乾燥させたものが，さらしあんである。

■**文　　献**

1）高橋智子・二藤隆春・小野江茉莉・田山二朗・大越ひろ：「とろろを用いたゲル－ゾル混合系食物の物性，食べやすさ，および咽頭相における嚥下動態」，日本摂食・嚥下リハビリテーション学会誌，14(3)，pp.201-211，2010

Ⅱ たんぱく質を多く含む食品

1. たんぱく質の種類と調理プロセスでの変化

1) たんぱく質の構造 (図 5 – Ⅱ – 1)

　たんぱく質は，多数のアミノ酸がペプチド結合したポリペプチドで分子量 1 万以上の高分子化合物である。ポリペプチド鎖中のアミノ酸配列を一次構造という。ポリペプチドは，α-ヘリックス（らせん状構造）やβ-シート（ひだ状構造），これらの構造がほどけたランダムコイルなどの二次構造をとる。さらに，この二次構造は，隣接するアミノ酸側鎖間の水素結合，イオン結合，ファンデルワールス力，疎水結合，S-S（ジスルフィド）結合などにより，立体的な三次構造を形成する。小さいたんぱく質は 1 個のポリペプチドから成るが，大きいたんぱく質は数個のポリペプチド（サブユニット）が弱い非共有結合により会合した四次構造をとる。これらの立体的な二次，三次，四次構造をたんぱく質の高次構造という。

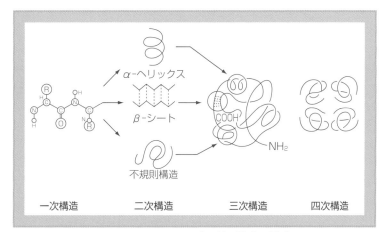

図 5 – Ⅱ – 1　たんぱく質の構造の模式図
出典）渡邊悦生：魚介類の鮮度と加工・貯蔵，p.161，成山堂書店（1995）

2) たんぱく質の種類

　たんぱく質を生体での存在状態から分類すると，球状たんぱく質，線維状たんぱく質，膜たんぱく質がある。構成成分からは，単純たんぱく質と複合たんぱく質に分類される。単純たんぱく質はアミノ酸のポリペプチド鎖のみから構成されており，アルブミン（卵白，小麦），グロブリン（卵白，乳，大豆グリシニン，肉ミオシン），グルテリン（小麦グルテニン，米オリゼニン），プロラミン（小麦グリアジン，トウモロコシツェイン），ヒストン（グロビン），硬たんぱく質（腱コラーゲン，皮膚エラスチン，毛ケラチン）などがある。複合たんぱく質は，単純たんぱく質に糖や脂質，色素，リン酸，核酸などが結合しており，糖たんぱく質（卵白オボムコイド，κ-カゼイン），色素たんぱく質（ミオグロビン，ヘモグロビン），リンたんぱく質（カゼイン，卵黄ホスビチン），リポたんぱく質（卵黄ビテリン），核たんぱく質（細胞の核）などがある。

3）たんぱく質の調理操作による変化

　たんぱく質の一次構造であるペプチド結合は，一般的な調理操作では切断されることのない強い結合であるが，二～四次の高次構造は調理操作により破壊され，立体構造や性質が変化（変性）する（図5-Ⅱ-2）。たんぱく質の変性要因には，物理的要因（加熱，凍結，乾燥，加圧，超音波，マイクロ波，紫外線，X線，撹拌，吸着，希釈など）と化学的要因（酸，アルカリ，有機溶媒，塩類，界面活性剤など）がある。変性は，可逆的な場合もあるが，多くの場合不可逆的である。変性の程度によって異なるが，一般的には変性によりたんぱく質の反応性は高まる。

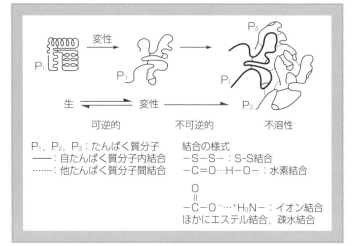

図 5 -Ⅱ- 2　たんぱく質の変性の模式図
出典）長谷川千鶴・梶田武俊・橋本慶子：奈良女子大学家政学シリーズ　調理学，p.62，朝倉書店（1983）

（1）加熱による変化

　食品は一般に水分を有するため，加熱するとたんぱく質と水和状態をつくっている水分子が振動し，分子内の水素結合，イオン結合などが切断されて，高次結合部分が解けランダムに引き伸ばされた糸状になる。分子内部の疎水部分が露出するため，水溶性の性質が失われる。さらに加熱すると，他のポリペプチドの露出部分と引き合い，分子相互間のからみ合いが多くなり粘度を増してゲル化したり，分子間に新たな疎水結合やS-S結合が生じて凝固する。

　たんぱく質の凝固温度は種類により異なり，グロブリンやアルブミンは熱変性しやすく，糖たんぱく質であるオボムコイドやオボムチンは熱変性しにくい。等電点がアルカリ側にあるたんぱく質や，システインやシスチンをほとんど含まないたんぱく質（カゼイン）は変性後もS-S結合しないために熱凝固しにくい。加熱変性には，水分量，pH，塩濃度なども関与し，水分が多いほど熱凝固温度は低く，乾燥食品などは熱凝固しにくい。また，等電点では熱凝固しやすい。

　生体内のアミノ酸はほとんどがL-体であり，食品のたんぱく質もL-アミノ酸から構成されている。しかし，200℃以上で加熱調理するとL-アミノ酸の一部がD-アミノ酸に変化（ラセミ化）する。D-アミノ酸は栄養性のないものが多く，たんぱく質の栄養価は低下する。加熱による食品の消化性の変化は変性の程度により異なり，低分子化すると溶解性が高まり消化性が向上するが，分子間結合が生じると消化性は悪くなる。例えば，卵の消化性は，生卵に比べ，半熟卵では高く，固ゆで卵や卵焼きでは低い。

　加熱により，変異原性物質や発がん性物質が生成されることがある。例えば，食肉や魚肉の焦げや煙からはヘテロサイクリックアミンが検出されている。

（2）化学的変化

　たんぱく質は正負両電荷をもっている両性電解質であり，等電点では＋と−のイオンが同数で実行電荷が 0 となり，溶解度が最も低く沈殿を起こす。それより酸性側では−に帯電し，アルカリ性側では＋に帯電しているため静電的反発力が働き溶解度が高まる。この性質を利用し，pH を調整することにより，食品の食感を変えることができる。各たんぱく質は固有の等電点をもっており，食品では pH 5.0 前後のものが多い。

　また，たんぱく質は希塩類によく溶け安定であるが（塩溶），塩濃度が高くなると沈殿する（塩析）。砂糖，ソルビトールなどの糖アルコールはたんぱく質の変性を防ぐ。たんぱく質の SH-SS 交換反応は食品の物性に大きく影響し，S-S 結合が増すとドウの粘弾性が増加する。

（3）その他の変性

　攪拌により空気または油脂がたんぱく質分子に接触すると，分子内疎水基が露出し気泡や油脂のまわりにたんぱく質が凝集するため泡沫性や乳化性が得られる。メレンゲやマヨネーズなどがこれにあたる。凍結や乾燥により，たんぱく質の保水性低下，周囲の水和水の減少などが起こり，たんぱく質は濃縮され，不溶化したり，繊維化したりする（例：凍り豆腐）。また，たんぱく質のペプチド主鎖は，たんぱく質分解酵素により加水分解される（例：ゼラチンゼリーにたんぱく質分解酵素をもつ生果汁を加えると凝固しない）。

2. 獣鳥肉類の科学

　食肉とは主として家畜（うし，ぶた，ひつじ）や家禽（にわとり，しちめんちょう，あひる，かも）の骨格筋であるが，副産物の内臓，舌，血液なども食用にされる。

＊＊食物アレルゲン＊＊

　食物アレルギーは，摂取した食品が原因となり免疫学的機序を介してじん麻疹・湿疹・下痢・咳などの症状が起こることをいう。発症にはさまざまな要因が関与しているが，主にたんぱく質の一部が未分解のまま吸収されるために起こるとされる。小児型アレルゲンとして卵・牛乳・小麦・大豆など，成人型アレルゲンとしてエビ／カニ・魚類・貝類・果実などが多い。

　アレルゲン性低減化の方法には，アレルゲン成分の除去（酵素，高圧，アルカリなどの処理によるたんぱく質の除去），構造変化（加熱処理による IgE 抗体との結合部位の高次構造の変化），低分子化（加水分解によるたんぱく質の低分子化）がある。鶏卵白は加熱によりある程度の低アレルゲン化が可能で，90℃・60 分の加熱処理によって凍結乾燥卵白で症状が出現する患者の 50% が無症状になる。しかし，主要アレルゲンの多く（鶏卵中のオボムコイド，たらの Gad c1，えびのトロポミオシンなど）は加熱に対して安定で，通常の加熱調理による低アレルゲン化には限界がある。日常の食生活においては，①同じたんぱく質を続けて利用しない，②代替食品で栄養のバランスをとる，③新鮮な素材を選ぶ，④あく，香り，刺激の強い食品を避け，ゆでるなどの操作で除去する，⑤食品添加物，化学調味料，加工食品に注意する，⑥油脂の質と量に注意する，⑧調理器具はよく洗浄する，などに配慮するとよい。

1）食肉の組織構造

　筋肉は筋細胞（筋線維），結合組織，脂肪組織より成っている（図5 - II - 3）。結合組織は筋周膜や脂肪組織を包む膜のほか，皮，腱，靭帯や骨の基質を構成する強靭な繊維状の組織である。脂肪組織は，筋肉，皮下，内臓などに多く存在する。脂肪の沈着状態により，肉の食感や風味が異なる。内筋周膜や筋内膜に脂肪細胞が少量ずつ

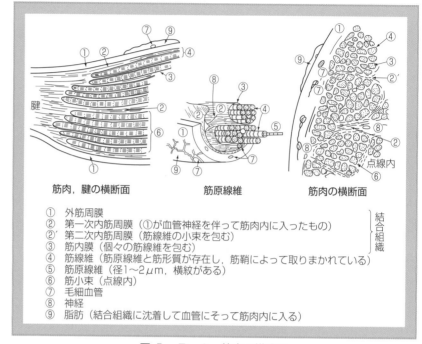

① 外筋周膜
② 第一次内筋周膜（①が血管神経を伴って筋肉内に入ったもの）
②′ 第二次内筋周膜（筋線維の小束を包む）
③ 筋内膜（個々の筋線維を包む）
④ 筋線維（筋原線維と筋形質が存在し，筋鞘によって取りまかれている）
⑤ 筋原線維（径1〜2μm，横紋がある）
⑥ 筋小束（点線内）
⑦ 毛細血管
⑧ 神経
⑨ 脂肪（結合組織に沈着して血管にそって筋肉内に入る）

⎫ 結
⎬ 合
⎭ 組織

図 5 - II - 3　筋肉の模式図

出典）長谷川千鶴・梶田武俊・橋本慶子：奈良女子大学家政学シリーズ　調理学，p.63，朝倉書店（1983）

均一に蓄積した現象を脂肪交雑（さし）と呼び，脂肪交雑の良い肉は霜降り肉として高く評価される。

2）食肉の成分

　食肉の成分は一般的に，たんぱく質約17〜20％，水分58〜75％，脂質は水分と逆の増減を示し，3〜25％程度である。また，肉類，内臓は無機質（リン，鉄，マグネシウム，亜鉛など）やビタミンB群の供給源としても重要である。

（1）たんぱく質

　食肉のたんぱく質は，筋細胞を構成する細胞内たんぱく質（筋原線維たんぱく質と筋形質たんぱく質）とそれ以外の細胞外たんぱく質（肉基質たんぱく質）に分類される（表5 - II - 1）。動物の種類や部位，年齢によりその割合が異なり，肉基質たんぱく質が多い肉ほど硬い。食肉のたんぱく質には穀類には少ないリジンをはじめ必須アミノ酸が多く含まれており，アミノ酸組成は優れている。

　肉基質たんぱく質のコラーゲンは三重らせん構造が架橋した集合体であるため，引っ張り強度が強い。約1/3がグリシン，約1/4がプロリンとヒドロキシプロリンである。コラーゲンは冷水中では溶けないが，水とともに加熱すると，らせん構造がほぐれてゼラチン化する。一方，エラスチンは鎖同士が共有結合で架橋しゴムのような弾力のある網目を作っているため加水分解しない（図5 - II - 4）。ゼラチンはトリプトファンを含まないのでアミノ酸スコアは0である。

表 5 - Ⅱ - 1　筋肉たんぱく質の種類と組成

たんぱく質の種類		名称	分子形	性質	組成割合（%）													
					牛肉			豚肉		牛肉			鶏肉	魚介類筋肉				
					背	胸	脛	背	腿	腰上	胸	脛	胸	かつお	さば	たら	いか	えび
筋原線維たんぱく質	グロブリン	アクチン	球状	食塩水可溶，水不溶	84	72	44	91	88	80	73	50	92	55	68	76	77〜85	59
		ミオシン	線維状															
		トロポミオシン	線維状															
筋形質たんぱく質	アルブミン	ミオゲン	球状	水・食塩水・希塩酸液可溶										42	30	21	12〜20	32
		ミオグロビン	球状															
		ヘモグロビン	球状															
肉基質たんぱく質	硬たんぱく質	コラーゲン	線維状	水・食塩水・希酸・希アルカリ液不溶	16	28	56	9	12	20	27	50	8	4	2	3	2〜3	5
		エラスチン	網状															

注）獣鳥肉類の筋原線維たんぱく質と筋形質たんぱく質の割合はおおよそ 2 : 1〜3 : 1

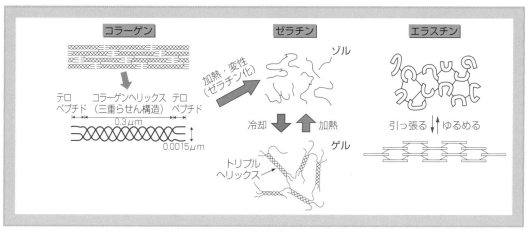

図 5 - Ⅱ - 4　コラーゲンとエラスチン

出典）古川　徹：ゼラチンの食品への利用展開と今後，食品加工技術，21(1)，p.29．日本食品機械研究会（2001）
　　　池田ひろ・木戸詔子編：食品・栄養科学シリーズ　調理学，p.75，化学同人（2000）を改変

（2）脂　　質

　食肉の脂肪酸組成や脂質の量は，動物の種類や部位などによって異なり，肉の食感や風味に大きく影響する。一般に，獣鳥肉類の脂肪は魚介類と比べて飽和脂肪酸の割合が高く，常温では固体脂のため，温かいうちに食べるほうがおいしい。ステアリン酸（$C_{18:0}$）のような高級飽和脂肪酸を多く含む牛脂（融点：40〜50℃）や羊脂（44〜55℃）の融点は高く，オレイン酸（$C_{18:1}$）やリノール酸（$C_{18:2}$）のような不飽和脂肪酸を多く含む豚脂（33〜46℃）や鶏脂（30〜32℃）の融点は低い。冷めた状態で食べる弁当などは脂肪の少ない部位を選択するか，脂肪の融点が低い鶏肉や豚肉を使用するとよい。

3）食肉の熟成

と殺直後の筋肉は弛緩状態にあるが，時間の経過に伴い筋肉が硬直する（p.168，本章Ⅱ－3．－4）参照）。死後硬直中の肉は硬く，うま味が少なく，食用に適さない。硬直期を過ぎると，肉は内在するたんぱく質分解酵素の作用（自己消化）で次第に解硬・軟化し，遊離アミノ酸や核酸関連物質（イノシン酸）などの呈味成分が増え，pH が上昇し保水性や風味が向上する（熟成）。肉の熟成は，一般に微生物汚染を考慮して 2 ～ 4℃で，牛肉は 8 ～ 10 日間，豚肉は 3 ～ 4 日間，鶏肉は 5 ～ 7 時間おく。熟成後の食肉が市販される。

4）加熱による肉の変化

（1）色 の 変 化

生肉が赤いのはミオグロビン（肉色素）とヘモグロビン（血色素）による。いずれも，たんぱく質のグロビンにヘム色素（鉄を含む色素）が結合している。ミオグロビンが多い牛肉は赤色が強い。新鮮な肉のミオグロビンは暗赤色をしているが，空気中の酸素に触れるとオキシミオグロビンとなり鮮紅色になる。空気中に長く放置すると Fe^{2+} が酸化され Fe^{3+} になり暗褐色のメトミオグロビンとなる（メト化）。加熱すると，グロビンの変性とヘム鉄の酸化が起こり灰赤色のメトミオクロモーゲンとなる。この色の変化をビーフステーキの焼き加減の目安としている。ステーキの表面は灰褐色であるが，内部はレア（内部温度 55 ～ 65℃）では鮮赤色，ミディアム（65 ～ 70℃）ではピンク色，ウエルダン（70 ～ 80℃）では肉の全体が灰褐色となる。なお，生肉に亜硝酸塩処理すると，亜硝酸塩と鉄が結合しニトロソミオグロビンとなり，加熱しても変色しない（ハムのピンク色）。

食肉のヘム鉄の腸管での吸収は約 20％で，野菜や海藻などの非ヘム鉄の約 5％と比べ吸収が良い。

（2）硬さの変化

筋原線維たんぱく質は約 45℃で収縮を起こし，筋形質たんぱく質は約 65℃で豆腐状に凝固する。したがって，肉を加熱すると縮み，白濁した液が染み出て，硬くなる。コラーゲンは 60 ～ 65℃で 1/3 ～ 1/4 に収縮しゴム状に硬くなるが，さらに長時間水煮すると徐々にほどけて分解してゼラチン化し軟化する。骨付きのまま加熱すると収縮が抑えられ，軟らかい。

（3）肉汁と脂肪の流出

熱変性により肉たんぱく質の保水力が低下し，肉汁が押し出される。脂肪細胞を包むコラーゲンが加熱によって分解すると，溶解した脂肪も流出する。そのため肉重量が減少する。

（4）うま味の増加

加熱するとたんぱく質の凝固・収縮により，うま味成分を含む肉汁が浸出し口中に広がるため，うま味を強く感じる。

（5）香りの変化

肉を高温で加熱すると，たんぱく質や脂肪が分解して揮発性のアルデヒド，アルコール，ケトン，有機酸などを生じる。また，たんぱく質の分解によるアミノ化合物と調味料や脂肪の酸化物などのカルボニル化合物とのアミノカルボニル反応（p.37，コラム：アミノカルボニル反応とカラメル化反応 参照）により，焦げの香ばしさや色を生じる。

5）肉の軟化法

（1）機械的方法

筋線維に対して直角に薄切りにしたり，ひき肉にする。ステーキやトンカツでは，結合組織（すじ）を切断したり，肉たたきでたたいて筋線維間の結合をほぐしたりする。

（2）酵素の利用

パインアップル，キウイフルーツ，パパイア，いちじく，なし，しょうが，たまねぎなどたんぱく質分解酵素（プロテアーゼ）を含む植物性食品のすりおろしや絞汁に漬けると，肉の軟化と臭み抜きの効果がある。また，酸性の果汁は pH を低下させ筋肉内のプロテアーゼを活性化する。

（3）調味料の利用

酸性あるいはアルカリ性にして肉たんぱく質の等電点（pH 5.5 ～ 6.0）から遠ざけることで，保水性を向上させる。しょうゆ（pH 4.7 ～ 5.0），みそ（pH 5.0 ～ 5.3），ワイン（pH 3.0 ～ 4.1），清酒（pH 4.2 ～ 4.7）などに漬けたり，マリネにしたり（pH 低下），重曹液につける（pH 上昇）とよい。加熱前の食肉に 1 ％程度の食塩を添加すると，筋原線維を構成しているミオシンが 1.76 ％（0.3 M）以上の塩濃度で溶解して保水性を高め，加熱すると肉汁を保持したままゲル化する。砂糖の添加は，たんぱく質の熱変性を抑制し，軟らかさを維持する。

（4）長時間の水煮

結合組織の多い部位は長時間水中で加熱するとコラーゲンがゼラチン化し，筋細胞がほぐれる。

6）肉 の 調 理

動物の種類や部位によりたんぱく質組成や脂質含量・分布が異なるため，各部位に適した調理をする必要がある（図 5 － Ⅱ － 5，表 5 － Ⅱ － 2）。

結合組織が少なく軟らかい肉は（ヒレ，ロース）は短時間加熱が適する。肉汁の流出を防ぐために，最初に高温で加熱し表面のたんぱく質を凝固させる。ただし，腸管出血性大腸菌群による食中毒防止（中心温度 75 ℃，1 分以上）や豚肉の寄生虫（トリヒナ）の死滅（71 ℃以上）には，十分な加熱が必要である。

結合組織（すじ）が多く硬い肉（すね肉，ばら肉）は長時間加熱が適する。コラーゲンのゼラチン

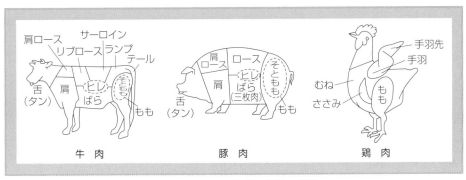

図 5 － Ⅱ － 5　食肉の部位の名称

表 5 - Ⅱ - 2　食肉の部位と特色と調理法

	部　位	特　色	調理法
牛肉	かたロース	軟らかく風味もよい。脂肪が適度で上質のものほど霜降り状	すき焼き，炒め料理
	リブロース	肉のきめは細かく，脂肪が交雑していて非常に軟らかい	すき焼き
	サーロイン	最高の肉質で軟らかい。霜降りで風味が極めてよい	ステーキ
	ヒレ	きめが細かく軟らかい，脂肪が少ない	すき焼き，しゃぶしゃぶ，ステーキ
	もも	赤身が多く脂肪が少ない。軟らかさは部位により異なる	ローストビーフ，煮込み
	ばら（三枚肉，カルビ）	脂肪が多く，脂肪と肉が層になっている，濃厚な風味	焼肉，シチュー
	肝臓（レバー）	軟らかい，脂肪が少ない	ペースト，串焼き，ソテー
豚肉	かたロース	肉質の中に脂肪が入っていて，味にこくがある	炒め物，煮込み料理
	ロース	肉質は軟らかく，表面が脂肪でおおわれて風味がある	ソテー，カツ
	ヒレ	きめが細かく軟らかい，脂肪が少ない	ソテー，カツレツ，串焼き，焼き豚
	もも	赤身でやや硬いが，味はよい	しょうが焼き，炒め物
	ばら（三枚肉，カルビ）	脂肪と肉が層になっている，きめがやや粗く，比較的硬いがこくのある味	煮込み料理，ひき肉料理，角煮，酢豚
	肝臓（レバー）	軟らかい，脂肪が少ない	から揚げ，串焼き，ソテー
	豚足	コラーゲン，エラスチンが多い	ゆで物，煮物
鶏肉	むね	軟らかく，脂肪が少ない，淡泊な味で肉色は薄い	照り焼き，茶碗蒸しの具
	もも	むね肉よりもやや硬い。赤色肉でこくがある	焼き鳥，フライ，ソテー，煮込み料理
	ささみ	軟らかく，脂肪が少ない，淡泊な味	スープ，サラダ，フライ
	肝臓（レバー）	軟らかい，脂肪が少ない，牛・豚のレバーよりくせがない	串焼き，つけ焼き，炒め煮，煮物，レバーペースト
	手羽先	ゼラチン質が多い	から揚げ，煮込み料理

化による軟化と脂肪の溶出により，なめらかな舌触りになり，うま味とこくが増す。

　ひき肉に食塩を混ぜてこねると，筋原線維からミオシンが溶出し網目構造を形成して粘りのある肉塊となり，加熱すると結着性のあるゲルになる。また，溶解したミオシンの一部はアクチンと結合しアクトミオシンとなって網目構造を補強し，筋形質たんぱく質はその間隙に凝固する。ハンバーグなどのひき肉料理では，パン粉やたまねぎは肉の結着性を低下させて軟らかく仕上げ，卵は結着性を高める。また，パン粉は肉汁を吸収してうま味を保持し，炒めたたまねぎは肉の臭みを消して風味を増す効果がある。ひき肉は組織が破砕され表面積が大きくなるため，脂肪酸化や細菌汚染が起こりやすくなるので気をつける。

　内臓には酵素類が多く腐敗しやすいため，生食せずに新鮮なうちに加熱調理する。におい消しのため，血抜き（肝臓）などの下処理をしたり，香味野菜や香辛料を用いる。

3.　魚介類の科学

1）魚介類の種類

日本において**魚介類**は重要なたんぱく質源であり，脊椎動物（魚類），軟体動物（たこ・いか・貝

類），節足動物（えび・かになどの甲殻類），棘皮動物（うに・なまこ），原索動物（ほや），腔腸動物（くらげ）など，多種類の魚介類を食用としてきた。多くの魚介類は産卵の1～2か月前から活発に餌をとるため，脂質やグリコーゲン，遊離アミノ酸が増えておいしくなる（旬）。

2）魚介類の組織構造（図5 -Ⅱ- 6）

表皮の内側の真皮にはうろこ，色素細胞がある。魚の筋肉の微細構造は畜肉と変わらないが，畜肉より筋線維が短く，筋節は背側と腹側を合わせてW型になっており，筋隔膜で仕切られているため，魚の断面は同心円状にみえる。背部と腹部の接合部付近に赤身を帯びた血合筋が存在する。血合筋以外の筋肉を普通筋といい，普通筋が赤みを帯びているものを赤身魚，白色に近いものを白身魚という。かつお，まぐろなどの外洋回遊魚は血合筋が多く普通筋も赤い。たいやひらめ，かれいなどの底棲魚は血合筋が少なく普通筋が白い。いわし，さばなどの沿岸回遊魚はその中間である。

3）魚介類の成分

たんぱく質約20％，脂質2～40％，水分65～80％を含む。筋肉にはリンが多く，

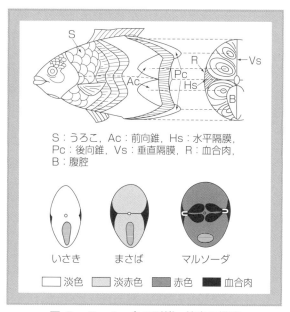

S：うろこ，Ac：前向錐，Hs：水平隔膜，
Pc：後向錐，Vs：垂直隔膜，R：血合肉，
B：腹腔

いさき　　　まさば　　　マルソーダ

□淡色　□淡赤色　■赤色　■血合肉

図5 -Ⅱ- 6　魚の形態，筋肉の構造

出典）上図：長谷川千鶴・梶田武俊・橋本慶子：奈良女子大学家政学シリーズ　調理学，p.70，朝倉書店（1983）
下図：下村道子・橋本慶子編：調理科学講座　動物性食品，p.44，朝倉書店（1993）

小魚の全魚（しらす干しや丸干しなど）はカルシウム：リンがほぼ1：1とバランスがよく，カルシウムの吸収を促進するビタミンDも比較的多いので，優れたカルシウム源である。うなぎややつめうなぎ，肝にはビタミンAが多い。しじみ，あさり，かきには鉄が多く含まれる。

（1）たんぱく質

必須アミノ酸を含む良質たんぱく質で，穀類に少ないリジンも多い。肉基質たんぱく質が2～5％と食肉に比べ顕著に少ないため，軟らかく消化が良い。ひらめ，かれいは魚類の中では肉基質たんぱく質が比較的多く，生肉は歯ごたえがある。魚類の肉基質たんぱく質の多くは皮に含まれる。また，魚種により筋原線維たんぱく質と筋形質たんぱく質の割合が異なり，たらなどの白身魚は筋原線維たんぱく質が多く，かつおなどの赤身魚は筋形質たんぱく質が多い（表5 -Ⅱ- 1参照）。

（2）脂　　　質

魚類の脂質含量は魚種や部位，季節などによって大きく異なる。養殖魚は天然魚より，赤身魚は白身魚より，血合肉・内臓・脳は普通肉より，腹肉は背肉より，産卵前は産卵後よりも多い。ぶりは，つばす（わかし）→はまち（いなだ）→めじろ（わらさ）→ぶりと成長するに従って脂質含量が増える。魚油は不飽和脂肪酸の割合が多いため，融点が低く常温で液体である。いわし，さばなど背の青い魚に多

く含まれるエイコサペンタエン酸（EPA），ドコサヘキサエン酸（DHA）などの高度不飽和脂肪酸は，生活習慣病予防に効果があるとされている。しかし，魚油は二重結合が多いため酸化されやすく，干物や冷凍魚を長期間保存すると油焼けを起こし不快臭や渋味がでる。生成した過酸化物は細胞損傷の引き金となる。魚卵にはコレステロールが多いので，高コレステロール血症の人は注意する。

（3）うま味成分

　魚介類のうま味には，遊離アミノ酸（グルタミン酸，アラニン，グリシン，リジン，タウリン），オリゴペプチド，核酸関連物質，有機酸，糖などが関与している。魚類にはクレアチンやクレアチニン，甲殻類，貝，いかにはグリシンやアラニンが多い。その他，グリコーゲン（かき），トリメチルアミンオキサイドやベタイン（軟体動物），コハク酸（貝類），乳酸（まぐろ，かつお）などの成分が関与している。

（4）におい成分

　魚臭は，トリメチルアミンオキサイドが筋肉内の酵素や細菌により分解され生じたトリメチルアミンが主体で，アルコール類，アルデヒド類，有機酸，アンモニアなども関与している。鮮度が低下すると魚臭が強くなる。

（5）色

　魚肉の赤色はミオグロビンとヘモグロビンによる。さけのピンク色はアスタキサンチンによる。いか，たこ，貝類や甲殻類はヘモシアニンが酸素の運搬役であるため，生きているときは無色透明で，加熱すると不透明な白色となる。かに，えびなどの生の殻の色はグロブリン系たんぱく質と結合したアスタキサンチン（青緑色）によるもので，加熱によりたんぱく質との結合が切れて遊離型アスタキサンチン（赤色），さらに酸化されてアスタシン（赤色）となる。

4）魚介類の死後硬直と鮮度

（1）死後硬直

　魚の死後硬直は畜肉より早く起こり（死後数十分から数時間以内），硬直持続時間も短い。魚は死後，筋肉中のエネルギーの一時貯蔵体であるクレアチンリン酸が急激に減少し枯渇し始めると，アデノシン三リン酸（ATP）がゆっくり減少する。ATPが枯渇するとアクチンとミオシンが不可逆的に結合し筋肉が硬直したまま硬くなる。ATPが1mM以下になる頃，最大硬直に達する。同時に筋肉中のグリコーゲンが分解し，乳

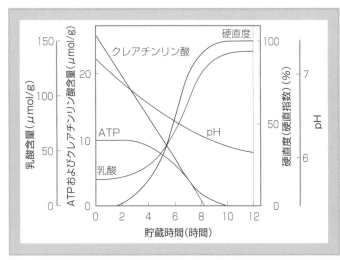

図5−Ⅱ−7　即殺まいわし氷蔵中の死後硬直の進行と筋肉の生化学的変化

出典）鴻巣章二監修，阿部宏喜・福家眞也編：魚の科学，p.46，朝倉書店（1994）

酸が増加し，pHも低下する（図5－Ⅱ－7）。ATPは図5－Ⅱ－8に示す分解経路に従ってうま味成分であるイノシン一リン酸（IMP）になる。その後，自己消化により軟化し（解硬），さらに腐敗へと進む。腐敗の早い魚介類の流通では，温度管理が大切である。魚介類に多い腸炎ビブリオは，4℃以下（チルド）では増殖しない。魚肉が調理に適するのは，自己消化の初期までである。

（2）鮮　　度

　魚介類の調理は鮮度が重要であり，貝類は生きているものを入手する。魚類の外観による鮮度判定として，①眼が澄んでおり混濁がない，②体表に光沢があり，うろこがしっかりついている，③腹部（内臓）がしまっている，④えらが鮮紅色である，⑤不快な生臭みがない，などがある。

　化学的な鮮度測定法としては，K値が用いられる（図5－Ⅱ－8）。即殺魚のK値は10％以下で，K値が20％以下なら生食でき，20％以上は加熱調理が望ましく，60％以上は食不適である。

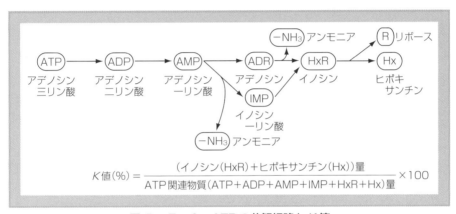

$$K値(\%) = \frac{(イノシン(HxR)＋ヒポキサンチン(Hx))量}{ATP関連物質(ATP＋ADP＋AMP＋IMP＋HxR＋Hx)量} \times 100$$

図5－Ⅱ－8　ATPの分解経路とK値

出典）下村道子・和田淑子共編著：新版　調理学，p.102，光生館（2003）より改変

5）魚の生食調理

　魚体の表皮・えらには細菌が付着しているため丸のまま水洗いし，内臓には酵素が多いため速やかにうろこ，えら，内臓を除き水洗いした後，清潔な状態で切り身などにする。生きている間，筋肉内部は無菌であるが，死後は細菌に汚染されやすく，また，魚は身が軟らかく，水溶性たんぱく質を多く含むので，切り身にした後は原則洗わない。なお，食中毒の原因となる腸炎ビブリオなどは2～3％食塩水で繁殖するため，真水で洗う。下処理後保存するときは，0℃付近で保存する。

（1）刺　　身

　通常は，コラーゲンが多く硬い皮は除いて刺身にする。湯をかけたり，表面のみさっと焼いた後急冷し，コラーゲンをゼラチン化させた皮を付けたまま刺身にして，その食感を楽しむ場合がある（たいの霜皮造り・松皮造り，かつおの焼霜造り）。切り方は，軟らかい肉質のまぐろ，かつおなどは厚く切り（角造り，引き造り，平造り），硬い肉質のふぐ，ひらめ，いかなどは薄くまたは細く切る（うす造り，そぎ造り，糸造り）。魚介類には筋肉中に寄生虫がいることがあるので注意する（60℃，1分間以上の加熱や，－20℃，一日以上の冷凍で死滅）。

（2）あ ら い

ATP含量が少なく収縮しやすい白身魚（こい，たい，すずきなど）を用いる。新鮮な魚をそぎ切りにして，冷水（0～18℃）または湯（49℃）の中で洗いATPを流出させ人工的に硬直を起こさせたもので，コリコリとした食感となる。カルシウムを含む水で洗うと収縮しやすい。

（3）塩 じ め

魚肉は食塩濃度1%以下では筋形質たんぱく質が溶出する。2～6%では筋原線維たんぱく質のアクチン，ミオシンが溶解，会合してアクトミオシンを形成し，魚肉に弾力性をもたせる。15%以上の高濃度になると，たんぱく質の溶出量が急減し凝集（塩析）する。「ふり塩」は魚に直接塩を振る。「紙塩」は切り身の上にぬらした和紙を置いて塩を振るため，均一に塩味が付きやすい。「立て塩」は5～15%の食塩水に漬けるため，一様に塩味が付き，脱水による魚肉重量の減少や脂肪の酸化を抑制できる。

（4）酢 じ め

酢じめは，魚を食塩でしめたあと，酢に漬ける。たんぱく質（特にミオシン）が酸で変性し，肉質が硬く歯切れがよくなり，保水性も増す。表面に付着している細菌の増殖を抑制する，魚臭を除去する，うま味が増す（酸性プロテアーゼの働きで遊離アミノ酸が増える）などの効果もある。塩じめせずに酢に漬けると，身が膨潤して軟化する。食塩が存在しないと等電点以下ではミオシンが溶解するが，食塩が存在すると等電点以下でも不溶となるためである（図5-Ⅱ-9）。

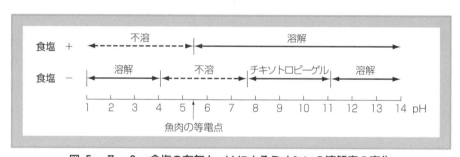

図 5-Ⅱ-9　食塩の有無とpHによるミオシンの溶解度の変化

6）加熱による変化

（1）色 の 変 化

赤身の魚肉は食肉と同様灰褐色になり，白身の魚肉は不透明な白色になる。

（2）たんぱく質の変化

畜肉と同様，筋原線維たんぱく質は45～50℃で変性し肉が収縮し，筋形質たんぱく質は62～65℃で凝固する。このため，徐々に温度を上げると筋形質たんぱく質が肉汁とともに押し出され，うま味が失われたり，溶出したたんぱく質が魚の表面や煮汁中で凝固する。これを防ぐために，魚の加熱調理では，はじめに高温で加熱し，表面のたんぱく質を70℃以上で素早く凝固させる。加熱による脱水率は，魚で15～20%，いか，たこで30%以上である。過熱は，脱水，縮小を促進するので避ける。また，筋形質たんぱく質は加熱によりほぐれ伸び広がった構造となるため遊離活性

基が増え，調理器具の金属面に凝着しやすくなる。

　加熱した魚肉の肉質は，筋肉たんぱく質の組成や筋細胞の太さ，長さなどが総合的に関与している。筋形質たんぱく質は加熱収縮した筋原線維たんぱく質を接着凝固するため，筋形質たんぱく質の多い赤身の魚肉は硬くしまり，節になる。一方，筋形質たんぱく質の少ない白身の魚肉は加熱によりほぐれやすくなり，でんぶに向いている。

　魚介類のコラーゲンは畜肉より低温，短時間でゼラチン化する。魚の真皮にあるコラーゲンは37〜58℃で収縮するため，加熱初期に，皮が破れたり，切り身の身が反り返ることがある。皮に切り目を入れると破れを防止できる。筋隔膜のコラーゲンはゼラチン化しやすく（30〜90℃で大部分がゼラチン化），加熱した魚肉は片状にはがれやすくなる。煮魚などでは，ゼラチン化したコラーゲンが煮汁中に溶出し，冷めると煮こごりになる。

（3）その他の変化

　うなぎ，さんまなど脂肪の多い魚は，加熱すると脂肪が溶出する。高温で焼き調理すると，焼き色と香りが出て，うま味（遊離アミノ酸やイノシン酸など）も増す。照り焼き，つけ焼きにすると，アミノカルボニル反応により色，香りがさらによくなる。

7）魚の加熱調理

（1）煮　　魚

　水溶性たんぱく質が溶出し煮崩れが起こりやすいため，沸騰させた煮汁（魚の15〜40％）に身が重ならないように入れて，落とし蓋をして調味・加熱むらを防ぐ。新鮮な白身魚は薄味で短時間煮る。赤身魚や鮮度の落ちた魚は，しょうが，みそ，みりん，酒や砂糖を用い，やや長く加熱し魚臭を抑える。また，ワイン，食酢，ねぎ，梅干し，香辛料なども魚臭抑制効果がある。

（2）焼　き　魚

　高温加熱により，魚臭が除去され香気が生じ，うま味が濃縮される。網や串を用いた直火焼きとフライパンやオーブンを用いた間接焼き（包み焼き，鉄板焼き，ムニエル，グラタンなど）がある。塩焼きは，鮮度の良い魚に向き，魚の約2％の食塩が塩味，しまりの点から適当である。臭みの強い魚には照り焼きが向く。魚の串は筋線維に直角に扇形に打ち，強火の遠火で焼き，少し冷まして串をまわしながら抜く。魚肉は40〜50℃のときに最も崩れやすいので，加熱初期には動かさない。

（3）揚　げ　物

　淡泊な白身魚やえび，いかは天ぷらやフライ，フリッター，高麗（カオリイ），軟炸（ロワンチャ）に，脂質の多い魚は素揚げ，から揚げに適する。揚げた魚を酢じょうゆにつけた南蛮漬け，酢油に漬けたエスカベージュ，甘酢あんをかけた醋溜全魚（ツウリウチュアンユイ）などがある。赤身魚は下味をつけて，竜田揚げにするとよい。

（4）汁　　物

　潮汁，船場汁などのように魚から煮出した汁を利用する場合と，きすの吸い物，つみれ汁，すり流しなどのように魚肉を椀種とする場合がある。その他，みそ汁，かす汁などがある。

（5）魚肉だんご

　すり身は魚肉に1〜3％の食塩を加えてすりつぶし，粘りのあるペースト状にしたものである。これを加熱すると弾力のあるゲルとなる。副材料にでんぷんを加えると硬く，卵白を加えると軟ら

かいゲルとなる。つみれ，しんじょ，クネル，ムースなどに調理する。魚臭を除き，白くて弾力のあるかまぼこにするには，すり身を水洗いして筋形質たんぱく質，油，トリメチルアミンを除く。

（6）蒸 し 物

淡泊な味の魚に向く。塩蒸し，酒蒸し，酢蒸し，かぶら蒸し，そば蒸し（信州蒸し），柴蒸し（さらさ蒸し），けんちん蒸し，姿蒸しなどがある。

8）いか，貝類の調理

（1）いかの調理

甲をもつコウイカ類（まいか，もんごういかなど）と甲をもたないツツイカ類（するめいか，けんさきいか，やりいか，ほたるいかなど）がある。

　いかの胴部（外套膜）の表皮は4層より成り，外側の第1層と第2層（色素細胞を含む）は手でむける。第3層と第4層は筋肉に密着した層で，体軸方向に走る強靭な結合組織（コラーゲン）の線維が走っており，加熱すると体軸の方向に収縮し丸まる。第3，4層のついた筋肉に切り目を入れて加熱すると松かさ，唐草などの飾り切りにできる（図5－Ⅱ－10）。切り目により，噛み切りやすく，調味料がからみやすくなる。天ぷらにするときは，体軸に対し横長に切ると丸まりにくい。第3，4層は生でははがしにくいが，1～2秒熱湯に漬けると除くことができる。筋線維は体軸に直角にリング状に走っているため，加熱すると体軸に直角に裂くことができる（例：するめ）。

　いか肉は，脂質が約1.2%と少なく淡泊な味である。いかすみにもうま味が含まれており，パスタ，パエリア，塩辛の黒づくりなどに使用され，抗菌効果があるといわれている。

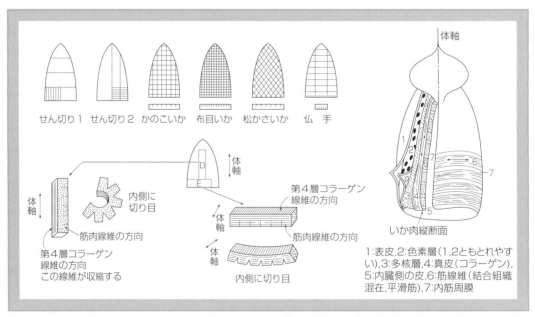

図 5－Ⅱ－10　いかの切り目の入れ方

出典）上図：山崎清子・島田キミエ・渋川祥子ほか：NEW　調理と理論，p.283，同文書院（2011），下図：同，p.291
　　　右図：長谷川千鶴・梶田武俊・橋本慶子：奈良女子大学家政学シリーズ　調理学，p.63，朝倉書店（1983）を改変

（2）貝類の調理

　二枚貝（あさり，はまぐり，かき，ほたてがい，しじみなど）と腹側類（あわび，さざえなど）に分類される。貝類は生きた状態で市販されている。2〜3%の食塩水につけて冷暗所に置き砂をはかせる。貝類には水分やコラーゲンが多く，加熱による脱水・収縮率が大きく硬くなりやすいので加熱しすぎない。長時間加熱によるコラーゲンのゼラチン化を利用した料理（あわびの煮貝やエスカルゴなど）もある。うま味成分としては，コハク酸が特徴的で，遊離アミノ酸ではグリシン，アラニン，プロリン，アルギニン，ベタインが多い。しじみ，あさり，かきには鉄が多く含まれる。

4. 卵の科学

　にわとり，うずら，あひるなどの卵が市販されているが，鶏卵は日本では養鶏技術の進歩により自給率も高く安価である。

1）鶏卵の構造と成分

　鶏卵は，卵殻11%，卵白57%，卵黄32%（重量比）から成る。卵殻は炭酸カルシウムを主成分とし，多数の気孔がありクチクラ（卵殻の保護と微生物の侵入を防ぐ）に覆われている。卵殻膜はケラチンとムチンから成り微生物の繁殖を抑え，卵白はリゾチウムなどの抗菌物質を含むため，腐敗しにくい。卵白は外水様卵白，濃厚卵白，内水様卵白，カラザから成る。カラザにより中心に固定されて

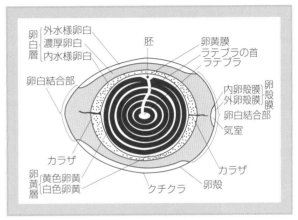

図 5 −Ⅱ−11　鶏卵の構造

出典）山崎清子・島田キミエ・渋川祥子ほか：NEW　調理と理論，p.323，同文書院（2011）

いる卵黄は卵黄膜，黄色卵黄，白色卵黄，胚盤から成っている（図5 −Ⅱ− 11）。

　卵白は水分88.4%，たんぱく質10.5%，炭水化物0.4%，灰分0.7%である。卵白には40種類以上のたんぱく質が存在し，そのほとんどが水様性球状たんぱく質である。表5 −Ⅱ− 3に主な卵白たんぱく質の調理特性を示す。

　卵黄は水分49.6%，たんぱく質16.5%，脂質34.3%，炭水化物0.2%，灰分1.7%であり，ビタミ

表 5 −Ⅱ− 3　卵白たんぱく質の調理特性

たんぱく質	構成比（%）	調理特性
オボアルブミン	54	84℃で変性。熱凝固性に大きく関与。
オボトランスフェリン	12〜13	熱安定性が低く，61℃で変性。起泡力に関与。
オボムコイド	11	熱安定性が高く，凝固しない。トリプシン阻害活性をもつ。
オボグロブリン	8	起泡力に最も関与。
オボムチン	1.5〜3.5	濃厚卵白のゲル性に関与。起泡の安定化に関与。
リゾチーム	3.4〜3.5	殺菌作用をもつ。

ン（A，B₁，B₂，D）や無機質（リン，鉄）も豊富である。卵黄中のたんぱく質はリン脂質（レシチンなど）を介して脂質と結合したリポたんぱく質が主であり，低密度リポたんぱく質（LDL）65％と高密度リポたんぱく質（HDL）16％から成る。卵黄の脂質は，トリアシルグリセロール（トリグリセリド）65％，リン脂質25％，コレステロール5％である。健康人であれば一日1〜2個程度の卵の摂取は血中コレステロール濃度にほとんど影響しない。脂肪酸組成は，オレイン酸（49％），パルミチン酸（29％）が多い。卵黄の色はカロテノイドで，飼料に由来するため，飼料により色を調整できる。

2）鶏卵の鮮度

　鶏卵は高温ほど品質低下が著しいので，購入後は殻付きのまま冷蔵庫に保存する。鶏卵は貯蔵により，①比重の低下（気室の増加），②濃厚卵白の水様化，③卵黄膜の脆弱化，④卵白pHの上昇などが起こるため、以下の方法で鮮度判定を行うことができる。①塩水比重法：殻付新鮮卵の比重は1.08〜1.09。新古判別には10％食塩水を使用。②-(1)ハウユニット：平板上に割卵した濃厚卵白の高さ（Hmm）と殻付卵の重量（Wg）から，$HU=100 \cdot \log (H - 1.7W^{0.37} + 7.6)$ により求める。②-(2)濃厚卵白率：全卵白に占める濃厚卵白の割合。③卵黄係数：平板に割卵した卵黄の高さ（mm）を直径（mm）で除す。④卵白のpH：一般にはpH8.2〜8.4。

　卵による食中毒はサルモネラ菌（70℃，1分加熱で死滅）によるものが多い。なお，賞味期限は「生食」できる期限を示したものである。

3）鶏卵の調理性（表5 -Ⅱ- 4）

（1）生卵の流動性，粘着性
　からめる（すきやき，やまかけ），つなぎにする（ハンバーグ，卵とじ）。

（2）熱凝固性
　卵白は約60℃で変性し始め，白濁，流動性の低下を経て，約80℃で完全に凝固する。卵黄は65℃で変性し始め，粘りのある糊状，もち状（約70℃）となり，75〜80℃で凝固し，加熱が進むと黄白色の粉状になる。

　この凝固温度の違いを利用して，加熱条件を調節すると，半熟卵，固ゆで卵（水から入れ沸騰後約12分加熱），温泉卵（70℃，20分）ができる。ゆで卵は，ゆで水が19〜80℃までの間，軽く攪拌すると卵黄を中心にできる。15分以上ゆでると卵白から硫化水素（H_2S）が発生し，卵黄の鉄と結合し硫化第一鉄（FeS）を形成するため，卵黄の表面が暗緑色になることがある。古い卵ほど変色しやすい。加熱後ただちに水中で急冷すると，H_2Sが水中に拡散するため変色しにくく，殻がむきやすくなる。新鮮卵の殻はむきにくい。ポーチドエッグは新鮮卵を用い，ゆで水に1％食塩，3％食酢（pH4.8等電点付近）を加えると，卵白がのび広がらず卵黄を包んで凝固しやすい。しめ卵は沸騰した1％食塩水中に溶き卵を入れ，凝固したらただちにふきんにとって成形する。揚げ卵は130℃で入れ，126〜137℃を保って揚げる。

　オムレツは，多めの油をあらかじめ熱したところへ卵液を流し入れ，半熟状態のときに攪拌を終えて余熱で成形する。炒り卵は攪拌速度によりペースト状，粗粒，細粒になる。厚焼き卵はだし

表 5 － Ⅱ － 4　全卵，卵白，卵黄の調理性と調理例

		全　卵	卵　白	卵　黄
流動性粘性		生卵，つなぎ，ミルクセーキ，エッグノッグ	つなぎ	カスタードソース
熱凝固性	殻付き，殻なし	ゆで卵，目玉焼き，ポーチドエッグ，揚げ卵	―	黄身そぼろ
	溶き卵	卵とじ，かきたま汁，しめ卵，薄焼き卵	スープのあくとり，ロングエッグ	鶏卵そうめん，ロングエッグ
熱希釈凝固性可能、	静置加熱	茶碗蒸し，たまご豆腐，カスタードプディング	―	黄身しぐれ
	撹拌加熱	オムレツ，炒り卵，芙蓉蟹，だて巻卵，厚焼き卵，卵酒	―	カスタードクリーム，黄身酢，アングレーズクリーム
熱以外の凝固性		皮蛋，鹹蛋（シェンダン），糟蛋（ソウタン）（もろみ漬卵）	―	みそ卵（べっ甲卵）
起泡性		スポンジケーキ，カステラ，パウンドケーキ	メレンゲ，泡雪かん，エンゼルケーキ，シャーベット，マシュマロ，ムース，高麗，フリッター衣	卵黄ケーキ
乳化性		アイスクリーム，マヨネーズ，ケーキ生地	―	マヨネーズ，アイスクリーム，オランデーズソース
凍結変性		起泡性低下，乳化性低下，部分的にゲル化	ほとんど影響ない	ゲル化，溶解性低下，乳化性低下

出典）下村道子・和田淑子共編著：新版　調理学，p.112，光生館（2003）

汁，だて巻卵はだし汁と魚肉のすり身（卵の約30%）か裏ごしたはんぺん（卵の約50%）を加えて，熱した卵焼き器（160～200℃）で焼く。薄焼き卵にでんぷんを2%以下加えると破れにくくなる。

　茶碗蒸し，たまご豆腐やカスタードプディングは，だし汁，牛乳などで希釈した卵液を型に入れ，85～90℃で蒸し加熱する。卵：希釈液比は，たまご豆腐で1：1～1.5，カスタードプディングで1：2～3，茶碗蒸しで1：3～4である。卵液濃度が低くなると，凝固温度が上昇する。緩慢加熱にするとなめらかなゲルとなり，急速加熱や高温にすると「すだち」が生じる。60℃で予加熱して脱気しておくと，「す」がたちにくい。牛乳（Ca）やだし汁（Na）を使うと水で希釈したときよりゲルが硬くなる。食塩を添加するとゲルが硬くなる。砂糖を添加すると熱変性が抑制され，なめらかなゲルになる。熱伝導の悪いガラスや陶器の容器のほうが金属製より「す」がたちにくい。

（3）起　泡　性

　卵は撹拌すると泡立つ。特に卵白は起泡性が高く，泡立ちやすさにはオボグロブリンが，泡の安定性にはオボムチンが寄与している。卵白を泡立てるとたんぱく質の疎水部分が表面に露出し，気体と液体の界面で安定な膜を作って気泡を包み保形性の高い泡沫を形成する。泡立てすぎると，泡膜が破れ凝集し液が分離し泡がつぶれる。水様性卵白は濃厚卵白より泡立ちやすいが，泡の安定性は劣る。温度が高いほうが表面張力や粘度が下がるため泡立ちやすいが，乾きやすくつやのないも

ろい泡となる。低温で泡立てたほうが，つやや安定性が良い。オボアルブミンは等電点（pH 4.7）付近で泡立ちやすくなるため，クリームタータ（酒石酸水素カリウム）やレモン汁を入れて pH を調整する。卵白に砂糖を加えると粘度が増し泡立ちにくくなるが，ある程度泡立ててから 2 ～ 3 回に分けて加えると，泡のつやと安定性が良くなる。油脂が入ると泡立ちが悪くなり，安定性も低下する。卵白を泡立てて砂糖を加えたメレンゲは可塑性をもち，絞り出すことができる。泡雪かんは卵白泡にも砂糖を加えて寒天液の比重に近づけ，50℃で混合し，寒天の凝固温度付近まで攪拌して型に流すと分離しにくい。

　全卵に砂糖を加えて泡立てる共立て法のときは，35 ～ 40℃の湯煎で表面張力を低下させると泡立ちやすい。スポンジケーキは，別立てまたは共立てした全卵を用いるが，エンゼルケーキは卵白を用いるため比較的白いケーキとなる。

（4）乳　化　性

　卵黄はリポたんぱく質およびレシチン（親水性の乳化剤）を含むため，卵黄自体が水中油滴（O/W）型のエマルションである。この卵黄の乳化性を利用したものがマヨネーズである。マヨネーズはサラダ油が 75％以上になると，水相の量が少なくなりすぎて油粒子を包み込めなくなり，相の安定性が悪く分離しやすくなる。近年，全卵を使った卵白の入ったマヨネーズも市販されている。

（5）アルカリ変性

　あひるの卵を泥（石灰，草木灰，粘土，食塩など）漬けにして作られる皮蛋の卵白は褐色半透明のゲルで弾力に富む。卵黄は硫化鉄生成により緑黒色になり，独特の風味がある。

5.　乳・乳製品の科学

1）牛乳の調理

　牛乳には，普通液状類（生乳，加工乳，脱脂乳，乳飲料）と粉乳類がある。

（1）牛乳の成分と性質

　牛乳は水分 87 ～ 89％，たんぱく質約 3％，脂質 3 ～ 5％，炭水化物約 5％，灰分約 0.7％を含む。カルシウム，リン，鉄，ナトリウム，カリウムなどの無機質も豊富に含まれる。

a．たんぱく質

　ⅰ）カゼイン　　乳たんぱく質の約 80％を占めるカゼインは，牛乳中にコロイド粒子（カゼインミセル）として分散している（図 5 － Ⅱ － 12）。牛乳中（pH 6.6）ではミセルが負に荷電し安定したコロイドであるが，酸を添加し

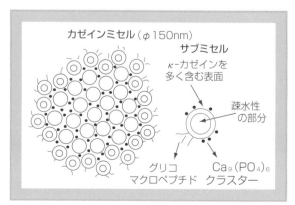

図 5 －Ⅱ－12　カゼインミセルの模式図

出典）上野川修一編：乳の科学，p.14，朝倉書店（1996）

pH 4.6 にするとミセルはカルシウムを放して凝集する。レンネット（凝乳酵素）によってもミセルが安定性を失い凝集する。

　　ⅱ）乳清（ホエー）たんぱく質　　　β-ラクトグロブリン，α-ラクトアルブミン，ラクトフェリンなどの乳清たんぱく質は生理機能性に富む。酸で沈殿しないが，加熱により沈殿する。

　b．脂　質　　　平均直径 3 μm の脂肪球が水中油滴（O/W）型エマルションとして牛乳中に分散している。市販の牛乳は均質化（ホモジナイズ）により 1 μm 以下の微細な脂肪球となっている。牛乳の脂質は 97 〜 98% がトリグリセリドで，主な脂肪酸はオレイン酸，パルミチン酸，ステアリン酸，ミリスチン酸である。他の動物性脂肪と異なり不飽和脂肪酸が少なく，揮発性の炭素数 10 以下の短鎖脂肪酸（酪酸やヘキサン）が 10 〜 20% と比較的多いため，芳香がある。

　c．乳糖（ラクトース）　　　牛乳の甘味の主体である。乳糖分解酵素（β-ガラクトキシダーゼ：ラクターゼ）活性は成人になると低下する。日本人は欧米人に比べ牛乳を飲むと腹痛，下痢などを起こす乳糖不耐症（低ラクターゼ症）が多いといわれる。発酵乳では乳糖の一部は分解されているため，この症状は起こりにくい。

（2）牛乳の調理特性

　a．料理を白くする　　　牛乳はコロイド粒子として分散したカゼインと乳化した脂肪球が光を反射して，乳白色をしている。多く牛乳を用いるブラマンジェ，杏仁豆腐，ホワイトソースなど。

　b．なめらかな食感と風味を与える　　　コロイド溶液である牛乳は口触りや香りがなめらかである。スープ，シチューなどに加えてもその特徴を付加できる。

　c．生臭みの除去　　　分散している脂肪球やカゼイン粒子は，においを吸着する。下処理として魚やレバーを牛乳に浸すと生臭みが除去できる。

　d．焦げ色をつける　　　牛乳はアミノ酸と還元糖を含むため，150 〜 170℃で加熱するとアミノカルボニル反応や乳糖のカラメル化により，焦げ色と香ばしい香りが生じる。ホットケーキなど。

　e．ゲル化を促進する　　　牛乳中の Ca^{2+}（Na^+ の 4 倍の効果）がゲル強度を高める（卵液ゲル，ゼラチン，カラギーナンなど）。また，牛乳中の Ca^{2+} が低メトキシル（LM）ペクチンをゲル化する。

（3）加熱による変化

　a．皮膜形成　　　牛乳を 60℃以上で加熱すると，凝固したたんぱく質と脂肪球が絡み合い浮き上がり表面から水分が蒸発して皮膜ができる（ラムスデン効果）。65℃で薄い膜ができ始め，70℃でしっかりとした膜になる。攪拌しながら加熱したり，油脂を加えると皮膜が防止できる。

　b．泡立ち（ふきこぼれ）　　　加熱により，牛乳中の空気や水が気化してたんぱく質の膜で包まれた泡が多数できる。牛乳の表面張力は小さくなるため，吹きこぼれやすくなる。

　c．風味の変化　　　70℃以上で加熱すると，β-ラクトグロブリンを主とするたんぱく質の熱変性により-SH 基が生じ加熱臭が生じる。さらに 75℃以上になると徐々にカラメル臭が発生する。

　d．酸による凝集　　　カゼインは pH 4.6 で凝固するため，野菜に含まれる有機酸，タンニン，塩類や，貝類に含まれるコハク酸やカルシウムの存在下で加熱したとき牛乳が凝固することがある。野菜をあらかじめ加熱する，ルーで濃度をつけるなどにより凝固しにくくなる。

（4）酸　凝　固

　果実中（つぶしたいちご，レモン汁など）の有機酸や食酢によってカゼインの等電点付近（pH4.6）

にすると，加熱しなくても酸凝固する（カッテージチーズ）。牛乳に乳酸菌（スターター）を加え乳酸発酵させたヨーグルトも，これを利用したものである。

2）チーズの調理（表 5 – Ⅱ – 5）

（1）種　　類

ナチュラルチーズは乳に乳酸菌やレンネットを加えて凝固させたカードから，乳清を除去し，固形状にしたものである。プロセスチーズは，ナチュラルチーズを粉砕し，乳化剤（ポリリン酸塩など）を加え，加熱溶解後，成形したもので，加熱により殺菌，酵素の失活が行われるため，保存性が良い。

（2）調　理　性

種類により溶解温度や曳糸性が異なる。球状たんぱく質の分子間の架橋が切れて糸状に伸びた状態まで加熱すると，溶けて糸を引く。過熱するとたんぱく質分子間に新たな架橋ができ硬くなり，冷めると硬さを増す。

表 5 – Ⅱ – 5　チーズの種類と調理例

	型	硬さ	代表的なチーズ（調理例）
ナチュラルチーズ	ハードタイプ	超硬質	パルミジャーノ・レッジャーノ，コンテ（おろしてパスタなどの調味料）
		硬質	エメンタール，グルイェール（フォンデュ）　エダム（スナック，サンドイッチ）　ゴーダ，チェダー（プロセスチーズの原料）
	ソフトタイプ	半硬質	サムソー（サンドイッチ，つまみ）　ブルー，ロックフォール，スチルトン，ゴルゴンゾーラ（オードブル，ドレッシング）
		軟質	ブリー，カマンベール（デザート）　シェーブルタイプ　ウォッシュタイプ
	フレッシュ	軟質	カッテージ　クリーム（レアクリームケーキ）　クワルク（デザート）　モッツァレラ（ピザ）　マスカルポーネ（ティラミス）　リコッタ
プロセスチーズ	ハード	硬質	プロセスチーズ　スパイスチーズ　スモークチーズ
	ソフト	軟質	チーズブレッド（塗る）　ソフトプロセスチーズ

3）クリームの調理

（1）種　　類

牛乳を加温し遠心分離すると，脂肪含量の多いクリームと脱脂乳に分離できる。脂肪量が20％前後のライトクリーム（コーヒー用）と，35 〜 50％のヘビークリーム（ホイップ用）がある。市販のクリームは乳脂肪，植物性脂肪および混合の3タイプがある。

（2）起　泡　性

高脂肪（脂肪量30％以上）のクリームには起泡性がある。撹拌によって気泡が抱き込まれ，そのまわりにたんぱく質皮膜ができ脂肪球が凝集し構造が安定化するため，可塑性をもつようになる。脂肪含量が多く粒子が大きいほど，凝集は起こりやすく泡が安定になる。常温よりも5℃の低温で泡立てたほうが起泡性が高く，保形性やつやが良い。砂糖はある程度泡立ててから加える。乳脂肪

のみのクリームは分離しやすく，泡立てすぎると脂肪が分離し，さらに撹拌を続けると水中油滴（O/W）型エマルションから油中水滴（W/O）型エマルションに転相する。

　起泡性はオーバーランで判定する。体積が2倍に増加したときのオーバーランは100となる。

$$オーバーラン = \frac{一定量のクリームの重量 - 同容量の起泡クリームの重量}{同容量の起泡クリームの重量} \times 100$$

4）バターの調理

（1）種　　類

　バターはクリームを殺菌し，撹拌（チャーニング）して脂肪球を結合させ練圧（ワーキング）したもので，油中水滴（W/O）型エマルションで，脂質を80％以上含む。発酵（酸性），非発酵（甘性）バター，さらに有塩と無塩がある。短鎖脂肪酸が多いため，口どけが良く，風味が良い。

（2）調　理　性

　バターは常温で固体であるが，融点は28〜35℃付近である。一度溶けたバターは，冷やして固まっても元の状態には戻らない。バターにはクリーミング性，ショートニング性，可塑性，熱媒体，風味づけなどの調理特性がある。

6. だいず製品の科学

1）だいずの成分

　だいずはたんぱく質約35％，脂質約20％，炭水化物（オリゴ糖，食物繊維）約20％を含み，重要なたんぱく質源である。製油用，豆腐とその加工品，豆乳，湯葉，みそ，しょうゆ，納豆，きな粉などの加工品としても多く利用される。加工することによりトリプシンインヒビターの作用が抑制されるため，消化が良くなる。ビタミン（B₁，E），無機質（鉄，カルシウム）も豊富である。最近，だいずの機能性成分が注目されている。イソフラボンは高い抗酸化性と弱いエストロゲン活性を示し，骨粗しょう症予防効果も期待される。サポニンは抗酸化作用がある。

2）だいず加工品とその調理

　a．きな粉　　だいずを焙煎，粉砕したもの。和菓子材料として使われる。

　b．豆乳，おから　　だいずを水浸，磨砕，加熱後，布袋でこして豆乳とおからに分ける。

　c．湯　葉　　高濃度（固形分10％以上）の豆乳を85℃付近で加熱すると液面の水分の蒸発と大豆たんぱく質の熱変性が起こり，被膜が成長する。浮いた膜をすくった生湯葉とそれを乾燥した干し湯葉がある。

　d．豆　腐　　豆乳を加熱するとたんぱく質分子の高次構造が変化し，反応基が露出し，活性化してS-S結合などの分子間結合が進行する。これににがり（塩化マグネシウム），すまし粉（硫酸カルシウム），グルコノデルタラクトンなどの凝固剤を加えると，たんぱく質が凝集しゲル化して豆腐ができる。木綿，絹ごし，ソフト，充填豆腐などがある。豆腐の凝固剤のCa²⁺は17％が豆乳の

たんぱく質と結合し，83％は豆腐の水分中に遊離している。豆腐を 90℃以上で長時間加熱すると遊離の Ca^{2+} がたんぱく質と結合し収縮硬化し，すだちが生じ，なめらかな食感が失われる。0.5 ～ 1％食塩，0.05％重曹，0.05％グルタミン酸，1％でんぷんの各溶液中で煮ると「す」がたちにくい。豆腐のたんぱく質は塩溶液に溶解しやすい性質のためと考えられる。湯豆腐の底に敷くこんぶは急激な加熱を防ぎ，溶出した糖アルコールのコロイド溶液が豆腐を熱凝固から保護すると考えられている。白和え，白酢，ぎせい豆腐にするときは，加熱後絞って約 25％脱水する。

e．油揚げ，生揚げ（厚揚げ）　　油揚げは豆腐を 110 ～ 120℃（のばし）と 180 ～ 200℃（からし）で二度揚げしたもので，生揚げは豆腐を厚めに切って 180℃で揚げたもの。どちらも調理前に油抜きを行う。

f．がんもどき（ひりょうず，ひろうす）　　豆腐を圧搾したものに，野菜，海藻，種実などとすったやまいも（つなぎ）を混ぜて成形して二度揚げしたもの。調理前に油抜きを行う。

g．凍り豆腐（高野豆腐）　　豆腐を凍結後 − 3 ～ − 5℃に保ちスポンジ状に凍結変性させて，乾燥したキセロゲルである。最近の凍り豆腐は，アンモニアガスでなく重曹によるアルカリ膨軟処理をされているため，水戻し後，または直接調味液中で煮る。水煮すると煮汁がアルカリ性になり，煮溶けることがある。

h．納　豆　　糸引き納豆中には血栓溶解作用があるナットウキナーゼ（熱に弱い）が含まれる。納豆菌の働きにより，ビタミン B_2 や血液凝固作用のあるビタミン K_2 がつくられ多く含まれる。ビタミン K_2（熱に強い）は骨形成に必須であり，骨粗しょう症予防効果が期待できる。豆の硬い組織が蒸し煮と納豆菌の作用で消化しやすい形に変わっており，だいずより消化・吸収率がよい。インドネシアの伝統食テンペもだいずの無塩発酵食品である。塩辛い寺納豆（大徳寺納豆や浜納豆）は，麹菌による発酵食品である。

■文　　献

・菅原龍幸・宮尾茂雄編著：N ブックス　三訂　食品加工学，建帛社，2015
・小林陽之助監修：食物アレルギーの治療と管理，診断と治療社，2005
・海老澤元宏・伊藤浩明・藤澤隆夫監修：食物アレルギー診療ガイドライン 2016《2018 年改訂版》，協和企画，2018
・木戸詔子・古川秀子・山本信子・池田ひろ・黒沢祝子・村田道代・真部真里子・梅澤真樹子：新食品・栄養科学シリーズ　調理学　食べ物と健康④　第 2 版，化学同人，2010
・川端晶子・大羽和子：健康調理学　第 4 版，学建書院，2012
・山崎清子・島田キミエ・渋川祥子・下村道子・市川朝子・杉山久仁子：NEW 調理と理論，同文書院，2011
・渕上倫子編：テキスト食物と栄養科学シリーズ⑤　調理学，朝倉書店，2012
・河内公恵編：ステップアップ栄養・健康科学シリーズ 7　調理学　食品の調理特性を正しく理解するために，化学同人，2017
・佐藤　泰・田名部尚子・中村　良・渡辺乾二：卵の調理と健康の科学，弘学出版，1989
・杉田浩一・平　宏和・田島　眞・安井明美編集：新版　日本食品学大辞典，医歯薬出版，2017

Ⅲ ビタミン・無機質を多く含む食品

　ビタミン・無機質は微量栄養素であり，ヒトが体内で合成することができないので主に食べ物から摂取される。これらを多く含む植物性食品には，野菜類，果実類，きのこ類，藻類，種実類などがある。これらの食品は副菜として利用されることが多く，栄養面，嗜好性の面だけでなく体調調節機能の面でも重要である。

1. ビタミンおよび無機質と調理プロセスでの変化

1）ビタミン

　ビタミンは，生理作用や代謝など生命維持に関係しており，食べ物からのビタミンの摂取不足や摂りすぎにより欠乏症や過剰症を引き起こすことが知られている。日本では厚生労働省が「日本人の食事摂取基準（2020 年版）」によって脂溶性ビタミン（ビタミン A，ビタミン D，ビタミン E，ビタミン K）および水溶性ビタミン（ビタミン B_1，ビタミン B_2，ナイアシン，ビタミン B_6，ビタミン B_{12}，葉酸，パントテン酸，ビオチン，ビタミン C）の合計 13 種のビタミンの所要量を定めている。

　表 5 − Ⅲ − 1 に主なビタミンの種類とその特徴について示した。ビタミンは光や熱に弱い性質や，水や油に溶け出す性質などをもっているため，調理条件によっては分解や溶出が生じ，調理による損失が大きいビタミンもある。全体的には水溶性ビタミンは脂溶性ビタミンより調理による損失は大きい。また食品によって安定性は異なり，野菜類の中ではほうれんそうやこまつなどの葉菜類において損失が大きい（表 5 − Ⅲ − 2）。さらに同じ食品でも調理方法によって損失率が異なり，湿式加熱や乾式加熱などの外部加熱法が内部加熱法より損失は大きく，湿式加熱の中でも「蒸す」

表 5 −Ⅲ− 1　主なビタミンとその特徴

	種　類	特　徴	多く含む食品
脂溶性	ビタミン A	一般調理ではほぼ安定 熱や光にやや不安定	レチノール活性当量：レバー，うなぎ，バター，チーズ，卵，緑黄色野菜
			β-カロテン：緑黄色野菜，果実
	ビタミン D	光・熱・空気・酸に不安定，アルカリには比較的安定	魚介類，卵，きのこ類
	ビタミン E	酸に安定，アルカリに不安定	種実類，植物油，魚卵
	ビタミン K	空気・熱に安定，アルカリ・光に不安定	納豆，緑黄色野菜
水溶性	ビタミン B_1	光・アルカリに不安定，弱酸性で安定	胚芽，豚肉，レバー，豆類
	ビタミン B_2	光・アルカリに不安定，熱や酸にはやや安定	レバー，うなぎ，卵，納豆，乳製品
	ビタミン C	熱・空気・アルカリに不安定	果実，野菜，いも類
	ナイアシン	熱・酸化・光に安定，酸・アルカリに安定	レバー，魚介類，肉類

表 5 − Ⅲ − 2　食品の生と調理後の成分表　　(可食部 100g 当たり)

食　品		重量変化率(%)	カリウム(mg)	カルシウム(mg)	マグネシウム(mg)	鉄(mg)	β−カロテン当量(μg)	ビタミンK(μg)	ビタミンB₁(mg)	ビタミンC(mg)
ほうれんそう(通年平均)	葉−生		690	49	69	2.0	4,200	270	0.11	35[*1]
	葉−ゆで	70	490	69	40	0.9	5,400	320	0.05	19[*2]
キャベツ	結球葉−生		200	43	14	0.3	50	78	0.04	41
	結球葉−ゆで	89	92	40	9	0.2	58	76	0.02	17
はくさい	結球葉−生		220	43	10	0.3	99	59	0.03	19
	結球葉−ゆで	72	160	43	9	0.3	130	87	0.01	10
にんじん	根(皮なし)−生		270	26	9	0.2	8,300	18	0.07	6
	根(皮なし)−ゆで	87	240	29	9	0.2	8,700	18	0.06	4
だいこん	根(皮なし)−生		230	23	10	0.2	0	Tr	0.02	11
	根(皮なし)−ゆで	86	210	25	10	0.2	0	0	0.02	9
たまねぎ	りん茎−生		150	17	9	0.3	1	0	0.04	7
	りん茎−ゆで	89	110	18	7	0.2	1	Tr	0.03	5
じゃがいも	塊茎・皮なし−生		410	4	19	0.4	3	1	0.09	28
	塊茎・皮なし−水煮	97	340	4	16	0.6	3	(0)	0.07	18

注)　*1：夏採りの場合 20 mg，冬採りの場合 60 mg，　*2：夏採りの場合 10 mg，冬採りの場合 30 mg
　　調理の前後それぞれの可食部 100 g あたりの成分値のため，調理後に増えているように見える成分もあるが，重量変化率を考慮に入れて見ること。
資料)　文部科学省：日本食品標準成分表 2020 年版（八訂）（2020）

に比べて「ゆでる」，「煮る」は損失が大きい。各食品やビタミンの特徴を知り，できるだけ損失を少なくする調理の工夫が必要である。

（1）ビタミン A

　ビタミン A は脂溶性のビタミンで，「日本食品標準成分表 2020 年版（八訂）」ではレチノール活性当量（μgRAE）として表されている。これは動物性食品に含まれるレチノール量と，主に植物性食品から摂取される β − カロテンなどのカロテノイドが体内でビタミン A 作用をする場合の換算量との合計として次の式で算出される。

　　レチノール活性当量（μgRAE）

　　　＝レチノール（μg）＋ β − カロテン（μg）×1/12 ＋ α − カロテン（μg）×1/24

　　　＋ β − クリプトキサンチン（μg）×1/24 ＋その他のプロビタミンAカロテノイド（μg）×1/24

　欠乏症としては夜盲症，過剰症としては軽度であれば下痢などの食中毒様症状，重篤であれば倦怠感，皮膚障害などがある。逆に医薬品の服用などで大量のビタミン A が体内に過剰に蓄積された場合，催奇形性のリスクが高くなる。ビタミン A の過剰摂取は主に動物性由来のビタミン A（レチノール）が問題となり， β − カロテンには過剰摂取による障害がない。

　植物性食品，特に緑黄色野菜に多く含まれるカロテノイド系色素の α − カロテン， β − カロテン，クリプトキサンチンは，プロビタミン A（ビタミン A の前駆体）として働く。

　ビタミン A は脂溶性ビタミンのため，油を利用して調理したほうが吸収率は良い。

（2）ビタミンB₁

ビタミンB₁は，糖質の代謝に用いられエネルギー産生，皮膚や粘膜の健康維持を助ける働きをする。不足すると食欲不振，倦怠感などの症状を生じる。江戸時代に「江戸患い」と呼ばれていた脚気もビタミンB₁不足が原因である。

水溶性ビタミンであるため，浸漬，ゆで，煮る調理の際，煮汁やゆで汁への溶出による損失が多いが，煮汁も利用する場合，残存率は上昇する。

さらに，野菜をぬか漬けにするとビタミンB₁がぬかから移行し増加することや（表5-Ⅲ-3），にんにくに含まれるアリシンと結合しアリチアミンとなると，吸収効率が向上することも知られている。

一方，アルカリ条件下において分解が進むので，調理の際に重曹を利用するときはその点を考慮する。また，わらびや貝類に含まれるアノイリナーゼで分解される。しかし，これらを生食しなければ問題はなく，さらに食塩やしょうゆにより分解が抑制される。

表 5-Ⅲ-3　生野菜と漬物の栄養価

（可食部100g当たり）

種　類			ビタミンB₁ (mg)
きゅうり	果実	生	0.03
	漬物	塩漬	0.02
		しょうゆ漬け	0.03
		ぬかみそ漬け	0.26
な　す	果実	生	0.05
	漬物	塩漬	0.03
		こうじ漬け	0.03
		ぬかみそ漬け	0.10

資料）文部科学省：日本食品標準成分表 2020 年版（八訂）（2020）

（3）ビタミンC

ビタミンCは，生体内の各種の物質代謝，特に酸化還元反応に関与するとともに，コラーゲンの生成と保持作用を有する。さらに，チロシン代謝と関連したカテコールアミンの生成や脂質代謝にも密接に関与している。さらに，有害な活性酸素から体を守る抗酸化作用がある。

水溶性のビタミンであるため，顕著な過剰症はないとされている。一方，不足症としては，免疫低下や壊血病などが知られている。なお，ビタミンCが必須栄養素であるのはヒト，サル，モルモットなど少数の動物であり，大多数の動物はグルコースから体内でビタミンCを合成できる。

ビタミンCは，調理による損失が特に多いビタミンであり（表5-Ⅲ-4），水溶性ビタミンであるため，調理中に水に溶出するほか，それ自身が酸化されやすく，例えば，だいこんおろし中のビタミンCは時間の経過とともに酸化が進む。また，にんじん，きゅうり，かぼちゃなどはアスコルビン酸酸化酵素（アスコルビナーゼ）を含むため，もみじおろしでは，だいこんのビタミンCは著しく酸化される。アスコルビン酸酸化酵素の活性は，塩類や酸の添加によって抑制されるので，食塩やレモン汁，食酢で下処理をすると良い。

表 5-Ⅲ-4　各種調理操作によるビタミンCの損失割合（%）

野菜名	ゆでる	煮　る	蒸　す	炒める	揚げる	漬　物
キャベツ	37	42	—	25	—	23
はくさい	43	53	—	26	—	60
もやし	42	36	—	47	—	—
たまねぎ	34	33	—	23	30	—
かぼちゃ	29	37	—	17	—	—
じゃがいも	15	45	12	30	10	—
さつまいも	17	30	26	20	4	—
れんこん	35	29	—	28	—	—
だいこん	33	32	—	38	—	—
にんじん	18	10	—	19	—	—

出典）吉田企世子：野菜と健康の科学，養賢堂（1994）

2）無　機　質

　無機質（ミネラル）は，栄養学において一般的な有機物に含まれる元素（炭素，水素，窒素，酸素）以外に，生体にとって欠かせない元素のことをいう。糖質，脂質，たんぱく質，ビタミンと並び五大栄養素である。ヒトにとっての必須ミネラルは，ナトリウム，マグネシウム，リン，硫黄，塩素，カリウム，カルシウム，クロム，マンガン，鉄，コバルト，銅，亜鉛，セレン，モリブデン，ヨウ素である。日本においては，13元素（亜鉛，カリウム，カルシウム，クロム，セレン，鉄，銅，ナトリウム，マグネシウム，マンガン，モリブデン，ヨウ素，リン）が「健康増進法」に基づく「日本人の食事摂取基準（2020年版）」の対象として厚生労働省により定められている。

　無機質の損失は，洗浄や下処理における浸漬，加熱調理時などの調理中の溶出による損失が主である。溶出程度は，無機質の種類や含まれる食品，調理条件で大きく異なる。図5－Ⅲ－1にキャベツの浸漬水への

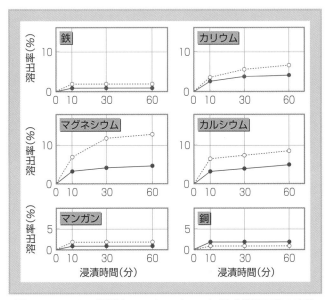

図 5－Ⅲ－1　浸漬水へのキャベツの無機成分溶出率の変化
注）●——●水道水　　○······○ 1 ％食塩水
出典）畑　明美・南光美子：日本調理科学会誌，16⑴，p.52（1983）

＊＊ミネラルウォーター＊＊

　ミネラルウォーターは，容器入り飲料水のうち地下水を原水とするものをさすが，日本では農林水産省がガイドラインを定めている。ミネラルウォーターという名前からミネラルを含んでいると考えられがちであるが，水に含まれるカルシウム塩とマグネシウム塩の量の指標（硬度）により含まれているミネラル量は異なる。

　WHO（世界保健機関）の飲料水水質ガイドラインでは，これらの塩類の量を炭酸カルシウムに換算したアメリカ硬度（mg/L）において，0〜60のものを軟水，120〜180のものを硬水，180以上のものを非常な硬水というように決められている。

　日本で市販されているミネラルウォーターには「硬度」は商品ラベルに表示されていることが多いが，表示がない場合は「（カルシウム量（mg）× 2.5 ＋マグネシウム量（mg））× 4」で硬度を計算することができる。

　硬水に多く含まれるカルシウムは，野菜類や豆類のペクチンと結合して組織を硬くするので，炊飯や野菜の煮物には軟水が適する。また，かつお節やこんぶのだしをとる際も軟水が適する。一方，硬水はスポーツ後のミネラル補給には有効である。

無機成分溶出率の変化を示した。水よりも1%食塩水のほうが溶出率の高い無機質もある。溶出率には，野菜の細胞内液の浸透圧が関係しているため，浸漬液は目的に応じて使い分ける必要がある。また，煮物はできるだけ煮汁も利用することが望ましい。

　一方，マグネシウムやカリウムなどは，野菜のあくの成分のひとつであるため，食味のためには適宜取り除く必要もある。さらに生体での吸収の面では，ほうれんそうに含まれるシュウ酸は鉄やカルシウムと結合し吸収を阻害するため，ほうれんそうは加熱後に水にさらしてシュウ酸を除く。

2. 野菜類・果実類の科学

　野菜類や果実類は，水分含量が85〜90%以上のものが多く，栄養的にはエネルギー量は低いが，ビタミン，無機質，食物繊維の給源として重要である。さらに近年，抗酸化性，抗変異原性，血圧降下作用などの効果を有するファイトケミカル（phytochemical）供給源としても重要視されている。主な野菜の機能成分と期待される生理作用を表5−Ⅲ−5に示した。カロテノイドやアスコルビン酸などのビタミン類，ケルセチンやクロロゲン酸などのポリフェノール類は，生体内で発生する活性酸素消去能を有していることが明らかにされているが，調理方法によってその強さは変化する。

　表5−Ⅲ−6に，各種調理法によるラジカル捕捉活性とアスコルビン酸量，ポリフェノール量の変化を示した。アスコルビン酸量は，いずれの調理法においても減少するが，ポリフェノールは比較的熱に安定であるため，電子レンジ加熱，炒め加熱ではラジカル捕捉活性が保持される。一方，ゆで加熱や煮込み加熱においては，ラジカル捕捉活性成分がゆで汁や煮込み汁に流出するため，ラジカル捕捉活性が低下する。

　野菜類の種類は多く，「日本食品標準成分表2020年版（八訂）」では，各野菜の調理加工別，部位別の分類を含めて401食品の栄養成分が掲載されている。野菜類はその食用部位により，根菜類（だいこん，にんじんなど），葉菜類（ほうれんそう，はくさい，キャベツなど），茎菜類（アスパラガス，ねぎなど），果菜類（トマト，なすなど），花菜類（ブロッコリー，カリフラワーなど）に分けられる。また，緑黄色野菜とその他の野菜（淡色野菜）に分類される。可食部100 g当たりカロテンを600 μg以上含む野菜が緑黄色野菜とされているが，それ以下でも摂取量や頻度を考慮して栄養的にカロテ

＊＊ファイトケミカル（phytochemical）＊＊

　ファイトケミカルは，植物中に存在する天然の化学物質である。一般的に，「通常の身体機能維持には必要とされないが，健康によい影響を与えるかもしれない植物由来の化合物」を意味する用語として使用されている。フィトケミカルともいう。野菜・果実には多様なファイトケミカルが含まれている。

　2015（平成27）年4月から食品の機能性を表示する制度として「機能性表示食品」制度が加わったことから，温州みかんやトマトなど，いくつかの野菜・果実の機能性が含まれる機能性関与成分とともに表示されている。

表 5 －Ⅲ－ 5　主な野菜の機能性成分と期待される生理機能

品　目	機能性成分	生理機能
キャベツ	ビタミン U イソチオシアネート	抗潰瘍作用 抗がん作用
ほうれんそう	食物繊維 クロロフィル	ダイオキシン吸収抑制機能 ダイオキシン吸収抑制機能
しゅんぎく	イソクロロゲン酸類	抗酸化作用
モロヘイヤ	クロロゲン酸，ケルセチンなど	抗酸化作用
レ　タ　ス	クロロゲン酸 チコリ酸 イソクロロゲン酸	抗酸化作用 抗酸化作用 抗酸化作用，糖尿病性合併症の予防
な　　　す	ナスニン	抗酸化作用
きゅうり	ククルビタシン	抗がん作用
ト　マ　ト	リコピン	抗酸化作用，抗がん作用，循環器系疾患予防
か ぼ ちゃ	β-カロテン	抗酸化作用，抗がん作用，免疫力増強作用
た ま ね ぎ	ケルセチン 含硫化合物	抗酸化作用，抗がん作用 アラキドン酸代謝酵素の阻害 抗がん作用，抗血小板凝集作用
だ い こ ん	イソチオシアネート	抗がん作用
に ん じ ん	β-カロテン	抗酸化作用，抗がん作用，免疫力増強作用

出典）津志田藤二郎ほか編：地域農産物の品質・機能性成分総覧，サイエンスフォーラム（2000）

表 5 －Ⅲ－ 6　各種調理法におけるラジカル捕捉活性と総ポリフェノール量，アスコルビン酸量の変化

		ラジカル捕捉活性				総ポリフェノール量				アスコルビン酸量			
		野　菜		ゆで汁，煮込み汁		野　菜		ゆで汁，煮込み汁		野　菜		ゆで汁，煮込み汁	
		(μmol トロ ロックス当量 /100 g)	生に 対する (%)	(μmol トロ ロックス当 量 /100 g)	生に 対する (%)	(μmol 没 食子酸当量 /100 g)	生に 対する (%)	(μmol 没 食子酸当 量 /100 g)	生に 対する (%)	(mg/ 100 g)	生に 対する (%)	(mg/ 100 g)	生に 対する (%)
な す	生	1,121± 50	100			806± 42	100			2±1	100		
	ゆで加熱	285± 76	25	365±40	33	380± 10	47	137±12	17	微量		微量	
	電子レンジ加熱	959± 25	86			611± 8	76			微量			
	炒め加熱	942±192	84			305± 90	38			1±0			
ブ ロ ッ コ リ ｜	生	890± 56	100			933±136	100			99±8	100		
	ゆで加熱	308±108	35	493±12	55	731±143	78	182±18	20	45±8	45	29±5	29
	電子レンジ加熱	621±101	70			992± 31	106			71±9	71		
	炒め加熱	579± 34	65			1,087±179	117			76±5	77		

注）各値は 3 測定値の平均±標準偏差で示した

出典）Yamaguchi T., Oda Y., Katsuda M., Inakuma T., Ishiguro Y., Kanazawa K., Takamura H., Matoba T.：Changes in Radical-scavenging Activity of Vegetables during Different Thermal Cooking Processes. 日本調理科学会誌，40(3)，pp.127-137（2007）

ン補給源として評価されるトマト，青ピーマン，グリーンアスパラガスなどの野菜も緑黄色野菜と呼んでいる。厚生労働省が進めている「21世紀における国民健康づくり運動（健康日本21）の推進について」では，毎日野菜を350 g以上摂取することを推奨しており，そのうち120 g程度は緑黄色野菜からとることが望ましい。

　本来，野菜類・果実類には旬があるが，近年，栽培・貯蔵技術の進歩と輸入などにより，年間を通じて供給されるものが増えている。しかし，季節や産地などにより，成分，味に違いがみられる。旬の野菜は，味・栄養面で優れており，収穫量も増えるため安価である。食卓から季節を感じるためにも，野菜の旬を知り利用することが重要である。また，野菜類・果実類は収穫後も呼吸・蒸散などの生理作用を営んでおり，時間経過とともに品質が低下するので，各々に適した温度で保蔵し，速やかに利用することが望ましい（図5-Ⅲ-2）。

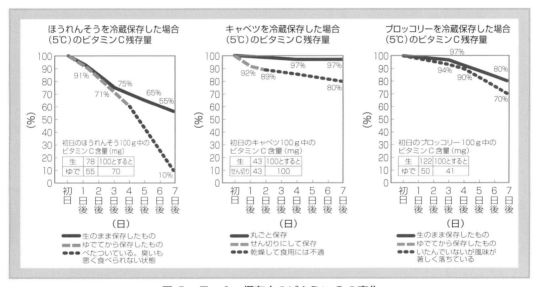

図 5 -Ⅲ- 2　保存中のビタミンCの変化

出典）松本仲子監修：調理のためのベーシックデータ　第5版，p.91，女子栄養大学出版部（2018）

1）色

　野菜類・果実類は，それぞれの特有の色があり，熟度や鮮度の指標となり，料理の見た目に大きな影響を与える。さらに色素成分の多くは，抗酸化性をはじめとした機能性をもつ。野菜類・果物類に含まれる主な色素を表5-Ⅲ-7に示した。脂溶性色素には，クロロフィル類，カロテノイド類があり，水溶性色素にはフラボノイド類，アントシアニン類がある。また，野菜類・果実類には，フェノール物質が多く，調理中の変色の一因になっている。

（1）クロロフィル

　緑黄色野菜に含まれるクロロフィルは，調理過程において構造に変化が生じ，色調の変化がみられる。本来の構造は，ポルフィリン環の中央にマグネシウム（Mg^{2+}）が結合し，フィトール基の長

表 5 －Ⅲ－ 7　野菜類・果実類に含まれる主な色素とその特徴

	色素の種類	主な色素名	含有食品（例）
脂溶性	カロテノイド クロロフィル（青緑～黄緑色）	クロロフィル a クロロフィル b	日光を受けて育った葉の緑色部に多い 緑黄色野菜 （クロロフィル a と b の割合は 3 : 1）
	カロテン（橙赤色）	α-カロテン β-カロテン γ-カロテン リコピン	にんじん，茶葉，柑橘類 緑茶，にんじん，とうがらし，柑橘類 にんじん，あんず，柑橘類 トマト，すいか，かき
	キサントフィル（黄～赤色）	ルテイン ゼアキサンチン クリプトキサンチン カプサンチン フコキサンチン クロシン（水溶性）	緑葉，オレンジ とうもろこし，かぼちゃ，緑葉 ぽんかん，とうもろこし とうがらし こんぶ，わかめ くちなし，サフラン
水溶性	フラボノイド:広義 フラボノイド：狭義（無・黄色）	ケルセチン ルチン アピイン ヘスペリジン ナリンギン ダイジン	たまねぎの黄褐色の皮 そば，トマト パセリの葉 みかん，だいだい，レモン，ネーブル なつみかんの皮，グレープフルーツ だいず
	アントシアニン*（赤・青・紫色）	ナスニン シアニジン シソニン オエニン クリサンテミン	なす 赤かぶ，いちじく 赤じそ 赤ぶどうの皮 黒だいずの皮，くわの実

注）＊：広義のフラボノイドのひとつ。アントシアニジンに糖が結合した配糖体。
出典）下村道子・和田淑子：改訂調理学，p.85，光生館（1998）を一部改変

＊＊カット野菜と冷凍野菜＊＊

　近年，食生活の変化に伴い，カット野菜と冷凍野菜の消費量が増えている。

　カット野菜とは，野菜を工場であらかじめ洗浄，カットしてあるため，開封後すぐに食べられ，料理に使えるという手軽さが利点である。野菜の価格変動が少ないため，献立がたてやすい，調理時間が短縮できる，調理後の後片付けも省力化できるなどのメリットがある。しかし，価格が高い，保存期間が短いなどのデメリットもあり，栄養価については，加工過程において何度も洗浄するため，ビタミンやミネラル量はそのままの野菜よりは劣る。

　冷凍野菜とは，選別，洗浄，不可食部の除去等の前処理およびこれらを加熱，調味，成型処理などを行ったものを急速凍結し，凍結状態（－18℃以下）で保持した包装食品をいう。冷凍状態では細菌が活動できないので，衛生的，急速凍結のため栄養価も損失しにくく，とれたてつくりたてのおいしさを保持しやすいなどの利点がある。冷凍野菜はブランチング処理（冷凍前に蒸気や熱湯で加熱すること）が施されているものが多い。ブランチング処理により素材中の酵素が失活するため，変色防止，風味，テクスチャー，ビタミンなどが保持に効果的である。さらに殺菌効果も期待できる。一方，冷凍により生野菜よりは野菜の組織が脆弱化するため，解凍後のドリップやゆで汁，煮汁へのビタミン C などの水溶性ビタミンの流失は大きくなる。

　カット野菜も冷凍野菜もメリット，デメリットを理解し，上手に利用することが大切である。

鎖をもつ構造であるため，水に溶けず脂溶性である。図5－Ⅲ－3にクロロフィルの構造と色の変化を示した。

　緑黄色野菜を沸騰水に入れると鮮やかな緑色になるのは，野菜に含まれている酵素（クロロフィラーゼ）によりフィトール基が外れクロロフィリド（鮮緑色）となるためである。

　長時間の加熱や酸の影響を受けると，クロロフィルはMg^{2+}がH^+に置換されフェオフィチン（黄褐色）となる。さらに長時間の加熱を続けると，フィトール基が取れ，フェオフォルバイド（褐色）となる。したがって，みそやしょうゆを加えた煮汁での加熱では変色が激しい。青菜を色よくゆでるためには，野菜に含まれる有機酸の流出によるゆで汁のpHの低下を抑え，加熱時間を短時間にするために，大量の湯（材料の5倍以上）を用い，鍋の蓋はせずにゆであげた後，急冷すると良い。

　また，重曹などのアルカリ性の溶液でゆでると，クロロフィルからフィトール基とメチル基がとれてクロロフィリン（鮮緑色）となるが，長時間の加熱は過度の軟化やビタミンの損失につながるので注意が必要である。

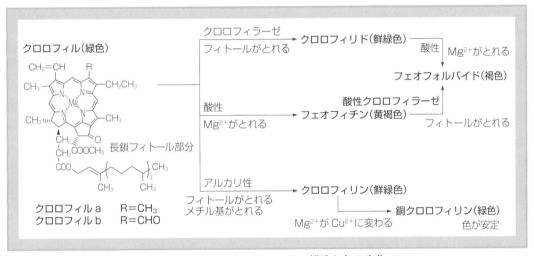

図 5－Ⅲ－3　クロロフィルの構造と色の変化

（2）カロテノイド

　カロテノイド系色素の主なものは，α，β，γ-カロテン（カロテン類）とβ-クリプトキサンチン（キサントフィル類）であり，いずれも体内でビタミンAに変わるプロビタミンAである。カロテノイド系色素は比較的熱に安定であり，通常の調理に使う程度の酸やアルカリでは大きな影響を受けないが，脂溶性であるため，油とともに炒めると油中に一部溶出する。さらにリポキシゲナーゼやペルオキシダーゼなどの酸化酵素で分解されるので，カロテノイドを含む野菜は，低温で保存するか冷凍保存するときにはブランチング処理が必要になる。

　また，カロテノイド系の色素は脂溶性の色素であるが，クチナシやサフランに含まれているクロシンは水溶性のため，水に溶出する。

　カロテノイド系色素は，緑黄色野菜中にクロロフィルとともに含まれている場合が多く，青菜が鮮度低下により黄色くなるのはクロロフィルが分解して共存しているカロテノイドの色があらわれ

るためである。その他，果実類の熟度の目安ともなる。

（3）フラボノイド

フラボノイドは無色あるいは淡い黄色を示す水溶性色素である。pH により変色が生じ，酸性溶液中で白，アルカリ性溶液中で黄色になる。カリフラワーやれんこんをゆでるときに酸を加えるのは，白く歯触り良く仕上げるためであり，かん水を用いた中華めんや重曹を用いた蒸しパンが黄色く着色するのは小麦粉中のフラボノイド色素がアルカリで変色したためである。さらに鉄やアルミニウムと錯体を作り黄緑色や褐色を呈するため，調理にアルミニウム鍋を用いると褐色化することがあるので，耐熱ガラスやホーロー鍋が望ましい。

（4）アントシアニン

アントシアニンは広い意味ではフラボノイドに属する色素で，水溶性色素である。アントシアニンの色調は pH により変化し，中性では紫色や藍色，アルカリ性では青〜緑色，酸性液中ではきれいな赤色を示す。赤かぶや紫キャベツの酢漬け，はじかみしょうが，レモン汁を加えたいちごジャムなどは素材に含まれるアントシアニン色素の変化を利用している。また，Fe^{2+} や Al^{3+} などの金属イオンとキレート化合物を生成し，青色から暗緑の安定した色となる。なすのぬか漬けのぬか床に古釘やミョウバン（硫酸カリウムアルミニウム）を入れたり，黒豆を煮るときにも古釘を一緒に入れると色が保たれる。

（5）ポリフェノール（酵素的褐変）

野菜類や果実類には，ポリフェノールおよびそれを酸化させる酸化酵素（ポリフェノールオキシダーゼやチロシナーゼなど）が同時に存在する。ポリフェノール類は無色であるが，野菜や果実を切断，破砕などにより細胞が破壊されると，ポリフェノール（基質）が空気中の酸素と接触し，酸化酵素により酸化するため，メラニン系の褐色物質が生成され褐変する。例えば，じゃがいも，りんご，バナナなどの食品を切ったりすり潰したりした際に日常的に経験する現象である。この反応は，ポリフェノール（基質），酸化酵素，酸素の三つがそろった際に生じるため，褐変を防ぐには，①切断後水に漬けて空気中の酸素との接触を防ぐと同時にポリフェノール（基質）と酸化酵素を水中に溶出させる，②酸や塩により酵素作用を抑制する，③レモン汁に含まれるアスコルビン酸（還元型ビタミンC）などの還元剤を加えて還元させる，④加熱して酸化酵素を失活させる，などの方法がある。

2）味

野菜類は味成分として，微量の糖類（スクロース，フルクトース），有機酸（コハク酸，リンゴ酸，クエン酸，シュウ酸）のほか，うま味物質（グルタミン酸，アスパラギン酸）も多く含んでいる。

わさびやだいこんは細胞が破壊されると不揮発性のグリコシノレートにミロシナーゼが作用し，香気成分および辛味成分のイソチオシアネートが遊離されてくる。イソチオシアネートは食欲増進作用および活性酸素消去作用があるが，だいこんの辛味を抑えるためにはイソチオシアネートの生成量が少ない上部を粗くすりおろすと良い。また，加熱したたまねぎは甘味を感じる。これは，加熱により甘味をマスクしていた刺激臭成分の分解と揮散，水分蒸発による糖濃度上昇，組織の破壊による糖の溶出，アミノカルボニル反応による甘い香気成分の生成などによるとされている。

　野菜類にはえぐ味，苦味，渋味など好ましくない味を含んでいるものがあり，総称としてあくという。少量のあくは野菜や果実の特有の風味としても重要であるが，必要に応じて除去することが望ましい。たけのこの下処理として米ぬかを加えてゆでるのは，ホモゲンチジン酸などのえぐ味成分をでんぷんなどのコロイド粒子に吸着させることが目的である。

　果実類は，糖含量が10％程度とかなり多く，フルクトース，グルコース，スクロースが主な甘味物質である。果実類のフルクトースは低温で甘味の強いβ型が増えるため，フルクトースの多い果実は冷やしたほうが甘く感じる。また，有機酸としてクエン酸，リンゴ酸，コハク酸，酒石酸などが含まれており，さわやかな酸味を与えている。糖と酸の含量は果実の種類と熟度によって異なり，未熟な間は酸味が強く，成熟するにつれて甘味が増加する。

3）香　　　り

　野菜類・果実類の香り成分は，アルコール類，エステル類，含硫化合物などであり，独特の芳香をもっている。料理の香りづけや薬味，好ましくないにおいのマスキングに使われる。また，調理により生成するものもある。例えば，にんにくやネギ属などの野菜は，含硫アミノ酸のアルキルシステインスルフィド類を含有しており，にんにくの場合，刻んだりすりおろすとアリイナーゼによって分解反応が進み特有のにおいをもつアリシンが生成される。また，食品中のたんぱく質と糖質は，加熱によりアミノカルボニル反応が起こる。その結果，香ばしいピラジン系の香りが生じる。カラメルの香りの主成分はフルフラールである。

　一方，果実類の香気成分は数多く知られているが，主なものはエステル類，テルペン類などで，甘味，酸味などの味と一緒になり独特の風味を与えている。

4）テクスチャー

（1）生食調理

　野菜類や果実類のテクスチャーは，水分含量と細胞膜の浸透圧が細胞壁に与える緊張度が影響している。野菜類・果実類の細胞膜は半透性であり，細胞内外の浸透圧を等しくするように水の移動が生じる（図5－Ⅲ－4）。したがって，細胞外の浸透圧が低いと細胞内に水が入ってくる。例えば，サラダを作る際にレタスやきゅうりを水に漬けるとパリッとするのはこの現象による。逆に，細胞外の浸透圧が高いと細胞内の水は外に出て脱水される。野菜の塩もみや漬物がこの例である。

（2）加熱調理

　野菜類や果実類の加熱調理によるテクスチャーの変化は，細胞壁の構成成分で細胞間の接着に関与しているペクチン質の変化が影響する。ペクチン質は，ガラクツロン酸がα-1,4 グルコシド結合により直鎖状につながった多糖類である（図5－Ⅲ－5）。ペクチン質のうち，ガラクツロン酸の一部がメチルエステル化しているものをペクチンと呼ぶ。メトキシル基の含量が多いもの（7％以上）を高メトキシル（HM）ペクチン，低いものを低メトキシル（LM）ペクチンという。

　野菜類や果実類を中性またはアルカリ性の液で加熱するとペクチンがトランスエリミネーション（β-脱離）により分解し，pH 3以下の酸性条件下で加熱するとグリコシド結合が加水分解により分解する。その結果ペクチンが低分子化し煮汁中へ溶出するため，細胞間の接着が弱くなり軟らか

くなる。

　一方，pH4付近の弱酸性化ではペクチンのβ-脱離や加水分解が生じにくいため，れんこんやご
ぼうを酢で煮ると硬くて歯切れよく仕上がる。

　また，60～70℃で予備加熱すると硬化する。これは，細胞壁のペクチンメチルエステラーゼが
活性化し，ペクチンのエステル化度を低下させ（脱エステル反応），そこにCa^{2+}のような2価の金
属イオンが結合してペクチン鎖間に新たな架橋構造が生成されるためである。β-脱離はペクチン

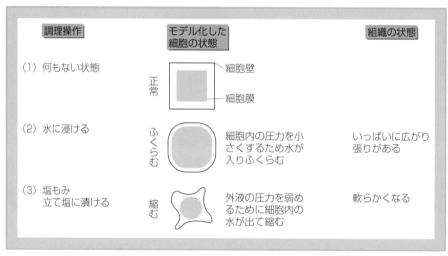

図 5 －Ⅲ－ 4　生野菜の細胞と浸透圧による変化

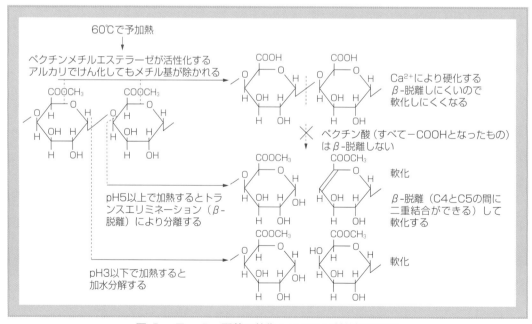

図 5 －Ⅲ－ 5　野菜の軟化とペクチン質分解の関係

出典）渕上倫子編著：調理学，p.108，朝倉書店（2006）

のメチルエステル化した部分のみで生じるため，硬化した野菜はペクチンのエステル化度が低下しているので 100℃ で再加熱しても軟化しにくい。

　なお，加熱すると細胞膜の半透性は失われるため，調味料は拡散によって細胞内に入る。調味による脱水も生じにくくなる。

（3）果実類のペクチンとゲル化

　ジャム，マーマレードは果実類に含まれる高メトキシル（HM）ペクチンが，糖，有機酸の存在下でゲル化することを利用した調理品である。果実類に含まれるペクチン質は，熟度によって異なり，未熟果では Ca^{2+} や Mg^{2+} と結合した不溶性のプロトペクチンとして存在する。過熟果には，ペクチニン酸のメチル基がペクチンメチルエステラーゼの作用で脱離したペクチン酸が含まれている（表5-Ⅲ-8）。ともにゲル化能はない。

表 5 -Ⅲ- 8　果実類の熟度とペクチン質の関係

熟　度	果肉の性質	ペクチン質の特性			
		種　類	分子量	溶解性	ゲル化の有無
未　熟	非常に硬い	プロトペクチン	非常に大きい	水に不溶	ゲル化しにくい
適　熟	適度な硬さ	ペクチニン酸（ペクチン）	20～40万	水に可溶	糖と酸のバランスでゲル化する
過　熟	軟らかい	ペクチン酸	小さい	1%程度なら水に溶ける	ゲル化しにくい

（4）プロテアーゼ

　一部の野菜類・果実類は，たんぱく質を分解するたんぱく質分解酵素（プロテアーゼ）を含んでいる。例えば，パインアップルのプロメライン，パパイアのパパイン，キウイフルーツのアクチニジン，いちじくのフィシンなどである。これらをすりおろして肉料理の下処理に使用すると肉が軟化する。逆にゼリーを作る際，ゲル化剤としてゼラチンを使用する場合は，果実を生のまま加えるとゼラチンのたんぱく質にたんぱく質分解酵素が作用し，ゲル化を妨げる。したがって，果実を一旦加熱して酵素を失活させてからゼラチン液に加えると良い。

3.　きのこ類・藻類の科学

　きのこ類は水分が多く，食物繊維，ビタミン，香気成分，うま味成分の供給源として重要である。現在は人工栽培がなされ，しいたけ，しめじをはじめとして多くの種類が年間を通して賞味可能である。

　きのこ類のうま味成分は，核酸関連物質の5′-グアニル酸で，その他，グルタミン酸，アスパラギン酸などのアミノ酸も関与している。5′-グアニル酸は，乾燥や加熱調理過程で酵素（ヌクレアーゼ）の働きによって核酸が分解し生成する。熱湯でいきなり加熱するとヌクレアーゼが失活するため，10℃以下の冷水で戻してから加熱するとよい（図5-Ⅲ-6）。

　干ししいたけを水戻しして出てくる香気成分は，システインスルホキシド誘導体であるレンチニ

ン酸が酵素作用により分解し生成するレンチオ
ニンである。水戻しの水温が高いほどレンチオ
ニンの生成量は多いが，揮発成分であるので
10 分以上加熱すると減少し，40 分以上の加熱
ではほとんどなくなる。

　きのこ類は植物性食品としては唯一ビタミン
D を含有しており，プロビタミン D_2（エルゴス
テロール）が多く含まれている。日光を照射す
るとビタミン D_2 に変わるので，天日乾燥した
乾燥きのこはビタミン D が多い。

　機能性成分としては，抗腫瘍効果や免疫賦活
活性効果がある β-グルカン，しいたけに含まれ
るエリタデニンのコレステロール低下作用，血
圧降下作用のある γ-アミノ酪酸などが報告さ
れている（表 5 - Ⅲ - 9）。

　藻類は，色により褐藻
類（こんぶ，わかめ），緑
藻類（あおさ，あおのり），
紅藻類（てんぐさ，あま
のり），藍藻類（すいぜん
じのり）に分類される。
生もののほか，塩漬け，
乾燥したものも流通して

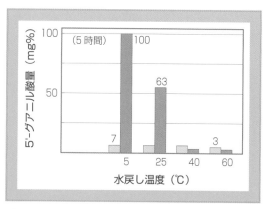

図 5 - Ⅲ - 6　5′-グアニル酸量に及ぼす干しし
いたけの水戻し温度の影響

□ 5′-グアニル酸量（水戻し）
■ 5′-グアニル酸量（水戻し，加熱）
注）水戻しだけでは，どの温度でも 5′-グアニル酸量は多くない。
出典）菅原龍幸：きのこ，p.69，農村漁村文化協会(1989)より改変

表 5 - Ⅲ - 9　きのこの機能性成分の作用

機能性成分	作　用
食物繊維	体調調節，糖尿病予防，血清コレステロール低下
ペプチド	抗腫瘍，抗酸化
アミノ酸（γ-アミノ酪酸）	血圧降下作用など
多糖類（β-グルカン）	抗腫瘍，免疫賦活化
含硫化合物（レンチオニン）	抗がん作用

出典）川端晶子・大羽和子：健康調理学　第 4 版，p.138，学建書院（2012）に加筆

おり，食物繊維，無機質，ビタミン類の供給源として期待される。特に無機質は多く，K，Ca，
Na，Mg などをはじめとして Fe，I，Zn などの微量元素にも富む（表 5 - Ⅲ - 10）。

表 5 - Ⅲ - 10　主な海藻（乾燥物）の無機質含量　　（可食部100g当たり）

種　類	Na (mg)	K (mg)	Ca (mg)	Mg (mg)	Fe (mg)	Zn (mg)
あおのり - 素干し	3,200	2,500	750	1,400	77.0	1.6
まこんぶ - 素干し	2,800	6,100	710	510	3.9	0.8
ほしひじき（ステンレス釜で蒸し煮後）- 乾*	1,800	6,400	1,000	640	6.2	1.0
ほしひじき（鉄釜で蒸し煮後）- 乾*	1,800	6,400	1,000	640	58.2	1.0
ひとえぐさ - 素干し	4,500	810	920	880	3.4	0.6
乾燥わかめ - 素干し	6,600	5,200	780	1,100	2.6	0.9
あまのり・ほしのり	610	3,100	140	340	10.7	3.7
あらめ - 蒸し干し	2,300	3,200	790	530	3.5	1.1

注）＊：ほしひじきは，原料の海藻を蒸し煮し渋みを取り，乾燥させる。日本食品標準成分表 2015 年版（七訂）より，
　　鉄釜とステンレス釜で煮た国産ほしひじきの成分が記載されている。
資料）日本食品標準成分表 2015 年版（七訂）追補 2018 年

うま味の主成分はグルタミン酸であり，他にアラニン，アスパラギン酸などのアミノ酸と糖アルコールのマンニット（こんぶ表面の白い粉の成分）が複合されても独自のうま味を呈する。褐藻類にはクロロフィル（緑色）の他にキサントフィル類のフコキサンチン（黄褐色）が含まれている。フコキサンチンはたんぱく質と結合して赤色を呈しているため，生わかめは褐色を示している。生わかめに熱湯を通すと緑色になるのは，たんぱく質が熱変性しフコキサンチンが黄褐色になり，クロロフィルの緑色が鮮やかに見えるためである。また紅藻類のあまのりは，クロロフィル（緑色），β-カロテン（黄色），紫紅色のフィコビリン（フィコエリスリン，フィコシアニン）を含み独特の暗褐色を呈している。火であぶると緑色になるのは，フィコエリスリンに結合しているたんぱく質が熱変性し，クロロフィルの緑色が際立つためとされている。また，あぶることによりジメチルスルフィドの香ばしい香りも生成する。

　機能性成分として，抗がん作用が報告されているフコイダンがある。

4. 種実類の科学

　種実類は，ナッツ類（堅果類）とシード類（種子類）に大別される。ナッツ類には，くり，ぎんなん，らっかせい，アーモンドなどがあり，シード類にはごま，かぼちゃの種，けしの実などがある。料理に少量加えることにより，香りやこくなどを付与し，味のアクセントとなる。栄養的には，ビタミンB_1，B_2，ナイアシンを含み，無機質も多く含んでいるものが多い。また，種実類の脂質には不飽和脂肪酸が80％以上含まれている。

　機能性成分としては，特にごまに多く含まれるリグナン類（セサミンやセサモリン）は強い抗酸化能をもち，抗がん作用やコレステロール低下作用も期待されている。

　一方で，脂質を多く含むものは脂質が酸化されやすく栄養に富むので，カビ汚染を受けやすい。特にらっかせいやピスタチオは，発がん性を有するアフラトキシンに汚染されやすいので注意が必要である。

■文　　献

・吉田恵子・綾部園子編著：調理の科学，理工図書，2012
・渕上倫子編著：調理学，朝倉書店，2012
・渋川祥子・畑井朝子編著：調理学，同文書院，2007
・川端晶子・大羽和子著：健康調理学，学建書院，2012
・木戸詔子・池田ひろ編：調理学，化学同人，2010
・長尾慶子編著：調理を学ぶ　改訂版，八千代出版，2015
・川端晶子・大羽和子・森髙初惠編：時代とともに歩む新しい調理学，学建書院，2009
・松本仲子監修：調理のためのベーシックデータ　第5版，女子栄養大学出版部，2018
・文部科学省科学技術・学術審議会資源調査分科会報告：日本食品標準成分表2015年版（七訂）追補2018年版，2018
・山崎清子・島田キミエ・渋川祥子・下村道子・市川朝子・杉山久仁子：NEW 調理と理論，同文書院，2011
・山崎英恵編：Visual 栄養学テキストシリーズ食べ物と健康Ⅳ　調理学　食品の調理と食事設計，中山書店，2018

Ⅳ　嗜　好　品

　嗜好品とは，栄養としては必ずしも直接的に必要ではないが，個人の好み（嗜好）によって味わい楽しむ飲食物の総称である。嗜好品は，必要な栄養素をとるという視点だけからすれば，必ずしもとらなくても支障のない飲食物であるが，心身ともに豊かな食生活を送るためには，適度な嗜好品の摂取は有効である。

　生活習慣病の予防を目的とした「食生活指針」をわかりやすく具体的に実践するツールとして2005（平成 17）年に厚生労働省と農林水産省が共同で策定した，「食事バランスガイド」にも，菓子・嗜好飲料がコマを回すヒモとして表されている。菓子・嗜好飲料はコマが倒れずに安定して回り続けられるよう，食事の楽しみとして適度にとることが大切であるという考えに基づいている。

1.　嗜　好　飲　料

（1）茶

　茶は，ツバキ科ツバキ属の永年性の常緑樹チャノキ（学名：*Camellia sinensis*（L.）Kuntze）の葉を加工して作られる飲み物である。製法によって図 5 − Ⅳ − 1 のように分類される。不発酵茶（葉を蒸したりや炒ることによって酸化酵素を失活させてから揉む茶：緑茶），半発酵茶（葉を軽く酸化・萎凋（いちょう）させてから熱をかけて酸化を止める茶：ウーロン茶），発酵茶（熱をかけずに十分酸化させた茶：紅茶），後発酵茶（熱処理をした茶葉を微生物で発酵させた茶：黒茶）に分けられる。

　茶は，葉に含まれる水溶性成分を湯や水に浸出させた浸出液を飲用とするものであるため，水質，浸出温度，浸出時間，使用器具などが浸出液の味，香り，水色（すいしょく），成分に影響する。表 5 − Ⅳ −1 に飲み物に含まれるタンニンとカフェイン，ビタミンC量を示す。

　禅宗の開祖である栄西の「喫茶養生記」（1211 年）の冒頭に「茶は養生の仙薬なり。山谷これを生ずればその他，神霊なり。人倫これを採れば，その人，長命なり」と書かれているように，茶には多様な効能がある。表 5 − Ⅳ − 2 に機能性成分の特性について示す。

　現在明らかにされている茶の機能性成分としては，抗酸化作用，抗がん作用，血圧上昇抑制作用，抗菌作用，抗アレルギー作用など多様である。

　a．緑　茶　葉を蒸したりや炒ることによって葉に含まれるポリフェノールなどの酸化酵素を失活させている不発酵茶であるため，茶葉も本来の緑色を保持しており，淹れた茶の水色も鮮緑色を呈する。また，半発酵茶や発酵茶に比べてビタミンCが多い。

　緑茶の渋味や苦味成分はタンニン（カテキン），ほのかな甘みを呈するうま味成分はアミノ酸の一種であるテアニンである。栽培方法や加工法の違いにより，玉露・煎茶・番茶などがあるがそれぞれ適する抽出温度や時間がある。図 5 − Ⅳ − 2 に茶浸出液に対するタンニン・アミノ酸量の浸出温度と時間による影響を示した。一般的には煎茶は 70 〜 80℃で 1 〜 2 分が適当とされているが，これはタンニンが高温で溶出されやすく，アミノ酸は低温でも溶出されるため，浸出液の温度を比較的低めにすることにより，アミノ酸の味を感じやすくなるためである。

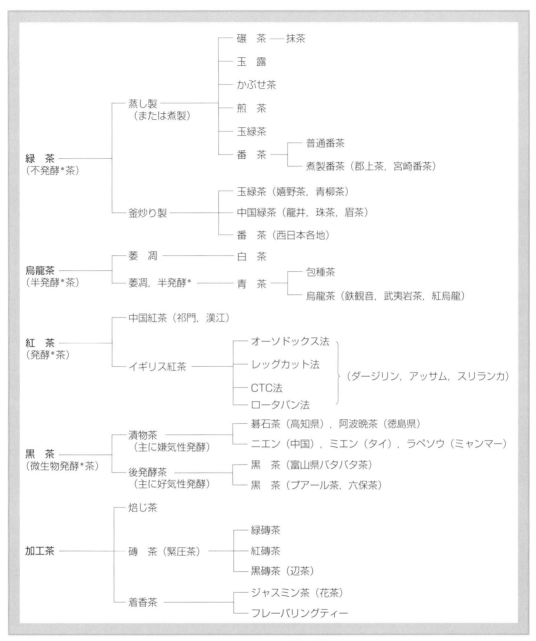

図 5 −Ⅳ− 1　茶の分類

注）＊：ここでいう発酵は酵素による反応
出典）富田　勲：お茶の成分と健康機能，FOOD Style 21, 6（4），p.50（2002）

　b．ウーロン茶（烏龍茶）　凍頂烏龍茶や鉄観音が有名であるウーロン茶は，中国茶の主流と
なる茶である。中国茶は，製法によって緑茶，白茶，黄茶，黒茶，青茶，紅茶の6種に区分され，
これにジャスミン茶など花茶を加えた7種が現在最も一般的な分類方法として知られている。発酵
度が10〜60%程度の半発酵茶であるウーロン茶は，青茶に分類されている。淹れた茶の水色は黄

表 5 −Ⅳ− 1　飲み物に含まれるタンニンとカフェイン，ビタミン C

（可食部 100g 当たり）

飲み物	種　類	カフェイン(g)	タンニン(g)	ビタミンC(mg)	備　考
煎　　茶	茶葉	2.3	13	260	
	浸出液	0.02	0.07	6	10g の茶葉を 90℃の湯 430mL で 1 分間浸出
玉　　露	茶葉	3.5	10	110	
	浸出液	0.16	0.23	19	10g の茶葉を 60℃の湯 60mL で 2.5 分間浸出
抹　　茶	抹茶	3.2	10	60	
ウーロン茶	浸出液	0.02	0.03	0	15g の茶葉を 90℃の湯 650mL で 0.5 分間浸出
紅　　茶	茶葉	2.9	11	0	
	浸出液	0.03	0.1	0	5g の茶葉を熱湯 360mL，1.5 〜 4 分間浸出
コーヒー	浸出液	0.06	0.25	0	10g の中びきレギュラーコーヒーを 150mL の熱湯で浸出 (ドリップ式)
	インスタント	4	12	(0)	
コ　コ　ア	ピュアココア	0.2	0	0	100g：98mL，100mL：102g

資料）文部科学省：日本食品標準成分表 2020 年版（八訂）（2020）

表 5 −Ⅳ− 2　茶の機能性（三次機能）成分の特性一覧

成　　分	含量（乾物中）	生理作用	用　途
カテキン類（酸化物を含む）	10 〜 18%	抗酸化，抗突然変異，抗がん，血中コレステロール低下，血圧上昇抑制，血糖上昇抑制，血小板凝集抑制，抗菌，抗ウイルス，むし歯予防，抗潰瘍，抗アレルギー，腸内フローラ改善，消臭	食品酸化防止剤，抗菌剤，脱臭剤，抗虫歯剤
フラボノール	0.6 〜 0.7%	毛細血管抵抗性増加，抗酸化，血圧降下，消臭	脱臭剤
カフェイン	2 〜 4%	中枢神経興奮，眠気防止，強心，利尿，抗喘息，代謝亢進（サーモジェニック効果）	眠気防止剤，頭痛・感冒剤，強心剤，アレルギー軽減剤
ヘテロ多糖	約 0.6%	血糖上昇抑制（抗糖尿）	
ビタミンC	150 〜 250 mg %	抗壊血病，抗酸化，がん予防	
ビタミンE	25 〜 70 mg %	抗酸化，がん予防，抗不妊	酸化防止剤
β-カロテン	13 〜 29 mg %	抗酸化，がん予防，免疫反応増強	
γ-アミノ酪酸（GABA）	100 〜 200 mg %（処理後）	血圧上昇抑制，抑制性神経伝達	ギャバロン茶
サポニン	約 0.1%	（抗がん，抗炎症）	
フッ素	90 〜 350 ppm	むし歯予防	
亜　鉛	35 〜 75 ppm	味覚異常防止，皮膚炎防止，免疫能低下抑制	
セレン	1.0 〜 1.8 ppm	抗酸化，がん予防，心筋障害（克山病）防止	

出典）村松敬一郎編：茶の科学，朝倉書店（1991）

褐色のものが多い。淹れる湯の温度は80℃以上の高温が適し，良質の茶葉を使用した場合は5，6煎目まで美味しく楽しめる。回数が増えるごとに蒸らす時間を10秒程度長くすると良い。

ウーロン茶には，ウーロン茶重合ポリフェノール（oolong tea polymerized polyphenols；OTPP）というウーロン茶特有のポリフェノールが含まれており，脂肪の吸収抑制，脂肪分解を促進する働きが報告されている。

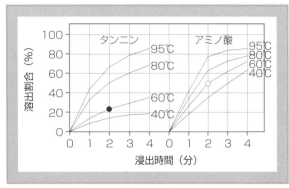

図 5－Ⅳ－2　茶汁に浸出するタンニン・アミノ酸の浸出温度と時間による影響
注）●○ 60℃，2分における浸出量
出典）下村道子・和田淑子編著：調理学実験書，p.110，光生館（2000）

c．紅　茶　紅茶は，摘み取った茶葉をよく揉みながら萎凋させ，茶葉に含まれる酸化酵素により発酵させた完全発酵茶である。発酵過程中に紅茶特有の橙赤色と香りを形成するが，ビタミンCは失われる。

淹れた水色は赤色系のテアフラビンと橙褐色系のテアルビジンである。テアフラビンは浸出液のpHに影響を受けないが，テアルビジンはpHが酸性になると色が薄くなるため，紅茶にレモンを入れると水色が薄くなる。

また，アイスティーを作るときに白濁することがあるが，クリームを入れたような外観のため，「クリームダウン」といわれる現象である。原因はタンニンとカフェインが結合し結晶化するためで，ゆっくりと冷えることで生成される。タンニンやカフェインが少ない茶葉を用い，急冷することで防ぐことができる。

d．中国黒茶　黒茶は，中国茶のうち麹菌により数か月以上発酵させる後発酵茶であるプーアル茶がよく知られている。黒茶の茶葉色は褐色から黒色で，水色は濃いオレンジ・赤色が多い。また発酵の過程で生じる微生物の代謝によって苦味成分のポリフェノール，うま味成分のアミノ酸が減少し，可溶性糖類が増加することから，特有の風味とこくがあるが，ややカビ臭を感じることもある。

（2）コーヒー

コーヒーは，コーヒー豆を焙煎し挽いた粉末から，湯または水で淹れた飲料である。コーヒーの生豆には多糖を中心とする糖類，アミノ酸やたんぱく質，脂質の他，クロロゲン酸，カフェイン，トリゴネリン（カフェインの約1/4の苦味を呈する），ジテルペンであるカフェストールやカーウェオールなど，特徴的な成分が含まれているが，焙煎されることによって種々の化学反応（熱分解，カラメル化，アミノカルボニル反応など）が生じ，特有の香ばしい香り，色，味を生じる。

コーヒーは，利尿作用や興奮作用，疲労回復効果などが知られている。

コーヒーの淹れ方には，ペーパードリップ，ネルドリップ，サイフォン，フレンチプレスなど多様である。また，インスタントコーヒーとは，コーヒーの抽出液を乾燥させて粉末状に加工したインスタント食品である。好みや生活スタイルに応じて選択すると良い。

（3）コ コ ア

ココアの原料はカカオ豆である。カカオ豆焙煎し皮を除きすりつぶして固めたカカオマスから油脂分であるカカオバターを一部圧搾除去した後，微粉末にしたものがピュアココアであり，飲用に用いられる。ピュアココアは，はじめに少量の熱湯を混ぜペースト状によく練ってから牛乳でのばすことによりだまになりにくい。生クリームやシナモンを添えることもある。ピュアココアには，苦味成分であるテオブロミンが約 1.8%，カフェインが約 0.2% 含まれる。

（4）清涼飲料

清涼飲料とは，アルコール分を含まない（アルコール分 1% 未満）飲用水のことであり，炭酸飲料，果実飲料，スポーツドリンク，ミネラルウォーターなど多様な種類がある。ただし，乳酸菌飲料，乳および乳製品は含まれない。

スポーツドリンクは，ミネラルの量や質を調整してヒトの体液の浸透圧に近づけているものが多く，運動時の水分，ミネラル補給源として有効である。一方で，清涼飲料は砂糖，異性化糖（高果糖液糖，果糖ブドウ糖液糖，ブドウ糖果糖液糖），果糖などの糖分が多く含まれているものが多く，常習的な多量の摂取はエネルギーの取りすぎや急性糖尿病（ペットボトル症候群）の発症につながることがあるので注意が必要である。

（5）アルコール飲料

アルコール飲料とは，アルコール分を 1% 以上含む飲料のことで，「酒税法」では酒類という。酒類は製造方法により，醸造酒，蒸留酒，混成酒に分かれる。

醸造酒とは，原料をそのまま，もしくは原料を糖化させたものを発酵させた酒であり，ワイン，ビール，清酒などがある。蒸留酒は，ウイスキー，ブランデー，ラムなどがあり，造酒を蒸留し，アルコール分を高めた酒である。混成酒は，蒸留酒に他の原料の香り・味をつけ，糖分や色素を加えて造った酒であり，みりん，リキュールなどがこれにあたる。

アルコール飲料は，フランス料理とワインや，日本料理と日本酒のように食事の際に供されることにより，料理の味を引き立てる。また，調理時には，風味づけや肉や魚などの臭み消しなどの用途でみりん，日本酒，ワインなどが使用され，煮切りやフランベなどの調理法もある。パンや菓子の材料としても使われている。

昔から「酒は百薬の長」といわれているように，アルコール飲料には，胃液の分泌が盛んになり消化を助け，食欲増進効果，精神的な緊張を緩和し，リラックス効果，ストレス解消効果（セルフメディケーション），血行改善による疲労回復効果があがる。適量のアルコール飲酒が効果的である。

■文　　献

・富田　勲：お茶の成分と健康機能，FOOD Style 21，6(4)，2002
・長尾慶子編著：調理を学ぶ　改訂版，八千代出版，2015
・山崎清子・島田キミエ・渋川祥子・下村道子，市川朝子・杉山久仁子：NEW 調理と理論，同文書院，2011

索　引

管理栄養士講座

四訂 健康・調理の科学
——おいしさから健康へ——

2004 年（平成 16 年） 7 月 30 日　初版発行～第 5 刷
2010 年（平成 22 年） 2 月 10 日　改訂版発行～第 3 刷
2013 年（平成 25 年） 12 月 10 日　三訂版発行～第 5 刷
2020 年（令和 2 年） 4 月 1 日　四訂版発行
2021 年（令和 3 年） 3 月 5 日　四訂版第 2 刷発行

編 著 者　　大　越　ひ　ろ
　　　　　　高　橋　智　子

発 行 者　　筑　紫　和　男

発 行 所　　株式会社 **建帛社**
　　　　　　KENPAKUSHA

〒112-0011　東京都文京区千石4丁目2番15号
　　　　　　TEL　（03）3944－2611
　　　　　　FAX　（03）3946－4377
　　　　　　https://www.kenpakusha.co.jp/

ISBN 978-4-7679-0651-5 C3047　　　　あづま堂印刷／常川製本
© 大越ひろ・高橋智子ほか, 2004, 2010, 2013, 2020　　Printed in Japan
（定価はカバーに表示してあります）